國家古籍整理出版專項經費資助項目

中華古籍保護計劃

ZHONG HUA GU JI BAO HU JI HUA CHENG GUO

·成 果·

中華醫藏

第三編

叢書卷

芷園醫種

1

（明）盧復 輯

《中華醫藏》編委會 編
江凌圳 主編

國家圖書館出版社

圖書在版編目(CIP)數據

芷園醫種:全二册/(明)盧復輯;《中華醫藏》編委會編;江凌圳主編.—北京:國家圖書館出版社,2024.6
(中華醫藏·第三編·叢書卷)
ISBN 978-7-5013-8120-3

Ⅰ.①芷… Ⅱ.①盧… ②中… ③江… Ⅲ.①中醫典籍-中國-明代 Ⅳ.①R2-52

中國國家版本館 CIP 數據核字(2024)第 090279 號

書　　名　芷園醫種(全二册)
著　　者　(明)盧復 輯
叢 書 名　中華醫藏·第三編·叢書卷
著　　者　《中華醫藏》編委會 編　江凌圳 主編
項目統籌　殷夢霞
責任編輯　張愛芳　靳　諾　宋紅垚
編　　務　湯紅霞
封面設計　敬人書籍設計工作室

出版發行　國家圖書館出版社(北京市西城區文津街 7 號　100034)
(原書目文獻出版社　北京圖書館出版社)
010-66114536　63802249　nlcpress@nlc.cn(郵購)
網　　址　http://www.nlcpress.com
印　　裝　河北三河弘翰印務有限公司
版次印次　2024 年 6 月第 1 版　2024 年 6 月第 1 次印刷

開　　本　787×1092　1/16
印　　張　69.25
書　　號　ISBN 978-7-5013-8120-3
定　　價　1600.00 圓

《中華醫藏》規劃指導委員會　編纂委員會

專家委員會人員名單（二〇一二年）

規劃指導委員會

主任委員：蔡　武　王國强

副主任委員：楊志今　周和平　李大寧

委　　員：趙　雯　于　群　劉小琴　詹福瑞　蘇　國　石鵬建　閆　金　王　居
孫光奇　裴　颷　段　勇　王　煉　桑濱生　李　昱　晋保平

規劃指導委員會辦公室

主　　任：劉小琴

副　主　任：張志清　李　昱

成　　員：尹壽松　王思成　崔　蒙　柳長華　王振國

專家委員會

顧　問：傅熹年　丁　瑜　王　堯　安平秋

主任委員：李致忠　王永炎

副主任委員：曹洪欣

委　員（按姓氏筆畫排序）：

王玉川　石學敏　史金波　白化文　朱良春　朱鳳瀚　李今庸　李經緯

余瀛鰲　馬繼興　陸廣莘　陳可冀　張燦玾　程毅中　路志正　鄧鐵濤

注：《中華醫藏》規劃指導委員會、編纂委員會、專家委員會人員名單據二〇一二年八月文化部、國家中醫藥管理局『關於成立《中華醫藏》規劃指導委員會、《中華醫藏》編纂委員會、《中華醫藏》專家委員會的通知』（文公共函〔二〇一二〕一五八五號）

《中華醫藏》規劃指導委員會　編纂委員會

專家委員會人員名單（二〇二二年）

規劃指導委員會

主任委員：胡和平　余艷紅　于文明

副主任委員：張　旭　熊遠明　王志勇

委　　員：馬秦臨　李　宏　陳彬斌　張志清　唐愛華　孫志誠　王新祥　王啓明

王小龍　張劍輝　羅　静　崔建民　王思成　劉群峰　李　昱　陳榕虎

規劃指導委員會辦公室

主　　任：陳彬斌　李　昱

副 主 任：張志清　陳榕虎

成　　員：湯　琳　邱　岳　賀曉路　李海燕　蕭永芝　王振國

編纂委員會

編纂委員會辦公室

主　　任：張志清　唐旭東

副 主 任：湯　琳　邱　岳　蘇品紅　李海燕

蕭永芝　王振國　魏　崇

成　　員（按姓氏筆畫排序）：

王　沛　王　鵬　王春燕　王映輝　王紅蕾　李　辰　李　兵　李　萌

李雨欣　李鴻濤　佟　琳　宋咏梅　范　磊　周　揚　洪　琰　陳　聰

陳廣坤　張　磊　張效霞　張偉娜　張愛芳　張豐聰　葛　政　賀曉路

楊照坤　趙文友　臧守虎　劉更生　儲戟農

專家委員會

顧　　問：傅熹年　丁　瑜　王　堯　安平秋

主任委員：周和平　李致忠　王永炎

副主任委員：曹洪欣

委　　員（按姓氏筆畫排序）：

于智敏　王　琦　王玉川　王旭東　王莒生　王振國　王國辰　石學敏
史金波　白化文　仝小林　邢玉瑞　朱良春　朱鳳瀚　伊廣謙　李大寧
李今庸　李秀明　李宗友　李經緯　李鴻濤　余瀛鰲　沈澍農　武繼彪
孟慶雲　胡曉峰　柳長華　段逸山　馬繼興　高文柱　陸廣莘　陳可冀
陳其廣　黃龍祥　崔　蒙　張如青　張志斌　張華敏　張瑞賢　張燦玾
萬　芳　董洪利　程毅中　焦振廉　楊成凱　楊金萍　裘　儉　甄　豔
路志正　趙京生　臧守虎　鄭金生　鄧鐵濤　魯兆麟　劉保延　劉時覺
諸國本　潘桂娟　薛清祿　錢超塵　嚴世芸　嚴季瀾

注：《中華醫藏》規劃指導委員會、編纂委員會、專家委員會人員名單據二〇二二年六月文化和旅游部、國家中醫藥管理局『關於調整《中華醫藏》規劃指導委員會、編纂委員會、專家委員會的通知』（文旅公共發〔二〇二二〕六八號）

前言

中醫藥是中華民族的偉大創造，是包括我國漢族和少數民族醫藥在内的各民族醫藥的統稱，具有悠久的歷史傳統、獨特的理論體系和豐富的技術方法，反映了中華民族對自然、生命、健康和疾病的認識，是我國獨具特色優勢的衛生、經濟、科技、文化和生態資源，具有科學和人文雙重屬性。中醫藥古籍承載着中華民族特有的精神價值、思想智慧和生命健康知識，藴含着豐富而寶貴的原創思維、獨特理論和實踐經驗，是養生保健、防病治病理論與方法的寶藏，更是中醫藥科技創新和學術進步的源泉。發掘、整理、保護和利用中醫藥古籍，不僅是弘揚中華優秀傳統文化的重要舉措，也是傳承中醫藥學術精華、促進中醫藥原始創新的必由路徑。

毛澤東同志指出：『中國醫藥學是一個偉大的寶庫，應當努力發掘，加以提高。』在黨和政府的大力支持與推動下，我國持續開展了中醫藥古籍普查、整理和研究工作。1954年11月，《中共中央批轉中央文委黨組關於改進中醫工作問題的報告》中提出，『整理出版中醫書籍：出版中醫中藥書籍，包括整理、編輯和翻印古典的和近代的醫書』，係中央對中醫藥古籍工作的首次指示，對推動中醫藥古籍工作起到了重要作用。《1963—1972年科學技術發展規劃綱要》將『整理和注解歷代中醫名著』列爲工作任務，中醫藥古籍工作首次被納入國家規劃。爲落實全國《古籍整理出版規劃（1982—1990）》，自1982年起，原衛生部先後下達了二百餘種中醫藥古籍整理研究任務，整理出版了一批經典中醫藥古籍。2005年，財政部設立專項，實施了『中醫古籍搶救工程』。2010年，財政部支持國家中醫藥管理局實施公共衛生專項資金項目『中醫藥古籍保護與利用能力建設』，成果彙成《中國古醫籍整理叢書》陸續出版。同時，在有關部門的推動下，國家圖書館（國家古籍保護中心）、中國中醫科學院中醫藥信息研究所（全國中醫行業古籍保護中心）組織全國專家學者開展了大量調研工作，從一萬三千餘種中醫藥古籍中遴選古籍元典二千二百八十九種，初步形成了《中華醫藏》選目；在進行全國古籍普查的基礎上推進中醫藥古籍普查，編纂中醫藥古籍普查登記目録，進一步理清了中醫藥古籍的存世狀況。這些工作的開展，使得中醫藥古籍保護、整理和研究工作薪火相傳，延續至今。

習近平總書記指出，『中醫藥學是中國古代科學的瑰寶，也是打開中華文明寶庫的鑰匙』，强調要『切實把中醫藥這一祖先留給我們的寶貴財富繼承好、發展好、利用好』。黨的十八大以來，歷久而彌新的中醫藥學迎來了天時、地利、人和的歷史發展機遇，中醫藥古籍工作得到前所未有的重視和加强。2019年，《中共中央 國務院關於促進中醫藥傳承創新發展的意見》提出『挖掘和傳承中醫藥寶庫中的精華精髓。加强典籍研究利用，編撰《中華醫藏》』。2022年，中共中央辦公廳、國務院辦公廳印發的《關於推進新時代古籍工作的意見》，提出『梳理挖掘古典醫籍精華，推動中醫藥傳承創新發展，增進人民健康福祉』。系統總結、整理、挖掘中醫藥古籍資源，夯實中醫藥學進一步發展的理論基礎，促進中醫藥傳承創新發展，努力保障人民身心健康，增進社會福祉，成爲行業期待、社會所需和時代召喚。

爲此，在全國古籍普查工作已取得重大成果的今天，去粗取精，去僞存真，將中醫藥古籍的元典和精華萃爲一編尤爲重要，是一項强固中醫藥傳承創新發展大厦基石的偉大工程。

2018年，財政部正式將《中華醫藏》列入『中華古籍保護計劃』立項資助，由文化和旅游部牽頭，國家中醫藥管理局組織推進，國家圖書館（國家古籍保護中心）、中國中醫科學院中醫藥信息研究所（全國中醫行業古籍保護中心）具體實施。全國二十八家單位、三十四個課題組、近千名專家學者參與，國内外二百餘家古籍館藏機構支持項目實施。

《中華醫藏》是集保存、研究、利用爲一體的中醫藥古籍再生性保護項目。萃取精華、呈現元典，與部次流别、提要鉤玄是這套大型叢書的兩項核心工作，同時致力於推動中醫藥古籍的學術研究與資源開放共享。一方面通過深入細緻的目録學研究和全面實地考察，收録涵蓋中醫藥經典著作、各學科領域源頭性與代表性著作、歷代醫藥名家名著等，所選版本力求最精，采用『編』『類』相結合的方式，集成編纂，以先進的技術手段影印出版，使得珍貴醫籍化身千百，分藏各地，用之當代，垂之後世，架起中醫藥古籍保護和利用的橋梁。另一方面通過『辨章學術，考鏡源流』，形成每一類目的『類序』和每一書目的『提要』，可以爲科學研究提供豐富的文獻基礎，爲文化、教育和相關産業提供系統便捷的研究資料，爲臨床實踐、養生保健提供寶貴的經驗，使後世學者能『即類求書，因書究學』，真正做到『人守其學，學守其書，書守其類』。

《中華醫藏》是國家重大文化工程，是中醫學傳承創新發展的基礎性學術巨著，也是盛世修典的重要體現。《中華醫藏》之『藏』是中國古代醫學典籍之『藏』，不僅是中醫藥古籍文獻的系統彙集和影印出版，更是嚴謹的學術研究和體系創新；既是對存世重要古典醫籍的集結彙總和分類編次，也是對中醫藥學術發展史的一次系統梳理，是歷代傳世醫藥文獻系統研究整理的最新成果。通過遴選編修、影印出版，引領具有版本價值、學術價值和臨床價值的珍貴典籍走出秘閣、服務社會，昭示先賢智慧，傳承醫統正脉，引導原始創新，保護原創權益，爲後世留下一座恢宏而實用的寶庫，意義和價值重大，必將爲加快構建中國特色、中國風格、中國氣派的中醫藥學科體系、學術體系和話語體系，爲中華文明的偉大復興做出更大的貢獻！

編纂一部賅括古今、薈萃百家、涵蓋各科，全面反映中醫藥學發展歷程和成就的大型醫學叢書，是幾代中醫藥學人的夢想。在《中華醫藏》的編纂過程中，全體同仁群策群力，同心同德，不畏艱難，奔走於全國各地，搜采秘本佳籍。同時，該項目得到了社會各界的廣泛支持，許多專家不顧年高事繁，事必躬親，爲項目實施建言獻策、保駕護航。值此《中華醫藏》出版之際，謹對財政部、文化和旅游部、國家中醫藥管理局、中國社會科學院等部委單位的大力支持、悉心指導，對社會各界的鼎力襄助、中醫藥行業同仁的辛勤付出致以崇高的敬意和衷心的感謝！

《中華醫藏》編纂委員會

二〇二二年十月十日

凡例

一、《中華醫藏》是『中華古籍保護計劃』的一項重大成果，由文化和旅游部牽頭，國家中醫藥管理局組織推進，國家圖書館（國家古籍保護中心）、中國中醫科學院中醫藥信息研究所（全國中醫行業古籍保護中心）具體實施。其編纂宗旨爲保護、傳承、整理、利用中醫藥古籍，着力推動中醫藥古籍的學術研究與資源開放共享，揭示中醫藥發展源流，推動中華傳統醫藥科技發展與文化守正創新。

二、《中華醫藏》選録歷代中醫藥經典醫籍，在選擇版本時注重珍稀孤罕善本和有藝術特色的繪刻佳本，共計二千二百八十九種，其中民族醫藥古籍一百二十四種。

三、選録範圍：

（一）寫印於1911年以前（含1911年）的中醫藥古籍，其中民族醫藥古籍年限適當後延；

（二）收録中醫藥古籍僅限紙質文獻；

（三）適當收録在國外寫印的、由中國人編撰的中醫藥著作；

（四）民族醫藥古籍僅爲用漢文或民族文字著述者；

（五）適當收録分散載於《道藏》等各類叢書、類書和文集中的醫、藥、養生論著。

四、選録原則：

（一）中醫藥經典著作及其注釋研究著作。原書已佚的經典著作，選擇最佳輯本；

（二）中醫藥各學科代表著作、源頭性著作；

（三）歷代醫藥名家名著；

（四）地區代表性醫藥著作，如地方本草、地方病專著等；

（五）具有民間特色的中醫藥著作，如鈴醫、草藥醫及行之有效的特殊療法等；

（六）歷代醫事制度、醫家傳略、醫史著作等。

五、本書選録中醫藥古籍儘量選取其存世（包括國内外）最早、最完好、刻印或抄録最佳的版本爲底本；選録之書版本殘損者，進行書版補佚。補配原則如下：

（一）選録古籍的同一版本。某些卷帙分藏數地，則通過補配合成完璧；

（二）補配時，在全面調研的基礎上，選定主體底本（主體底本應是同一版本的古籍中書品狀况最爲完好者），依據主體底本的殘損缺佚情况選擇該書同一版本的其他藏品進行補配，并注明殘損缺佚及補配的相關信息。

六、本書按分類編年法編排：

（一）全書設二級結構，第一級爲『編』，第二級爲『類』。全書分四編，具體如下：

第一編：醫經（内經、難經）、傷寒金匱、本草、養生、醫史；

第二編：藏象、運氣、病因病機、針灸推拿、經絡骨度、診法、方書；

第三編：通論、内科、外科、傷科、女科、兒科、温病、眼科、咽喉口齒、醫案醫話、叢書；

第四編：藏醫、蒙醫、維吾爾醫、傣醫、彝醫。

（二）類下具體書籍大致依照成書年排列；成書年不詳者，依據刊刻或抄録年排列；刊刻或抄録年不詳者，依據著者卒年或大致生活年代排列；著者卒年或大致生活年代亦不詳者，依據書籍著録版本大致年代排列。

七、爲體現全書『辨章學術，考鏡源流』的功用，在每類類名下設有類序，每書書名下設有内容簡介。各書書名和著者，大體按照卷端著録。各部分文字涉及异體字的，統一使用規範漢字。

#《叢書卷》編纂人員名單

主　審：盛增秀　朱建平　臧守虎

主　編：江凌圳

副主編：莊愛文　高晶晶　李曉寅　丁立維

編　委（按姓氏筆畫排序）：

丁立維　王　英　毛偉波　石芹芹　朱建平

竹劍平　江凌圳　安　歡　李延華　李　健

李曉寅　余　凱　周　維　孟子蛟　胡　晶

莊愛文　高晶晶　陳秀琳　孫舒雯　崔一迪

《叢書卷》類序

『叢書』一詞最早見於唐代韓愈《剥啄行》『門以兩版，叢書於間』，意爲聚集書籍。而作爲書籍類别的叢書，亦稱叢刊、叢刻等，即根據一定目的和使用對象，將兩種或以上獨立成書的書籍在一個總名下彙編爲一書。常見含括多個類别的綜合性叢書和單一類别的專門性叢書。叢書之體始自齊梁，叢書之名始見於唐代《笠澤叢書》（名爲『叢書』，實爲雜文集）。現存最早的叢書一般認爲是南宋嘉泰二年（1202）俞鼎孫、俞經的《儒學警悟》，惜其流傳不廣。

醫學類叢書屬於專門性叢書。現存最早的醫學類叢書爲南宋楊士瀛所撰《新刊仁齋直指》，含子書四種，包括《新刊仁齋直指附遺方論》《新刊醫脉真經》《新刊傷寒類書活人總括》《新刊仁齋直指小兒附遺方論》，該叢書總書名與子書《新刊仁齋直指》相同，係以子書名代叢書總書名。

最早見於書目著録的醫學類叢書爲元代杜思敬輯《濟生拔粹》，又名《濟生拔粹方》，選取金元時期張元素及其弟子、門人等名家醫籍十九種，擇其尤切用者，節而録之，門分類析，有論有方，雖爲節本，但對傳播、保存以及校訂金元醫籍等方面均有重要的意義，極具文獻學價值。

隨着學術的發展、印刷術的普及，明代整理、輯録叢書較多，在編纂、刊印方面取得了相當成就。醫學類叢書常見兩種類型，一是個人或家族對醫籍的彙纂，如《汪石山醫書》《景岳全書》；一是藏書家、刻書家對不同醫籍的彙刊，如胡文焕《醫家萃覽》、余象斗《必用醫學須知》。

清代是醫學叢書編纂的繁榮時期，數量逾百種，遠超前代之和。有名醫撰著，如陳念祖《南雅堂醫書全集》、王士雄《潜齋醫書五種》等；有藏書家編輯，如葉志詵《漢陽葉氏叢刻》、丁丙《當歸草堂醫學叢書》；還有官方編纂醫學叢書，如太醫院編《脉學本草醫方全書》。

民國時期，叢書又有新的發展，出現了影響深远的大型綜合性叢書，如《四部叢刊》《四部備要》等。此外，叢書編纂突破四部分類體系，如《叢書集成》以實用與罕見爲標準，分爲十大類。在此影響下，醫學叢書的編纂亦層出不窮。著名的有裘慶元編《三三醫書》，收録《温熱逢源》等九十九種醫書；錢季寅輯《影印古本醫學叢書》，收録《古本難經闡注》等十種；國醫書局輯《國醫小叢書》，收録《時疫白喉捷要》等三十四種；曹炳章輯《中國醫學大成》，收輯

《靈樞識》等一百三十餘種；裘慶元輯《珍本醫書集成》，收録《内經素問校義》等九十種；陳存仁輯《皇漢醫學叢書》，收録《素問識》等七十二種。皆具内容豐富、類别多樣的特點，對於醫籍的傳播和保存起到了極大的作用。

經過歷代叢書的編纂，中醫古籍大部分被收入醫學叢書，中醫古籍目前流傳的版本也以叢書居多。編纂刊布醫學叢書，對於醫家專人、醫學專題、地方性醫學的研究，保存醫學文獻，尤其是一些篇幅較短小、容易散佚的文獻，具有十分重要的作用。故清代張之洞《書目答問》謂：『叢書最便學者，爲其一部之中，可該群籍，搜殘存佚，爲功尤巨，欲多讀古書，非買叢書不可。』

醫學叢書類目始創於日本高島久也、岡田昌春合編的《躋壽館醫籍備考》，此後《中國醫學書目》《南京國學圖書館書目》皆仿之，專門著録醫學叢書。《中國中醫古籍總目》著録中醫叢書類古籍二百零六種，《新編中國中醫古籍總目》著録中醫叢書類古籍二百五十種。若計入民國時期的文獻，則有三百種之多。這些叢書對保存、整理、研究、傳承中醫學術發揮了重要作用。

《中華醫藏·第三編·叢書卷》收録二十七種代表性醫學類叢書。其中收録最多的爲一人自撰或據前人著述輯録的叢書，如明代王肯堂《證治準繩》，先成《雜病證治準繩》并附以《類方》，後續成《傷寒證治準繩》《幼科證治準繩》《女科證治準繩》《瘍醫準繩》四種，後世稱《六科證治準繩》；明代張三錫纂《醫學準繩六要》，含《經絡考》《四診法》《病機部》《運氣略》《本草選》《治法彙》六種；明代盧復輯《芷園醫種》，含《醫種子》四種、《芷園臆草》五種；清代沈明宗編注《醫徵》，含《金匱要略編注》《傷寒六經纂注》《温熱病論》《虚勞内傷》《女科附翼》子書五種，附録《客窗偶談》一種；清代蔡貽績輯《醫學四要》，含《醫學指要》《醫會元要》《傷寒温疫抉要》《内傷集要》四種；清代李守永删訂《司命秘笈》，含《證治大還》《龍宫三十禁方》《華祖青囊外症十方》《枕中秘要》三種傳説與孫思邈有關的醫書。另如《沈氏尊生書》《鄭氏彤園醫書》《聊復集》《齊氏醫書四種》《醫學切要全集》《醫學六種》等等。尤重名家名著稿抄本，如《泉唐沈氏醫書九種》《田晋蕃醫書七種》《正誼堂醫書九種》《連自華醫書十五種》等，其中《田晋蕃醫書七種》收録的《中西醫辨》爲中西醫結合早期經典之作。有兩人以上的名家醫著合刻叢書，如明代何柬編撰的《醫學統宗》，含子書七種，其中何柬自撰者三種，校補滑壽所著醫書三種。有學術流派、地方醫學類叢書，如清代陳嘉璴輯《醫學粹精》，除陳氏自撰之書，還收録明代有學術傳承關係的周之幹、查萬合、胡慎柔之書；清代楊乘六《己任編》，輯評明末清初醫家高鼓峰、吕留良、董廢翁三家四部醫書彙集之編；《盤珠集》，含嚴潔、施雯、洪煒三人或獨撰或合撰的五種。有官修綜合性醫學叢書，如乾隆年間組織太醫院院判編纂的官修綜合類叢書《御纂醫宗金鑑》，收録十五種醫籍。另外，《中華醫藏·第三編·叢書卷》包含了部分全書，如明代彭用光《體仁彙編》，有論有方，卷號連續，并無子書之名；張介賓《景岳全書》六十四卷，全書分爲十六種，内容不重複，卷序連續；陳澈《雪潭居醫約》取張介賓《類經》、王肯堂《證治準繩》、繆希雍《神農本草經疏》等書之精要，參以自身醫案，編輯成書，是一部内容豐富的綜合性醫書；清代程文囿《醫述》十六卷，編纂思想統一，卷次連續，但又各有主題，書中引録甚多，所輯古今醫書三百二十餘種，經史子集四十餘種。

需要説明的是，部分所收叢書有缺子書、缺卷、缺葉者，如有同一版本儘量配補。其中清代汪啓賢、汪啓聖選注《濟世全書》，本藏從他館補配三種，收齊二十七種子書，首次成爲完書。《新刊仁齋直指》《濟生拔粹》《古今醫統正脉全書》等代表性醫學類叢書的子書計劃收入《中華醫藏》其他類目者，《叢書卷》不再重複收録。

《中華醫藏·第三编·叢書卷》收録代表性醫學類叢書共二十七種，按成書時間先後，依次爲：《體仁彙編》（全二册）、《醫學統宗》（全一册）、《證治準繩》（全二十四册）、《醫學準繩六要》（全七册）、《芷園醫種》（全二册）、《雪潭居醫約》（全三册）、《景岳全書》（全十册）、《濟世全書》（全八册）、《醫徵》（全三册）、《醫學粹精》（全一册）、《證治大還》（全六册）、《己任編》（全一册）、《御纂醫宗金鑑》（全十六册）、《盤珠集》（全三册）、《沈氏尊生書》（全八册）、《鄭氏彤園醫書》（全四册）、《聊復集》（全一册）、《醫學四要》（全三册）、《醫述》（全六册）、《齊氏醫書四種》（全四册）、《醫學切要全集》（全二册）、《醫學六種》（全二册）、《司命秘笈》（全一册）、《泉唐沈氏醫書九種》（全二册）、《田晋蕃醫書七種》（全六册）、《正誼堂醫書九種》（全一册）、《連自華醫書十五種》（全三册）。因卷次繁多，體量巨大，爲方便讀者使用，現將《叢書卷》所收二十七種叢書單獨出版。

江凌圳

二〇二四年四月

總目録

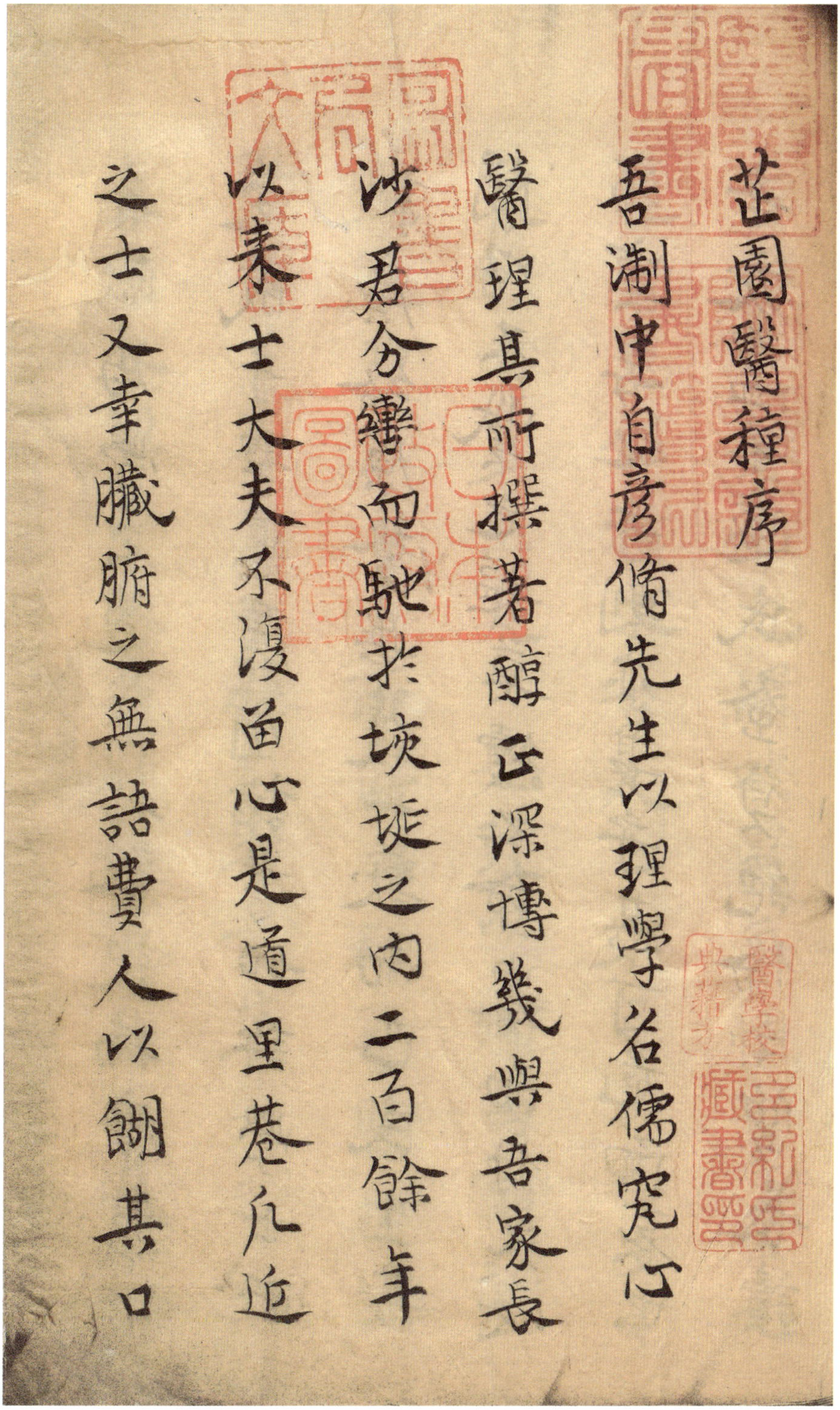

芷園醫種序

吾淛中自彥脩先生以理學名儒究心醫理具所撰著醇正深博幾與吾家長沙君分轡而馳於垓埏之內二百餘年以來士大夫不復留心是道里巷凡近之士又幸臟腑之無語費人以餬其口

芷園醫種不分卷

（明）盧復 輯　明萬曆四十八年（1620）刻本

醫種子總序

夫人之生根身爲親相分有根身便有疾疢有疾疢便有醫藥世云爲人子不可不知醫予獨云爲人不可不知醫顧醫之理闡自軒岐惟靈樞素問眞醫之第一義諦從靈素中次第流出得眞種子者莫如扁鵲倉公仲景家刻易簡諸書經論方按八種可作生人之護身符劵其閒義意宛如火之始然泉之始達阿賴耶識之有種子功能也以之爲種再受熏習自能燎原滔天非爝火行潦可比因名醫種子而種子義者乃阿賴耶識本有相分所謂根身器界之因親

第一册目録

（明）盧復 輯

芷園醫種不分卷（一）

明萬曆四十八年（1620）刻本

芷園醫種不分卷

明盧復輯，明萬曆四十八年（1620）刻本。

盧復，生卒年不詳，字不遠，號芷園；釋名福一，字畢公，錢塘（今浙江杭州）人，生活於明萬曆、天啓年間。早年習儒，後棄儒業醫，晚年信佛。此集外，編著《本草綱目博議》，書未成即歿，由其子盧之頤續成《本草乘雅半偈》；另著《金篦釋文》，但未見傳世。

此集由《醫種子》附《芷園臆草》而成。其中《醫種子》成於明萬曆四十八年，包括《醫經種子》《醫論種子》《醫方種子》《醫案種子》四種，對古籍如實輯録，發揮較少。《芷園臆草》五種則皆爲盧氏『胸臆中語』，多有新意，其中《覆餘》《日記》《讀藥性題後》成於明萬曆四十八年前，《勘方》《存案》成于明天啟二年（1622）前後。

《中華醫藏》影印底本原書版框高二十三點二厘米，寬十五點二厘米；首册集前三則序言及末册《勘方》《存案》由多紀元簡據明天啓四年增修本補抄，無版框。現藏日本國立公文書館。

（李曉寅）

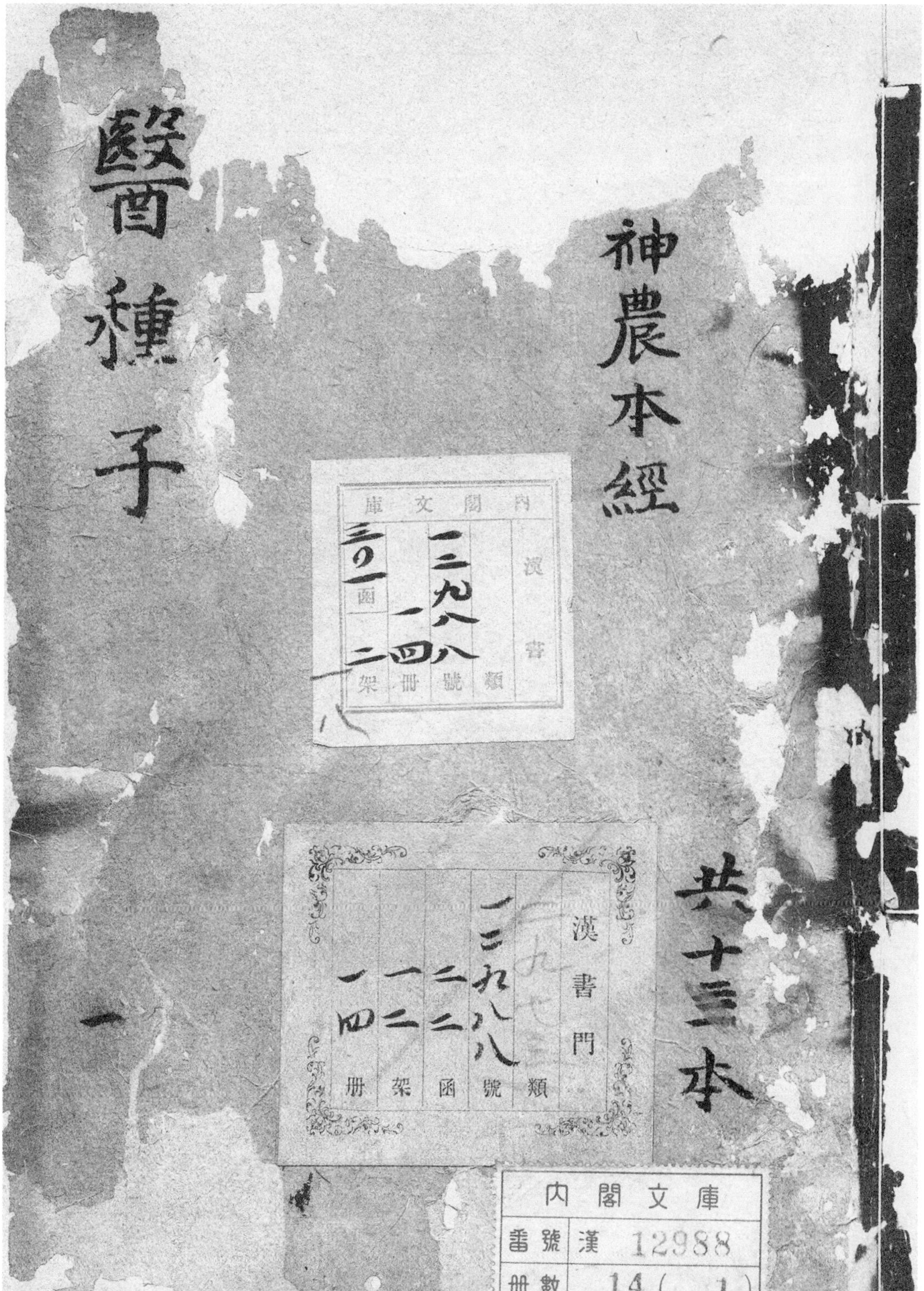
醫種子 一
神農本經
共十三本
內閣文庫
漢書
類 號 冊 架 函
漢書門
類 號 函 架 冊
內閣文庫
番號 漢 12988
冊數 14（1）
函號 301 18

芷園醫種序

吾淛中自彥脩先生以理學名儒究心醫理其所撰著醇正深博幾與吾家長沙君分鑣而馳於坱埏之內二百餘年以來士大夫不復留心是道里巷凡近之士又幸臟腑之無語責人以餬其口

其所為學不過隟括歌訣揣摩形似受成手聖惠廣濟諸書如許學士所譏廣絡原埜冀獲一獸而已民生其間以不貲之軀莫續之命舉而付之淺劣冥妄之手則亦甚乎其可危而哀也吾友盧不遠氏蚤負絕倫之質長讀

百家之書而尤深於醫每慨世之業是道者不能精求古人之奧旨取憑生之衆以嘗其只尺之見致以瘉為劇以生為死乃取平日所得力神聖賢哲論醫之書勒為一帙大率言草木之能毒則本烈山氏之經按疾病之內外則

宗秦越人之難致水火之齊用以通閉解結反之於平則準之長沙之方與論彙而名之曰芷園醫種夫捫籥以為月者浸假而失其真坐井而觀天者物方而昧其大故諸家之說興而經旨蝕纂類之學起而志士悲

翼之失或不免而為摻戈割裂之災必致傷於全體口耳為政訛謬相承大道之所以日蕪仁人之所為流涕也今不遂闢神聖之生面揭昏夜之慧鐙俾天下後世之稱醫者盡洗其冥行徑趨之風習曉然依經論之奥旨

以量病劑藥無豪釐千里之誤加惠之意豈甚微哉不遠又嘗聞言欲置千金屋買田其中延四方有志之士相與商搉是道而其所為覆餘日記諸篇皆能洞契經旨發前人未發之蘊嘗為余治舅氏培竹孝廉及

何介父父學之疾成收奇績門庭蕭潔有名士之風而精心內典凡所悟於醫者皆定後之慧也不佞不甚知醫而好不遠家久故為敘其刻如此不遠著述方富有日新造詣未可限量東南名宿曩稱彥脩先生今則

不遠矣

東甌友弟張天麟題

芷園醫種序

中古風氣日搞衆庶圍於風氣中內滑七情外寇六淫瘥扎夭昏日相尋於俞　于是神聖隨順變和製藥著書以牖來者今試讀其遺言渾噩簡奧玄邃精微無論曲學之士

近世所稱方聞家窮年不能通其
說而研其旨然而歷代以來未嘗乏
人矣漢之仲景魏之華陀晉之叔和
唐之思邈金之二素之倫類能上溯
眞源深抉道秘參之以神悟綜之以
論叙會通古今廣其未備而推明

之可謂知醫於出矣近代族醫悉皆
闇劣哉不知靈蘭石版鏡經諸書為
何物以覽之湯不解藥天之不可階
而升也輒度而不講間搽耳撥膽
說之方以人為試藥日入冥行倀倀莫
知所往則世人不獨死於病矣余丈

多疾醫者徧嘗以寒熱消補之劑
縱弟射覆每自指其腹曰此中已
具一部本草惜無應聲蟲耳已
深念古人云辨髮癥蛤精之類頗
其人今可得耶近從友人王明甫孝
廉讀盧不遠先生術甚神益明

甫往偕旗子孝廉 詣以車還至武林旗子病謁盧先生診脉病良已而先生謂明甫曰君有疾見形聲間不治將深姑少遲之無遽歸也明甫善酒素壯悍始聞而駭既而曰盧先生洵長者豈以無疾為功者耶越

四日果大病眩不知人先生出奇方立起之疏以示時師皆不得其解會兩倉頭尔病先生曰重者生輕者死皆尅期如其言余聞凛然每沾沾喜稱説盧先生時問其人誰何人俞歲仲兒婦之武林往造先生知先生非常

人也先生亦雅知余寄余近刻醫種子一函余流覽卒業竊嘆曰古神聖幾絶之緒尚在人間幸先生淵洽淹至固持世之傑而托之醫者也客有從旁繙閱之曰君函稱盧先生神先生烏能神前所論列皆古人綜搆矣必先生式余

曰子將謂儒者外六經而別求所謂道耶嘗有私發曾公明遺書者皆在所言有惟公明得其奧神而明之存乎其人耳至若霞餘日記讀藥性諸什盡出神悟懸解之餘隨手箋疏之札欲試閱先生之精知不盡於語

言蓋當索之於象外可也余雖老尚
期他日訪先生於明聖湖之上一飲玉
人靈氣相與神游八極之表良不文將
擬希有鳥賦以自托不識先生其許
我否
天啓甲子立秋日永嘉玉甑山樵何白

拜首撰

醫種子題辭

語云通倡乃能通醫又曰醫道通仙道自昔以神仙濟世名者如葛洪韓康陶弘景孫思邈是已次如范汪阮咸皇甫謐殷仲文之流又皆以勝情玄解旁達醫理或

決死生於邂逅起危困於刀圭非所爲以儒通者乎後世東垣丹溪輩出始業有精專頤術務工而意已局未可語於方之外也吾友盧不遠山情霞貌望之如神仙中人壯歲棄偶而隱于醫活人不啻千計

而居恒塊處一室焚香讀書澹然自足之所謂經户無人而披帷斯在者不遠有辱余嘗讀其芷園臆草精思妙義已見一斑比又輯醫種子决經論方按附梓行於世以為醫之為道種種發生神明變化不出

於斯因有以知不遠學問溯源之所自其所得者深遠矣今之君子無論上古軒岐及倉公仲景之書置之不問即東垣丹溪以下亦多勦襲其淺近者以為心要互相傳習不循其本執方試藥殺人如麻不

遠此書出濟倒俗醫或視爲迂闊無當若夫好古深識之士未有不秘之枕中奉爲律令者矣昔人有家富不爲人治病者又有善醫而不肯著書者意在矜慎而濟世之功或缺焉不遠神明此道不思獨善而

推而公之使萬世而下醫家種子相
續不斷不遠之功殆可以追蹤孫
諸人豈復論區區偶者之效哉
天啓甲子夏東吴友人李流芳書

醫種子總序

夫人之生根身爲親相分有根身便有疾疢有疾疢便有醫藥世云爲人子不可不知醫予獨云爲人不可不知醫顧醫之理闡自軒岐惟靈樞素問眞醫之第一義諦從靈素中次第流出得眞種子者莫如扁鵲倉公仲景家刻易簡諸書經論方按八種可作生人之護身符劵其間義意宛如火之始然泉之始達阿賴耶識之有種子功能也以之爲種再受熏習自能燎原滔天非爝火行潦可比因名醫種子而種子義者乃阿賴耶識本有相分所謂根身器界之因親

生自果功能差別故生人於醫實非疏外事理其所
謂親生自果者之謂乎此書雖八從經生論從論生
方從方生案一綫穿成不煩造作第始有之義深邃
醞藉一時難入世之欲速明白者望見恐生瞌睡矣
不知瞌睡亦自不惡酣瞑之久忽然醒來精神自倍
也管見如此敢公世人至其尼止流通一任任種之
受不受也

庚申秋分前一夕雨中燈下錢塘不遠廬復記

于莊園懺室

醫種子總錄

刻本經正文緣起

本經草木本性也自神農嘗藥爰命其名葢從周代始見辭氣平淡義味簡藴如太羹玄酒覽者殊罔然也後世藥性雖文理精析句語繁多舍此將何據焉陶隱居有別錄不爲無補于此經朱墨雖分久而竟溷世固不乏明眼恐經如長夜矣使世復覩正文庶無咎于隱居余壬寅于本草有省今十四年矣本經別錄頗能分别據文顧名往輙有解益不厭其平淡始得窺其簡藴也欲問本草人唯擇其間日用百餘種熟讀詳玩久之必入三昧敬刻本經流通

萬曆丙辰冬錢塘盧復記

男之頤字子由
姪　璉字孔將　仝校

神農本經

明錢塘不遠盧復手録

上藥一百二十種爲君主養命以應天無毒多服久服不傷人欲輕身益氣不老延年者本上經

中藥一百二十種爲臣主養性以應人無毒有毒斟酌其宜欲遏病補虛羸者本中經

下藥一百二十五種爲佐使主治病以應地多毒不可久服欲除寒熱邪氣破積聚愈疾者本下經

三品合三百六十五種法三百六十五度一度應一日以成一歲

藥有君臣佐使以相宣攝合和宜一君二臣三佐五使又可一君三臣九佐使也

藥有陰陽配合子母兄弟根莖花實苗皮骨肉有單行者有相須者有相使者有相畏者有相惡者有相反者有相殺者凡此七情合和視之當用相須相使者良勿用相惡相反者若有毒宜制可用相畏相殺者不尒勿合用也

藥有酸醎甘苦辛五味又有寒熱温凉四氣及有毒無毒陰乾暴乾採造時月生熟土地所出眞僞陳新並各有法

藥性有宜丸者宜散者宜水煑者宜酒漬者宜膏煎者亦有一物兼宜者亦有不可入湯酒者並隨藥性不得違越

凡欲療病先察其源先候病機五藏未虛六府未竭血脉未亂精神未散服藥必活若病已成可得半愈病勢已過命將難全

若用毒藥療病先起如粟黍病去即止不去倍之不去十之取去爲度

療寒以熱藥療熱以寒藥飲食不消以吐下藥鬼疰蠱毒以毒藥癰腫瘡瘤以瘡藥風濕以風濕藥各隨

其所宜

病在胸膈巳上者先食後服藥病在心腹巳下者先服藥而後食病在四肢血脉者宜空腹而在旦病在骨髓者宜飽滿而在夜

夫人病之主有中風傷寒寒熱溫瘧中惡霍亂大腹水腫腸澼下痢大小便不通奔豚上氣欬逆嘔吐黄疸消渴留飲癖食堅積癥瘕癲邪驚癇鬼疰喉痺齒痛耳聾目盲金瘡踒折癰腫惡瘡痔瘻癭瘤男子五勞七傷虚乏羸瘦女子帯下崩中血閉陰蝕虫蛇蠱毒所傷此大畧宗兆其間變動枝葉各宜依端緒以

收之

上品藥一百二十種

丹砂　雲母　玉泉　石鍾乳　礬石

消石　朴消　滑石　空青　曾青

禹餘糧　太一餘糧　白石英　紫石英　五色石脂

菖蒲　菊花　人參　天門冬　甘草

乾地黄　术　菟絲子　牛膝　茺蔚子

女萎　防葵　麥門冬　獨活　車前子

木香　薯蕷　薏苡人　澤瀉　遠志

龍胆　細辛　石斛　巴戟天　白英

白蒿　赤箭　菴蔄子　菥蓂子　蓍實
赤芝　黑芝　青芝　白芝　黄芝
紫芝　卷栢　藍實　蘼蕪　黄連
絡石　蒺梨子　黄耆　肉蓯蓉　防風
蒲黄　香蒲　續斷　漏蘆　天名精
决明子　丹參　飛廉　五味子　旋花
蘭草　蛇床子　地膚子　景天　茵陳蒿
杜若　沙參　徐長卿　石龍蒭　雲實
王不留行　牡桂　菌桂　松脂　槐實
枸杞　橘柚　柏實　茯苓　榆皮

酸棗仁　乾漆　蔓荆實　辛夷　杜仲

桑上寄生　女貞實　蕤核　藕實莖　大棗

葡萄　蓬蘽　雞頭實　胡麻　麻蕡

冬葵子　莧實　白冬瓜子　苦菜　龍骨

麝香　熊脂　白膠　阿膠　石蜜

蜂子　蜜蠟　牡蠣　龜甲　桑螵蛸

丹砂味甘微寒主身體五藏百病養精神安魂魄益氣明目殺精魅邪惡鬼久服通神明不老能化爲汞

雲母味甘平主身皮死肌中風寒熱如在車舟上除

邪氣安五藏益子精明目久服輕身延年又名雲珠

雲華　雲英　雲液　雲砂　磷石

玉泉味甘平主五藏百病柔筋強骨安魂魄長肌肉

益氣人臨死服五斤死三年色不變　玉札

石鍾乳味甘溫主欬逆上氣明目益精安五藏通百

節利九竅下乳汁

礬石味酸寒主寒熱洩痢白沃陰蝕惡瘡目痛堅骨

齒煉餌服之輕身不老增年　羽碮

消石味苦寒主五藏積熱胃脹閉滌去蓄結飲食推

陳致新除邪氣鍊之如膏久服輕身　芒消

朴消味苦寒主百病除寒熱邪氣逐六府積聚結固
　留癖能化七十二石鍊餌服之輕身神仙
滑石味甘寒主身熱洩澼女子乳難癃閉利小便蕩
　胃中積聚寒熱益精氣久服輕身耐飢長年
空青味甘寒主青盲耳聾明目利九竅通血脉養精
　神久服輕身延年不老
曾青味酸小寒主目痛止淚出風痺利關節通九竅
　破癥堅積聚久服輕身不老能化金銅
禹餘糧味甘寒主欬逆寒熱煩滿下赤白血閉癥瘕
　大熱鍊餌服之不饑輕身延年

太一餘糧味甘平主欬逆上氣癥瘕血閉漏下久服耐寒暑不饑輕身飛行千里神仙　石腦

白石英味甘微溫主消渴陰痿不足欬逆胸膈間久寒益氣除風濕痺久服輕身長年

紫石英味甘溫主心腹欬逆邪氣補不足女子風寒在子宫絶孕十年無子久服溫中輕身延年

青石赤石黄石白石黑石脂等味甘平主黄疸泄痢腸澼膿血陰蝕下血赤白邪氣癰腫疽痔惡瘡頭瘍疥瘙久服補髓益氣肥健不饑輕身延年五石脂各隨五色補五藏

菖蒲味辛溫主風寒濕痹欬逆上氣開心孔補五藏通九竅明耳目出音聲久服輕身不忘不迷惑延年　昌陽

菊花味甘平主風頭頭眩腫痛目欲脫泪出皮膚死肌惡風濕痹久服利血氣輕身耐老延年　節華

人參味甘微寒主補五藏安精神定魂魄止驚悸除邪氣明目開心益智久服輕身延年　人銜　鬼盖

天門冬味苦平主諸暴風濕偏痹強骨髓殺三蟲去伏尸久服輕身益氣延年　顛勒

甘草味甘平主五藏六府寒熱邪氣堅筋骨長肌肉
倍氣力金瘡尰解毒久服輕身延年
乾地黃味甘寒主折跌絶筋傷中逐血痺塡骨髓長
肌肉作湯除寒熱積聚除痺生者尤良久服輕身
不老　地髓
朮味苦溫主風寒濕痺死肌痙疸止汗除熱消食作
煎餌久服輕身延年不飢　山薊
菟絲子味辛平主續絶傷補不足益氣力肥健汁去
面䵟久服明目輕身延年　菟蘆
牛膝味苦平主寒濕痿痺四肢拘攣膝痛不可屈伸

逐血氣傷熱火爛墮胎久服輕身耐老　百倍

茺蔚子味辛微温主明目益精除水氣久服輕身　茥

主瘾疹痒可作浴湯　益明　益母　大札

女萎味甘平主中風暴熱不能動搖跌筋結肉諸不足久服去面黑䵟好顏色潤澤輕身不老

防葵味辛寒主疝瘕腸洩膀胱熱結溺不下欬逆温瘧癲癇驚邪狂走久服堅骨髓益氣輕身　梨蓋

麥門冬味甘平主心腹結氣傷中傷飽胃絡脉絶羸瘦短氣久服輕身不老不飢

獨活味苦平主風寒所擊金瘡止痛賁豚癇痓女子

疝瘕久服輕身耐老　羌活　羌青　護羌使者

車前子味甘寒主氣癃止痛利水道小便除濕痺久服輕身耐老　當道

木香味辛溫主邪氣辟毒疫溫鬼強志主淋露久服不夢寤魘寐

薯蕷味甘溫主傷中補虛羸除寒熱邪氣補中益氣力長肌肉強陰久服耳目聰明不饑延年　山芋

薏苡仁味甘微寒主筋急拘攣不可屈伸風濕痺下氣久服輕身益氣其根下三虫　蠡解

澤瀉味甘寒主風寒濕痺乳難消水養五藏益氣力

肥健久服耳目聰明不饑延年輕身面生光能行
水上　水瀉　芒芋　鵠瀉
遠志味苦温主欬逆傷中補不足除邪氣利九竅益
智慧耳目聰明不忘強志倍力久服輕身不老葉名
小草　棘菀　葽繞　細草
龍胆味苦寒主骨間寒熱驚癇邪氣續絕傷定五藏
殺蠱毒久服益智不忘輕身耐老　陵游
細辛味辛温主欬逆上氣頭痛腦動百節拘攣風濕痹痛
死肌久服明目利九竅輕身長年　小辛
石斛味甘平主傷中除痹下氣補五藏虚勞羸瘦強

陰久服厚腸胃輕身延年　林蘭
巴戟天味辛微溫主大風邪氣陰痿不起強筋骨安
五藏補中增志益氣
白英味甘寒主寒熱八疸消渴補中益氣久服輕身
延年　穀菜
白蒿味甘平主五藏邪氣風寒濕痹補中益氣長毛髮
令黑療心懸少食常饑久服輕身耳目聰明不老
赤箭味辛溫主殺鬼精物蠱毒惡氣久服益氣力長
陰肥健輕身增年　離母　鬼督郵
菴蕳子味苦微寒主五藏瘀血腹中水氣臚脹留熱

風寒濕痺身體諸痛久服輕身延年不老

菥蓂子味辛微溫主明目目痛淚出除痺補五藏益

精光久服輕身不老　蔑菥　大蕺　馬辛

蓍實味苦平主益氣充肌膚明目聰慧先知久服不

飢不老輕身

赤芝味苦平主胸中結益心氣補中增智慧不忘久

服輕身不老延年神仙　丹芝

黑芝味鹹平主癃通九竅益腎氣利水道聰察久服

輕身不老延年神仙　玄芝

青芝味酸平主明目補肝氣安精魂仁恕久食輕身

不老延年神仙　龍芝
白芝味辛平主欬逆上氣益肺氣通利口鼻強志意
勇悍安魄久食輕身不老延年神仙　玉芝
黃芝味甘平主心腹五邪益脾氣安神忠信和樂久
食輕身不老延年神仙　金芝
紫芝味甘溫主耳聾利關節保神益精氣堅筋骨好
顏色久服輕身不老延年　木芝
卷柏味辛溫主五藏邪氣女子陰中寒熱痛癥瘕血
閉絕子久服輕身和顏色　萬歲
藍實味苦寒主解諸毒殺蠱蚑疰鬼螫毒久服頭不

白輕身
蘼蕪味辛温主欬逆定驚氣辟邪惡除蠱毒鬼疰去
三蟲久服通神　薇蕪
黃連味苦寒主熱氣目痛背傷泣出明目腸澼腹痛
下痢婦人陰中腫痛久服令人不忘　王連
絡石味苦温主風熱死肌癰瘍口乾舌焦癰腫不消
喉舌腫水漿不下久服輕身明目潤澤好顏色不
老延年　石鯪
蒺梨子味苦温主惡血破癥結積聚喉痹乳難久服
長肌肉明目輕身　旁通　屈人　止行　休羽

升推

黃耆味甘微溫主癰疽久敗瘡排膿止痛大風癩疾

五痔鼠瘻補虛小兒百病、　戴糝

肉蓯蓉味甘微溫主五勞七傷補中除莖中寒熱痛

養五藏強陰益精氣多子婦人癥瘕久服輕身

防風味甘溫主大風頭眩痛惡風風邪目盲無所見

風行周身骨節疼痺煩滿久服輕身　銅芸

蒲黃味甘平主心腹膀胱寒熱利小便止血消瘀血

久服輕身益氣力延年神仙

香蒲味甘平主五藏心下邪氣口中爛臭堅齒明目

聰耳久服輕身耐老　雎

續斷味苦微溫主傷寒補不足金瘡癰瘍折跌續筋骨婦人乳難久服益氣力　龍豆　屬折

漏蘆味苦寒主皮膚熱惡瘡疽痔濕痺下乳汁久服輕身益氣耳目聰明不老延年　野蘭

天名精味甘寒主瘀血血瘕欲死下血止血利小便除小蟲去痺除胸中結熱止煩渴久服輕身耐老

麥句薑　蝦蟆藍　豕首

決明子味鹹平主青盲目淫膚赤白膜眼赤痛泪出久服益精光輕身

丹參味苦微寒主心腹邪氣腸鳴幽幽如走水寒熱
積聚破癥除瘕止煩滿益氣　郄蟬草
飛亷味苦平主骨節熱脛重酸疼久服令人身輕
飛輕
五味子味酸溫主益氣欬逆上氣勞傷羸瘦補不足
強陰益男子精
旋花味甘溫主益氣去面皯黑色媚好其根味辛主
腹中寒熱邪氣利小便久服不饑輕身　筋根花
金沸
蘭草味辛平主利水道殺蠱毒辟不祥久服益氣輕

身不老通神明　水香

虵牀子味苦平主婦人陰中腫痛男子陰痿濕痒除痺氣利關節癲癇惡瘡久服輕身　虵栗

虵米

地膚子味苦寒主膀胱熱利小便補中益精氣久服耳目聰明輕身耐老　地葵

景天味苦平主大熱火瘡身熱煩邪惡氣花主婦人漏下赤白輕身明目　戒火　慎火

茵蔯蒿味苦平主風濕寒熱邪氣熱結黃疸久服輕身益氣耐老

杜若味辛微温主胸脇下逆氣温中風入腦戶頭腫
痛多涕淚出久服益精明目輕身　杜蘅
沙參味苦微寒主血結驚氣除寒熱補中益肺氣久
服利人　知母
徐長卿味辛温主鬼物百精蠱毒疫疾邪惡氣瘟瘧
久服強悍輕身　鬼督郵
石龍蒭味苦微寒主心腹邪氣小便不利淋閉風濕
鬼疰惡毒久服補虛羸輕身耳目聰明延年
龍鬚　草續斷
雲實味辛平主洩痢腸澼殺蟲蠱毒去邪惡結氣止

痛除寒熱花主見鬼精物多食令人狂走久服輕
身通神明
王不留行味苦平主金瘡止血逐痛出刺除風痺內
寒久服輕身耐老增壽
牡桂味辛溫主上氣欬逆結氣喉痺吐吸利關節補
中益氣久服通神輕身不老
菌桂味辛溫主百病養精神和顏色爲諸藥先聘通
使久服輕身不老面生光華媚好常如童子
松脂味苦溫主癰疽惡瘡頭瘍白禿疥瘙風氣安五藏
除熱久服輕身不老延年　松膏　松肪

槐實味苦平主五内邪氣熱止涎唾補絶傷五痔火
瘡婦人乳瘕子藏急痛
枸杞味苦寒主五内邪氣熱中消渴周痺久服堅筋
骨輕身不老　杞根　地骨　枸忌　地輔
橘柚味辛温主胸中瘕熱逆氣利水穀久服去臭下
氣通神　橘皮
柏實味甘平主驚悸安五藏益氣除風濕痺久服令
人潤澤美色耳目聰明不饑不老輕身延年
茯苓味甘平主胸脇逆氣憂恚驚邪恐悸心下結痛
寒熱煩滿欬逆口焦舌乾利小便久服安魂養神

不饑延年

榆皮味甘平主大小便不通利水道除邪氣久服輕身不饑其實尤良　零榆

酸棗仁味酸平主心腹寒熱邪結氣聚四肢酸疼濕痺久服安五藏輕身延年

乾漆味辛溫主絕傷補中續筋骨塡髓腦安五藏五緩六急風寒濕痺久服輕身耐老

生漆去長虫

蔓荆實味苦微寒主筋骨間寒熱濕痺拘攣明目堅齒利九竅去白虫久服輕身耐老小荆實亦等

辛夷味辛溫主五藏身體寒熱風頭腦痛面䵟久服下氣輕身明目增年耐老　辛矧　侯桃　房木

杜仲味辛平主腰脊痛補中益精氣堅筋骨強志除陰下濕痒小便餘瀝久服輕身耐老　思仙

桑上寄生味辛平主腰痛小兒背強癰腫安胎充肌膚堅髮齒長鬚眉其實明目輕身通神　寄屑

寓木

女貞實味苦平主補中安五藏養精神除百疾久服肥健輕身不老

蕤核味甘溫主心腹邪熱結氣明目目赤痛傷淚出久

服輕身益氣不饑
藕實莖味甘平主補中養神益氣力除百疾久服輕身耐老不饑延年　水芝丹
大棗味甘平主心腹邪氣安中養脾助十二經平胃氣通九竅補少氣少津液身中不足大驚四肢重和百藥久服輕身長年葉覆麻黃能令出汗
葡萄味甘平主筋骨濕痺益氣倍力強志令人肥健耐老忍風寒久食輕身不飢延年可作酒
雞頭實味甘平主濕痺腰脊膝痛補中除暴疾益精氣強志令耳目聰明久服輕身不饑耐老神仙

鴈喙食
蓬蘽味酸平主安五藏益精氣長陰令堅強志倍力
有子久服輕身不老　覆盆
胡麻味甘平主傷中虛羸補五内益氣力長肌肉填
髓腦久服輕身不老　巨勝葉如青蘘
麻蕡味辛平主五勞七傷利五藏下血寒氣多食令
人見鬼狂走久服通神明輕身　麻勃
麻子味甘平主補中益氣肥健不老
冬葵子味甘寒主五藏六府寒熱羸瘦五癃利小便
久服堅骨長肌肉輕身延年

莧實味甘寒主青盲明目除邪利大小便去寒熱久
服益氣力輕身不飢　馬莧
白冬瓜子味甘平主令人悅澤好顏色益氣不飢久
服輕身耐老　水芝
苦菜味苦寒主五藏邪氣厭穀胃痺久服安心益氣
聰察少臥輕身耐老　茶草　選
龍骨味甘平主心腹鬼疰精物老魅欬逆洩痢膿血
女子漏下癥瘕堅結小兒熱氣驚癇　齒主小兒
大人驚癇癲疾狂走心下結氣不能喘息諸痙殺
精物久服輕身通神明延年

麝香味甘温主辟惡氣殺鬼精物温瘧蠱毒癇痓去
三虫久服除邪氣不夢寤魘寐
熊脂味甘微寒主風痺不仁筋急五藏腹中積聚寒
熱羸瘦頭瘍白秃面皯皰皷久服強志力不饑輕
身
白膠味甘平主傷中勞絕腰痛羸瘦補中益氣婦人
血閉無子止痛安胎久服輕身延年　鹿角膠
阿膠味甘平主心腹内崩勞極灑灑如瘧狀腰腹痛
四肢酸疼女子下血安胎久服輕身益氣　傳致
膠

石蜜味甘平主心腹邪氣諸驚癇痓安五藏諸不足
益氣補中止痛解毒除衆病和百藥久服強志輕
身不飢不老　石飴
蜂子味甘平主風頭除蠱毒補虛羸傷中久服令人
光澤好顔色不老
蜜蠟味甘微温主下痢膿血補中續絕傷金瘡益氣
不飢耐老
牡蠣味醎平主傷寒寒熱温瘧灑灑驚恚怒氣除拘
緩鼠瘻女子帶下赤白久服強骨節殺邪鬼延年
蠣蛤

龜甲味酸平主漏下赤白破癥瘕痎瘧五痔陰蝕濕痺四肢重弱小兒顖不合

桑螵蛸味鹹平主傷中疝瘕陰痿益精生子女子血閉腰痛通五淋利小便水道　蝕朊　生桑枝上採蒸之

中品藥一百二十種

雄黃　雌黃　石硫黃　水銀　石膏

磁石　凝水石　陽起石　理石　長石

石膽　白青　扁青　膚青　乾薑

枲耳實　葛根　括樓　苦參　茈胡

芎藭　當歸　麻黃　通草　芍藥
蠡實　瞿麥　玄參　秦艽　百合
知母　貝母　白芷　淫羊藿　黃芩
石龍芮　茅根　紫菀　紫草　茜根
敗醬　白鮮　酸漿　紫參　藁本
狗脊　萆薢　白兎藿　營實　白薇
薇銜　翹根　水萍　王瓜　地榆
海藻　澤蘭　防巳　牡丹　款冬花
石韋　馬先蒿　積雪草　女菀　王孫
蜀羊泉　爵牀　梔子　竹葉　蘗木

吳茱萸 桑根白皮 蕪荑 枳實 厚朴
秦皮 秦椒 山茱萸 紫葳 猪苓
白棘 龍眼 木蘭 五加皮 衛矛
合歡 彼子 梅實 桃核仁 杏核仁
蓼實 葱實 薤 假蘇 水蘇
水蘄 髮髲 白馬莖 鹿茸 牛角鰓
羖羊角 牡狗陰莖 羚羊角 犀角 牛黃
豚卵 麋脂 丹雄雞 鴈肪 鱉甲
鮀魚甲 蠡魚 鯉魚胆 烏賊魚骨 海蛤
文蛤 石龍子 露蜂房 蚱蟬 白殭蠶

雄黄味苦平主寒熱鼠瘻惡瘡疽痔死肌殺精物惡鬼邪氣百虫毒勝五兵錬食之輕身神仙　黄金

石

雌黄味辛平主惡瘡頭禿痂疥殺毒虫虱身痒邪氣諸毒錬之久服輕身增年不老

石硫黄味酸温主婦人陰蝕疽痔惡血堅筋骨除頭禿能化金銀銅鐵奇物

水銀味辛寒主疥瘻痂瘍白禿殺皮膚中虱墮胎除熱殺金銀銅錫毒鎔化還復爲丹久服神仙不死

石膏味辛微寒主中風寒熱心下逆氣驚喘口乾舌

焦不能息腹中堅痛除邪鬼產乳金瘡
磁石味辛寒主周痺風濕肢節腫痛不可持物洗洗
酸痟除大熱煩滿及耳聾　玄石
凝水石味辛寒主身熱腹中積聚邪氣皮中如火燒
煩滿水飲之久服不飢　白水石
陽起石味鹹微溫主崩中漏下破子藏中血癥瘕結
氣寒熱腹痛無子陰痿不起補不足　白石
理石味辛寒主身熱利胃解煩益精明目破積聚去
三虫　立制石
長石味辛寒主身熱胃中結氣四肢寒厥利小便通

血脉明目去翳眇下三蟲殺蠱毒久服不飢

方石

石膽味酸寒主明目目痛金瘡諸癇痓女子陰蝕痛石淋寒熱崩中下血諸邪毒氣令人有子鍊餌服之不老能化鐵爲銅成金銀　畢石

白青味甘平主明目利九竅耳聾心下邪氣令人吐殺諸毒三蟲久服通神明輕身延年不老

扁青味甘平主目痛明目折跌癰腫金瘡不瘳破積聚解毒氣利精神久服輕身不老

膚青味辛平主蠱毒及蛇菜肉諸毒惡瘡

乾薑味辛溫主胸滿欬逆上氣溫中止血出汗逐風
濕痹腸澼下痢生者尤良久服主臭氣通神明
葈耳實味甘溫主風頭寒痛風濕周痹四肢拘攣痛
惡肉死肌久服益氣耳目聰明強志輕身　胡葈
地葵
葛根味甘平無毒主消渴身大熱嘔吐諸痹起陰氣
解諸毒
括樓根味苦寒主消渴身熱煩滿大熱補虛安中續
絕傷　地樓
苦參味苦寒主心腹結氣癥瘕積聚黃疸溺有餘瀝

逐水除癰腫補中明目止淚　水槐　苦識

茈胡味苦平主心腹腸胃中結氣飲食積聚寒熱邪氣推陳致新久服輕身明目益精　地熏

芎藭味辛温主中風入腦頭痛寒痺筋攣緩急金瘡婦人血閉無子

當歸味甘温主欬逆上氣温瘧寒熱洗洗在皮膚中婦人漏下絶子諸惡瘡瘍金瘡煮飲之　乾歸

麻黄味苦温主中風傷寒頭痛温瘧發表出汗去邪熱氣止欬逆上氣除寒熱破癥堅積聚　龍沙

通草味辛平主去惡虫除脾胃寒熱通利九竅血脉

關節令人不忘　附支
芍藥味苦平主邪氣腹痛除血痺破堅積寒熱疝瘕
止痛利小便益氣
蠡實味甘平主皮膚寒熱胃中熱氣風寒濕痺堅筋
骨令人嗜食久服輕身花葉去白虫　劇草
三堅　豕首
瞿麥味苦寒主關格諸癃結小便不通出刺決癰腫
明目去翳破胎墮子下閉血　巨句麥
玄參味苦微寒主腹中寒熱積聚女子產乳餘疾補
腎氣令人目明　重臺

秦艽味苦平主寒熱邪氣寒濕風痺肢節痛下水利

小便

百合味甘平主邪氣腹脹心痛利大小便補中益氣

知母味苦寒主消渴熱中除邪氣肢體浮腫下水補

不足益氣　蚳母　連母　野蓼　地參　水浚

水參　貨母　蝭母

貝母味辛平主傷寒煩熱淋瀝邪氣疝瘕喉痺乳難

金瘡風痙　空草

白芷味辛温主女人漏下赤白血閉陰腫寒熱風頭

侵目淚出長肌膚潤澤可作面脂　芳香

淫羊藿味辛寒主陰痿絶傷莖中痛利小便益氣力
強志　剛前
黄芩味苦平主諸熱黄疸腸澼洩痢逐水下血閉惡
瘡疽蝕火瘍　腐腸
石龍芮味苦平主風寒濕痺心腹邪氣利關節止煩
滿久服輕身明目不老　魯果能　地椹
茅根味甘寒主勞傷虚羸補中益氣除瘀血血閉寒
熱利小便其苗主下水　蘭根　茹根
紫菀味苦温主欬逆上氣胸中寒熱結氣去蠱毒痿
蹷安五藏

紫草味苦寒主心腹邪氣五疸補中益氣利九竅通

水道　紫丹　紫芙

茜根味苦寒主寒熱風痹黃疸補中

敗醬味苦平主暴熱火瘡赤氣疥瘙疽痔馬鞍熱氣

鹿腸

白鮮味苦寒主頭風黃疸欬逆淋瀝女子陰中腫痛

濕痹死肌不可屈伸起止行步

酸漿味酸平主熱煩滿定志益氣利水道產難吞其

實主產　醋漿

紫參味苦寒主心腹積聚寒熱邪氣通九竅利大小

便　牡蒙

藁本味辛温主婦人疝瘕陰中寒腫痛腹中急除風頭痛長肌膚悦顔色　鬼卿　地新

狗脊味苦平主腰脊強機關緩急周痺寒濕膝痛頗利老人　百枝

萆薢味苦平主腰背痛強骨節風寒濕周痺惡瘡不瘳熱氣

白兎藿味苦平主蛇虺蜂蠆猘狗菜肉蠱毒鬼疰

白葛

營實味酸温主癰疽惡瘡結肉跌筋敗瘡熱氣陰蝕

不瘳利關節　墻薇　墻麻　牛棘

白薇味苦平主暴中風身熱肢滿忽忽不知人狂惑邪氣寒熱酸疼温瘧洗洗發作有時

薇銜味苦平主風濕痺歷節痛驚癇吐舌悸氣賊風鼠瘻癰腫　麋銜

翹根味甘平主下熱氣益陰精令人面悅好明目久服輕身耐老　唐本退

水萍味辛寒主暴熱身痒下水氣勝酒長鬚髮止消渴久服輕身　水花　水白

王瓜味苦寒主消渴内痺瘀血月閉寒熱酸疼益氣

愈聾　土瓜

地榆味苦微寒主婦人乳痓痛七傷帶下漏五止痛除惡肉止汗療金瘡

海藻味苦寒主癭瘤氣頸下核破散結氣癰腫癥瘕堅氣腹中上下鳴下十二水腫　落首

澤蘭味苦微温主乳婦内衄中風餘疾大腹水腫身面四肢浮腫骨節中水金瘡癰腫瘡膿　虎蘭　龍棗

防巳味辛平主風寒温瘧熱氣諸癇除邪利大小便　解離

牡丹味辛寒主寒熱中風瘈瘲驚癇邪氣除癥堅瘀
血留舍腸胃安五藏療癰瘡　鹿韭　鼠姑
款冬花味辛溫主欬逆上氣善喘喉痹諸驚癇寒熱
邪氣　橐吾　顆凍　虎鬚　菟奚
石韋味苦平主勞熱邪氣五癃閉不通利小便水道
石韉
馬先蒿味苦平主寒熱鬼疰中風濕痹女子帶下病
無子　馬屎蒿
積雪草味苦寒主大熱惡瘡癰疽浸淫赤熛皮膚赤
身熱

女菀味辛溫主風寒洗洗霍亂洩痢腸鳴上下無常
處驚癇寒熱百疾
王孫味苦平主五藏邪氣寒濕痺四肢疼酸膝冷痛
蜀羊泉味苦微寒主頭禿惡瘡熱氣疥瘙痂癬蟲
爵牀味鹹寒主腰脊痛不得着牀俛仰艱難除熱可
作浴湯
梔子味苦寒主五内邪氣胃中熱氣面赤酒皰皶鼻
白癩赤癩瘡瘍
竹葉味苦平主欬逆上氣溢筋急惡瘍殺小虫根作
湯益氣止渴補虛下氣汁主風痓實邇神明輕身

益氣

蘗木味苦寒主五藏腸胃中結熱黃疸腸痔止洩痢女子漏下赤白陰陽傷蝕　檀桓

吳茱萸味辛温主温中下氣止痛欬逆寒熱除濕血痺逐風邪開腠理根殺三蟲　藙

桑根白皮味甘寒主傷中五勞六極羸瘦崩中脉絕補虛益氣葉主除寒熱出汗

蕪荑味辛平主五內邪氣散皮膚骨節中淫淫温行毒去三蟲化食　無姑

枳實味苦寒主大風在皮膚中如麻豆苦痒除寒熱

結止痢長肌肉利五藏益氣輕身
厚朴味苦溫主中風傷寒頭痛寒熱驚悸氣血痺死
肌去三虫
秦皮味苦微寒主風寒濕痺洗洗寒氣除熱目中青
翳白膜久服頭不白輕身
秦椒味辛溫主風邪氣溫中除寒痺堅齒髮明目久
服輕身好顏色耐老增年通神
山茱萸味酸平主心下邪氣寒熱溫中逐寒濕痺去
三虫久服輕身　蜀棗
紫葳味酸微寒主婦人産乳餘疾崩中癥瘕血閉寒

熱羸瘦養胎

猪苓味甘平主痎瘧解毒蠱疰不祥利水道久服輕身耐老　假猪屎

白棘味辛寒主心腹痛癰腫潰膿止痛　棘鍼

龍眼味甘平主五藏邪氣安志厭食久服聰明輕身不老通神明益智

木蘭味苦寒主身大熱在皮膚中去面熱赤皰酒皶惡風癲疾陰下痒濕明耳目　林蘭

五加皮味辛溫主心腹疝氣腹痛益氣療躄小兒不能行疽瘡陰蝕　豺漆

衛矛味苦寒主女子崩中下血腹滿汗出除邪殺鬼
毒蠱疰　鬼箭

合歡味甘平主安五藏利心志令人歡樂無憂久服
輕身明目得所欲

彼子味甘溫主腹中邪氣去三虫蛇螫蠱毒鬼疰伏
尸　慎微退

梅實味酸平主下氣除熱煩滿安心肢體痛偏枯不
仁死肌去青黑痣惡肉

桃核人味苦平主瘀血血閉癥瘕邪氣殺小虫

桃花殺疰惡鬼令人好顏色　桃梟微溫主殺百

鬼精物　桅毛主下血瘕寒熱積聚無子

殺鬼辟邪惡不祥

杏核人味甘温主欬逆上氣雷鳴喉痺下氣產乳金瘡寒心賁豚

蓼實味辛温主明目温中耐風寒下水氣面目浮腫癰瘍馬蓼去腸中蛭虫輕身

葱實味辛温主明目補中氣不足其莖可作湯主傷寒寒熱出汗中風面目腫

薤味辛温主金瘡瘡敗輕身不飢耐老

假蘇味辛温主寒熱鼠瘻瘰癧生瘡破結聚氣下瘀

血除濕痺　鼠蓂
水蘇味辛微溫主下氣殺穀除飲食辟口臭去毒辟
惡氣久服通神明輕身耐老
水蘄味甘平主女子赤沃止血養精保血脉益氣令
人肥健嗜食　水英
髮髲味苦溫主五癃關格不通利小便水道療小兒
癇大人痓仍自還神化
白馬莖味鹹平主傷中脉絶陰不起强志益氣長肌
肉肥健生子　眼主驚癇腹脹瘧疾　懸蹄主驚
邪瘈瘲乳難辟惡氣鬼毒蠱疰不祥

鹿茸味甘温主漏下惡血寒熱驚癇益氣強志生齒不老

角主惡瘡癰腫逐邪惡氣留血在陰中

牛角䚡燔之味苦平下閉血瘀血疼痛女子帶下血

髓味甘平主補中填骨髓久服增年　膽味苦寒可丸藥

羖羊角味鹹温主青盲明目殺疥虫止寒洩辟惡鬼虎狼止驚悸久服安心益氣輕身

牡狗陰莖味鹹平主傷中陰痿不起令強熱大生子除女子帶下十二疾　狗精

羚羊角味鹹寒主明目益氣起陰去惡血注下辟蠱毒惡鬼不祥安心氣常不魘寐

犀角味苦寒主百毒蠱疰邪鬼瘴氣殺鉤吻鴆羽蛇毒除邪不迷惑魘寐久服輕身

牛黄味苦平主驚癎寒熱熱盛狂痓除邪逐鬼

豚卵味甘温主驚癎癲疾鬼疰蠱毒除寒熱賁豚五癃邪氣攣縮豚癲

懸蹄主五痔伏熱在腸腸癰内蝕

麋脂味辛温主癰腫惡瘡死肌風寒濕痺四肢拘緩不收風頭腫氣通腠理 官脂

丹雄雞味甘微温主女子崩中漏下赤白沃補虚温
中止血頭主殺鬼東門上者尤良　肶胵裏黄皮
微寒主泄痢　屎白主消渴傷寒寒熱　黑雌雞
主風寒濕痺五緩六急安胎　翮羽主下血閉
雞子主除熱火瘡癇痓可作虎魄神物　雞白蠹
肥脂
雁肪味甘平主風攣拘急偏枯氣不通利久服益氣
不飢輕身耐老　鶩肪
鱉甲味鹹平主心腹癥瘕堅積寒熱去痞疾息肉陰
蝕痔核惡肉

鮀魚甲味辛微温主心腹癥瘕伏堅積聚寒熱女子
　崩中下血五色小腹陰中相引痛瘡疥死肌
蠡魚味甘寒主濕痺面目浮腫下大水療五痔
鯉魚膽味苦寒主目熱赤痛青盲明目久服强悍益
　志氣
烏賊魚骨味鹹微温主女子漏下赤白經汁血閉陰
　蝕腫痛寒熱癥瘕無子
海蛤味苦平主欬逆上氣喘息煩滿胸痛寒熱
　魁蛤
文蛤主惡瘡蝕五痔

石龍子味鹹寒主五癃邪結氣破石淋下血利小便

水道　蜥蜴

露蜂房味苦平主驚癇瘈瘲寒熱邪氣癲疾鬼精蠱

毒腸痔火炙之良　蜂腸

蚱蟬味鹹平主小兒驚癇夜啼癲疾寒熱

白殭蚕味鹹平主小兒驚癇夜啼去三虫滅黑䵷令

人面色好男子瘍病

下品藥一百二十五種

孔公孽　殷孽　鐵粉　鐵落　鐵

丹　粉錫　錫鏡鼻　代赭　戎鹽

大鹽　鹵鹹　青琅玕　礜石　石灰
白堊　冬灰　附子　烏頭　天雄
半夏　虎掌　鳶尾　大黄　葶藶
桔梗　莨菪子　草蒿　旋覆花　藜蘆
鈎吻　射干　蛇含　常山　蜀漆
甘遂　白歛　青葙子　雚菌　白及
大戟　澤漆　茵芋　貫衆　蕘花
牙子　羊躑躅　芫花　姑活　别羇
商陸　羊蹄　扁蓄　狼毒　鬼臼
白頭翁　羊桃　女青　連翹　石下長卿

䕡茹　烏韭　鹿藿　蚤休　石長生

陸英　藎草　牛扁　夏枯草　屈草

巴豆　蜀椒　皂莢　柳華　楝實

郁李仁　莽草　雷丸　梓白皮　桐葉

石南　黄環　溲疏　鼠李　松蘿

藥實根　蔓椒　欒華　淮木　大豆黄卷

腐婢　瓜蒂　苦瓠　六畜毛甲蹄　燕屎

天鼠屎　鼺鼠　伏翼　蝦蟇　馬刀

蟹　蛇蜕　蝟皮　蠮螉　蜣蜋

蛞蝓　白頸蚯蚓　蠐螬　石蠶　雀甕

樗雞　斑猫　螻蛄　蜈蚣　馬陸
地膽　螢火　衣魚　鼠婦　水蛭
木宝　蜚宝　蜚蠊　䗪虫　貝子
孔公孽味辛温主傷食不化邪結氣惡瘡疽瘻痔利
九竅下乳汁
殷孽味辛主爛傷瘀血洩痢寒熱鼠瘻癥瘕結氣
薑石
鐵精平主明目化銅
鐵落味辛平主風熱惡瘡瘍疽瘡痂疥氣在皮膚中
鐵主堅肌耐痛

鉛丹味辛微寒主吐逆胃反驚癇癲疾除熱下氣鍊

化還成九光久服通神明

粉錫味辛寒主伏尸毒螫殺三虫　解錫

錫鏡鼻主女子血閉癥瘕伏腸絕孕

代赭味苦寒主鬼疰賊風蠱毒殺精物惡鬼腹中毒

邪氣女子赤沃漏下　須丸

戎鹽主明目目痛益氣緊肌骨去毒蠱

大鹽令人吐

鹵鹹味苦寒主大熱消渴狂煩除邪及下蠱毒柔肌

膚

青琅玕味辛平主身痒火瘡癰瘍疥瘙死肌　石珠
礜石味辛大熱主寒熱鼠瘻蝕瘡死肌風痹腹中堅
癖邪氣除熱　青分石　立制石　固羊石
石灰味辛溫主疽瘍疥瘙熱氣惡瘡癩疾死肌墮眉
殺痔蟲去黑子息肉　惡灰
白堊味苦溫主女子寒熱癥瘕月閉積聚陰腫痛漏
下無子
冬灰味辛微溫主黑子去肬息肉疽蝕疥瘙　藜灰
附子味辛溫主風寒欬逆邪氣破癥堅積聚血瘕金
瘡寒濕踒躄拘攣膝痛不能行步

烏頭味辛溫主中風惡風洗洗出汗除寒濕痺欬逆上氣破積聚寒熱其汁煎之名射罔殺禽獸

奚毒　即子　烏喙

天雄味辛溫主大風寒濕痺歷節痛拘攣緩急破積聚邪氣金瘡強骨節輕身健行　白幕

半夏味辛平主傷寒寒熱心下堅下氣咽喉腫痛頭眩胸脹欬逆腸鳴止汗　地文　水玉

虎掌味苦溫主心痛寒熱結氣積聚伏梁傷筋痿拘緩利水道

鳶尾味苦平主蠱毒邪氣鬼疰諸毒破癥瘕積聚去

水下三虫

大黄味苦寒主下瘀血血閉寒熱破癥瘕積聚留飲宿食蕩滌腸胃推陳致新通利水穀調中化食安和五藏

葶藶味辛寒主癥瘕積聚結氣飲食寒熱破堅逐邪通利水道　大室　大適

桔梗味辛微温主胸脇痛如刀刺腹滿腸鳴幽幽驚恐悸氣

莨菪子味苦寒主齒痛出虫肉痹拘急使人健行見鬼多食令人狂走久服輕身走及奔馬強志益力

通神　横唐

草蒿味苦寒主留熱在骨節間疥瘙痂痒惡瘡殺蝨

明目　青蒿　方潰

旋覆花味鹹温主結氣脇下滿驚悸除水去五藏間

寒熱補中下氣　金沸草　盛椹

藜蘆味辛寒主蠱毒欬逆洩痢腸澼頭瘍疥瘙惡瘡

殺諸蟲毒去死肌　葱苒

鉤吻味辛温主金瘡乳痓中惡風欬逆上氣水腫殺

鬼疰蠱毒　野葛

射干味苦平主欬逆上氣喉痺咽痛不得消息散結

氣腹中邪逆　食飲大熱　烏扇　烏蒲

虵含味苦微寒主驚癇寒熱邪氣除熱金瘡疽痔鼠

瘻惡瘡頭瘍　虵銜

常山味苦寒主傷寒寒熱熱發温瘧鬼毒胸中痰結

吐逆　互草

蜀漆味辛平主瘧及欬逆寒熱腹中堅癥痞結積聚

邪氣蠱毒鬼疰

甘遂味苦寒主大腹疝瘕腹滿面目浮腫留飲宿食

破癥堅積聚利水穀道　主田

白斂味苦平主癰腫疽瘡散結氣止痛除熱目中赤

小兒驚癇温瘧女子陰中腫痛　莵核　白草

青葙子味苦微寒主邪氣皮膚中熱風瘙身痒殺三虫子名草决明療脣口青　草蒿　萋蒿

雚菌味鹹平主心痛温中去長虫白癬蟯虫蛇螫毒癥瘕諸虫　雚蘆

白及味苦平主癰腫惡瘡敗疽傷陰死肌胃中邪氣賊風鬼擊痱緩不收　甘根　連及草

大戟味苦寒主蠱毒十二水腹滿急痛積聚中風皮膚疼痛吐逆　卭鉅

澤漆味苦微寒主皮膚熱大腹水氣四肢面目浮腫

丈夫陰氣不足

茵芋味苦温主五藏邪氣心腹寒熱羸瘦如瘧狀發作有時諸關節風濕痺痛

貫衆味苦微寒主腹中邪熱氣諸毒殺三蟲　貫節　貫渠　百頭　虎卷　扁府

蕘花味苦寒主傷寒温瘧下十二水破積聚大堅癥瘕蕩滌腸胃中留癖飲食寒熱邪氣利水道

牙子味苦寒主邪氣熱氣疥搔惡瘍瘡痔去白蟲　狼牙

羊躑躅味辛温主賊風在皮膚中淫淫痛温瘧惡毒

諸葎

芫花味辛温主欬逆上氣喉鳴喘咽腫氣短蠱毒鬼

瘧疝瘕癰腫殺蟲魚去水

姑活味甘温主大風邪氣濕痺寒痛久服輕身益壽

耐老　冬葵子

別羇味苦微温主風寒濕痺身重四肢疼痠寒邪歷

節痛

商陸味辛平主水腫疝瘕痺熨除癰腫殺鬼精物

葛根　夜呼

羊蹄味苦寒主頭禿疥瘙除熱女子陰蝕　東方宿

連虫陸　鬼目

扁蓄味苦平主浸淫疥瘙疽痔殺三虫

狼毒味辛平主欬逆上氣破積聚飲食寒熱水氣惡

瘡鼠瘻疽蝕鬼精蠱毒殺飛鳥走獸　續毒

鬼臼味辛微温主殺蠱毒鬼疰精物辟惡氣不祥逐

邪解百毒　𡳿爵　馬目毒公　九臼

白頭翁味苦温主温瘧狂易寒熱癥瘕積聚癭氣逐

血止痛療金瘡　野丈人　胡王使者

羊桃味苦寒主熛熱身暴赤色除小兒熱風水積聚

惡瘍　鬼桃　羊腸

女青味辛平主蠱毒逐邪惡氣殺鬼溫瘧辟不祥

雀瓢

連翹味苦平主寒熱鼠瘻瘰癧癰腫癭瘤結熱蠱毒

異翹　蘭華　折根　軹　三廉

石下長卿味鹹平主鬼疰精物邪氣惡鬼殺百精蠱毒老魅注易亡走啼哭悲傷恍惚　徐長卿

蔄茹味辛寒主蝕惡肉敗瘡死肌殺疥虫排膿惡血除大風熱氣善忘不寐

烏韭味甘寒主皮膚往來寒熱利小腸膀胱氣

鹿藿味苦平主蠱毒女子腰腹痛不樂腸癰瘰癧瘍

氣
蚤休味苦微寒主驚癇摇頭弄舌熱氣在腹中癲疾
癰瘡陰蝕下三蟲去蛇毒　蚩休
石長生味鹹微寒主寒熱惡瘡大熱除辟鬼氣不祥
丹草
陸英味苦寒主骨間諸痺四肢拘攣疼痠膝寒痛陰
痿短氣不足脚腫
藎草味苦平主久欬上氣喘逆久寒驚悸痂疥白秃
瘍氣殺皮膚小蟲
牛扁味苦微寒主身皮瘡熱氣可作浴湯殺牛蝨小

虫療牛病

夏枯草味苦微寒主寒熱瘰癧鼠瘻頭瘡破癥散癭結氣脚腫濕痹輕身　夕句　乃東

屈草味苦主胸脇下痛邪氣腸間寒熱陰痹久服輕身益氣耐老

巴豆味辛温主傷寒温瘧寒熱破癥瘕結聚堅積留飲痰澼大腹水脹蕩練五藏六府開通閉塞利水穀道去惡肉除鬼毒蠱疰邪物殺蟲魚　巴椒

蜀椒味辛温主邪氣欬逆温中逐骨節皮膚死肌寒濕痹痛下氣久服之頭不白輕身增年

皂莢味辛温主風痺死肌邪氣風頭淚出利九竅殺

精物

柳華味苦寒主風水黄疸面熱黑　柳絮　葉主馬

疥痂瘡　實主潰癰逐膿血　子汁療渴

楝實味苦寒主温疾傷寒大熱煩狂殺三蟲疥瘍利

小便水道

郁李仁味酸平主大腹水腫面目四肢浮腫利小便

水道　根主齒斷腫齲齒堅齒　爵李

莽草味辛温主風頭癰腫乳癰疝瘕除結氣疥瘙殺

蟲魚

雷丸味苦寒主殺三虫逐毒氣胃中熱利丈夫不利女子作摩膏除小兒百病

梓白皮味苦寒主熱去三虫

桐葉味苦寒主惡蝕瘡着陰　皮主五痔殺三虫

石南味辛平主養腎氣內傷陰衰利筋骨皮毛　實殺虫毒破積聚逐風痺　鬼目

黃環味苦平主虫毒鬼疰鬼魅邪氣在藏中除欬逆寒熱　凌泉　大就

溲疏味辛寒主身皮膚中熱除邪氣止遺溺可作浴湯

鼠李味苦微寒主寒熱瘰癧瘡

松蘿味苦平主瞋怒邪氣止虚汗頭風女子陰寒腫

痛　女蘿

藥實根味辛温主邪氣諸疼痠續絶傷補骨髓

連木

蔓椒味苦平主風寒濕痹歷節疼除四肢厥氣膝痛

豕椒

欒華味苦寒主目痛淚出傷眥消目腫

淮木味苦平主久欬上氣傷中虚羸女子陰蝕漏下

赤白沃　百歲城中木

大豆黃卷味甘平主濕痺筋攣膝痛
腐婢味辛温主痎瘧寒熱邪氣洩利陰不起病酒頭痛
瓜蒂味苦寒主大水身面四肢浮腫下水殺蠱毒欬逆上氣及食諸果病在胸腹中皆吐下之
苦瓠味苦寒主大水四肢面目浮腫下水令人吐
六畜毛蹄甲味鹹平主鬼疰蠱毒寒熱驚癇癲痓狂走駱駝毛又良
鷰屎味辛平主蠱毒鬼疰逐不祥邪氣破五癃利小便

天鼠屎味辛寒主面癰腫皮膚洗洗時痛腹中血氣
　破寒熱積聚除驚悸
伏翼味醎平主目瞑明目夜視有精光久服令人喜
　樂媚好無憂　蝙蝠
鼺鼠主墮胎令產易
蝦蟇味辛寒主邪氣破癥堅血癰腫陰瘡服之不患
　熱病
馬刀味辛微寒主漏下赤白寒熱破石淋殺禽獸賊
　鼠
蟹味醎寒主胸中邪氣熱結痛喎僻面腫敗漆燒之

致鼠

虵蛻味鹹平主小兒百二十種驚癇瘈瘲癲疾寒熱

腸痔虫毒虵癇火熬之良　龍子衣　龍付

弓衣　龍子單衣

蝟皮味苦平主五痔陰蝕下血赤白五色血汁不止

陰腫痛引腰背酒煮殺之

蠮螉味辛平主久聾欬逆毒氣出刺出汗

蜣蜋味鹹寒主小兒驚癇瘈瘲腹脹寒熱大人癲疾

狂易　蛣蜋

蛞蝓味鹹寒主賊風喎僻跌筋及脫肛驚癇攣縮

陵蠡

白頸蚯蚓味鹹寒主蛇瘕去三虫伏尸鬼疰蠱毒殺

長虫仍自化作水

蠐螬味鹹微温主惡血血瘀痺氣破折血在脇下堅

滿痛月閉目中淫膚青翳白膜　蟦蠐

石蚕味鹹寒主五癃破石淋墮胎肉解結氣利水道

除熱　沙虱

雀甕味甘平主小兒驚癇寒熱結氣蠱毒鬼疰

躁舍

樗雞味苦平主心腹邪氣陰痿益精強志生子好顏

色補中輕身

斑猫味辛寒主寒熱鬼疰蠱毒鼠瘻惡瘡疽蝕死肌

破石癃　龍尾

螻蛄味鹹寒主產難出肉中刺潰癰腫下哽噎解毒

除惡瘡　螻蛄　天螻　螜　夜出者良

蜈蚣味辛温主鬼疰蠱毒噉諸蛇蟲魚毒殺鬼物老

精温瘧去三蟲

馬陸味辛温主腹中大堅癥破積聚息肉惡瘡白秃

百足

地膽味辛寒主鬼疰寒熱鼠瘻惡瘡死肌破癥墮

胎　蚖青

螢火味辛微温主明目小兒火瘡傷熱氣蠱毒鬼疰

通神精　夜光

衣魚味鹹温主婦人疝瘕小便不利小兒中風項强

背起摩之　白魚

鼠婦味酸温主氣癃不得小便婦人月閉血瘕癇痓

寒熱利水道　負蟠　蛜蝛

水蛭味鹹平主逐惡血瘀血月閉破血瘕積聚無子

利水道

木虻味苦平主目赤腫眥傷泣出瘀血血閉寒熱酸

斷無子　魂常

蜚蝱味苦微寒主逐瘀血破下血積堅痞癥瘕寒熱

通利血脉及九竅

蜚蠊味醎寒主血瘀癥堅寒熱破積聚咽喉痺内寒

無子

䗪蟲味醎寒主心腹寒熱洗洗血積癥瘕破堅下血

閉生子　地鼈

貝子味醎平主目瞖鬼疰蠱毒腹痛下血五癃利水

道燒用之良

校正門人

陳邦彥字佑先　吳晟字克明

胡允隆字士偉　鄭元復字子來

徐宗熈字志先　陳俶字無俶

徐大化字聖可　任嗣武字繩甫

朱竹字仲修　潘茂實字碩甫

方雲超字漢飛　趙林楚字大椿

神農本經終

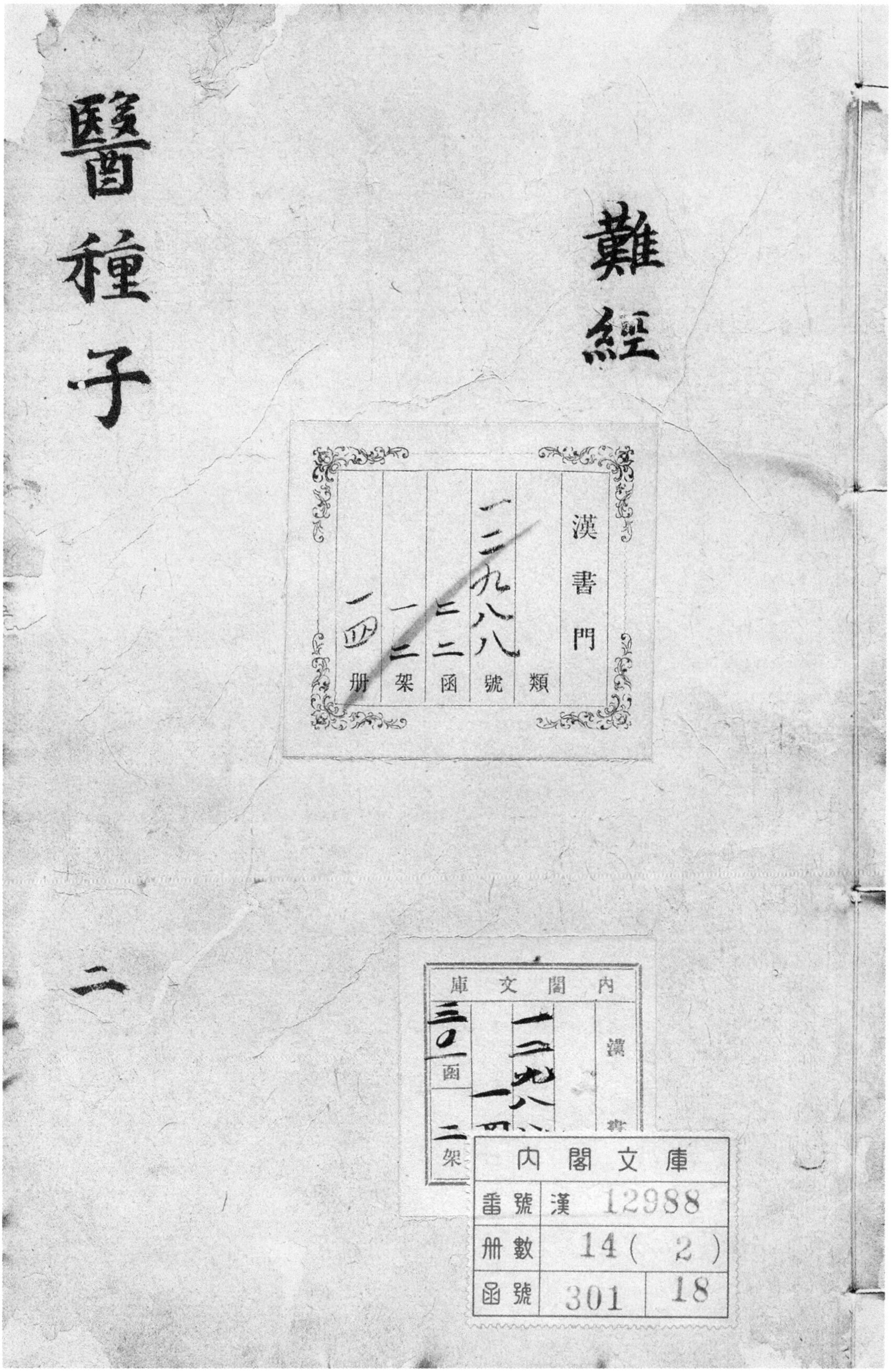
難經
醫種子
二
漢書門 類
一二九八八 號
三二 函
一二 架
一四 册
內閣文庫
內閣文庫
番號 漢 12988
册數 14(2)
函號 301 18

刻難經正文緣起

扁鵲難經𤧘公稱其句句皆理爲問難文字之祖其間原脉之始及推隂陽之流行定位錯綜横豎咸有則焉可謂盡脉法之變局矣次之識病論証用針施治靡不入彀人能究竟其微焉用上池之水哉余初病其簡迮莫能求其深也所恨畤師作上大人讀之註疏多門反晦其精義敬刻白文願與同好番思之

萬曆丙辰浴佛日錢塘不遠盧復記

難經

盧國扁鵲著　芷園蒲⿸疒卿校

一難曰十二經皆有動脈獨取寸口以決五藏六府死生吉凶之法何謂也然寸口者脈之大會手太陰之脈動也人一呼脈行三寸一吸脈行三寸呼吸定息脈行六寸人一日一夜凡一萬三千五百息脈行五十度周於身漏水下百刻榮衛行陽二十五度行陰亦二十五度為一周也故五十度復會于手太陰寸口者五藏六府之所終始故法取於寸口也

二難曰脈有尺寸何謂也然尺寸者脈之大要會也

從關至尺是尺內，陰之所治也；從關至魚際，是寸口內，陽之所治也。故分寸爲尺，分尺爲寸。故陰得尺中一寸，陽得寸內九分，尺寸終始一寸九分，故曰尺寸也。

三難曰：脉有太過，有不及，有陰陽相乘，有覆有溢，有關有格，何謂也？然：關之前者，陽之動也，脉當見九分而浮。過者，法曰太過；減者，法曰不及。遂上魚爲溢，爲外關內格，此陰乘之脉也。關之後者，陰之動也，脉當見一寸而沉。過者，法曰太過；減者，法曰不及。遂入尺爲覆，爲內關外格，此陽乘之脉也。故曰覆溢，是其眞

藏之脉人不病而死也

四難曰脉有陰陽之法何謂也然呼出心與肺吸入腎與肝呼吸之間脾受穀味也其脉在中浮者陽也沉者陰也故曰陰陽也心肺俱浮何以别之然浮而大散者心也浮而短濇者肺也腎肝俱沉何以别之然牢而長者肝也按之濡舉指來實者腎也脾者中州故其脉在中是陰陽之法也脉有一陰一陽一陰二陽一陰三陽有一陽一陰一陽二陰一陽三陰如此之言寸口有六脉俱動耶然此言者非有六脉俱動也謂浮沉長短滑濇也浮者陽也滑者陽也長者

陽也沉者陰也濇者陰也短者陰也所謂一陰一陽者謂脉來沉而滑也一陰二陽者謂脉來沉滑而長也一陰三陽者謂脉來浮滑而長時一沉也所言一陽一陰者謂脉來浮而濇也一陽二陰者謂脉來長而沉濇也一陽三陰者謂脉來沉濇而短時一浮也各以其經所在名病逆順也

五難曰脉有輕重何謂也然初持脉如三菽之重與皮毛相得者肺部也如六菽之重與血脉相得者心部也如九菽之重與肌肉相得者脾部也如十二菽之重與筋平者肝部也按之至骨舉指來疾者腎部

也故曰輕重也、

六難曰脉有陰盛陽虚陽盛陰虚何謂也、然浮之損小沉之實大故曰陰盛陽虚沉之損小浮之實大故曰陽盛陰虚是陰陽虚實之意也

七難曰經言少陽之至乍大乍小乍短乍長陽明之至浮大而短太陽之至洪大而長太陰之至緊大而長少陰之至緊細而微厥陰之至沉短而敦此六者是平脉邪將病脉也然皆王脉也其氣以何月各王幾日然冬至之後得甲子少陽王復得甲子陽明王復得甲子太陽王復得甲子太陰王復得甲子少陰

王復得甲子厥陰王王各六十日六六三百六十日以成一歲此三陽三陰之王時日大要也

八難曰寸口脉平而死者何謂也然諸十二經脉者皆係于生氣之原所謂生氣之原者謂十二經之根本也謂腎間動氣也此五藏六府之本十二經脉之根呼吸之門三焦之原一名守邪之神故氣者人之根本也根絶則莖葉枯矣寸口脉平而死者生氣獨絶於内也

九難曰何以別知藏府之病耶然數者府也遲者藏也數則爲熱遲則爲寒諸陽爲熱諸陰爲寒故以別

知藏府之病也

十難曰一脉爲十變者何謂也然五邪剛柔相逢之意也假令心脉急甚者肝邪干心也心脉微急者胆邪干小腸也心脉大甚者心邪自干心也心脉微大者小腸邪自干小腸也心脉緩甚者脾邪干心也心脉微緩者胃邪干小腸也心脉濇甚者肺邪干心也心脉微濇者大腸邪干小腸也心脉沉甚者腎邪干心也心脉微沉者膀胱邪干小腸也五藏各有剛柔邪故令一脉輙變爲十也

十一難曰經言脉不滿五十動而一止一藏無氣者

何藏也、然人吸者隨陰入呼者因陽出今吸不能至腎至肝而還、故知一藏無氣者、腎氣先盡也、

十二難曰經言五藏脉已絕于内用鍼者反實其外、五藏脉已絕于外、用鍼者反實其内内外之絕何以別之、然五藏脉已絕于内者腎肝氣已絕于内也而醫反補其心肺五藏脉已絕于外者心肺氣已絕于外也、而醫反補其腎肝陽絕補陰陰絕補陽是謂實實虛虛損不足而益有餘如此死者醫殺之耳、

十三難曰經言見其色而不得其脉反得相勝之脉者卽死得相生之脉者病卽自已色之與脉、當參相

應爲之柰何然五藏有五色皆見于面亦當與寸口尺内相應假令色青其脉當弦而急色赤其脉浮大而散色黄其脉中緩而大色白其脉浮濇而短色黒其脉沉濡而滑此所謂五色之與脉當叅相應也脉數尺之皮膚亦數脉急尺之皮膚亦急脉緩尺之皮膚亦緩脉濇尺之皮膚亦濇脉滑尺之皮膚亦滑五藏各有聲色臭味當與寸口尺内相應其不應者病也假令色青其脉浮濇而短若大而緩爲相勝浮大而散若小而滑爲相生也經言知一爲下工知二爲中工知三爲上工上工者十全九中工者十全八下

工者十全六此之謂也

十四難曰脉有損至何謂也然至之脉一呼再至曰平三至曰離經四至曰奪精五至曰死六至曰命絶此至之脉也何謂損一呼一至曰離經再呼一至曰奪精三呼一至曰死四呼一至曰命絶此損之脉也至脉從下上損脉從上下也損脉之爲病柰何然一損損于皮毛皮聚而毛落二損損于血脉血脉虚少不能榮於五藏六府三損損于肌肉肌肉消瘦飲食不能爲肌膚四損損于筋筋緩不能自收持五損損于骨骨痿不能起于牀反此者至於收病也從上下

者骨痿不能起于牀者死從下上者皮聚而毛落者死治損之法柰何然損其肺者益其氣損其心者調其榮衛損其脾者調其飲食適其寒溫損其肝者緩其中損其腎者益其精此治損之法也脉有一呼再至一吸再至有一呼三至有一吸三至有一呼四至一吸四至有一呼五至一吸五至有一呼六至一吸六至有一呼一至一吸一至有再呼一至再吸一至有再呼吸至脉來如此何以別知其病也然脉來一呼再至一吸再至不大不小曰平一呼三至一吸三至爲適得病前大後小卽頭痛目眩前小後大卽胸

滿氣短、一呼四至、一吸四至病欲甚、脉洪大者苦煩滿、沉細者腹中痛、滑者傷熱、濇者中霧露、一呼五至一吸五至其人當困、沉細夜加、浮大晝加、不大不小雖困可治、其有大小者爲難治、一呼六至、一吸六至、爲死脉也、沉細夜死、浮大晝死、一呼一至、一吸一至、名曰損、人雖能行猶當着牀、所以然者、血氣皆不足故也、再呼一至、再吸一至、再呼吸至、名曰無蒐無魂者、當死也、人雖能行、名曰行屍、上部有脉、下部無脉、其人當吐、不吐者死、上部無脉、下部有脉、雖困無能爲害、所以然者、人之有尺、譬如樹之有根、枝葉雖枯

槁、根本將自生、脉有根本、人有元氣、故知不死、
十五難曰經言春脉弦、夏脉鈎、秋脉毛、冬脉石、是王脉耶、將病脉也、然弦鈎毛石者四時之脉也、春脉弦者肝東方木也萬物始生、未有枝葉、故其脉之來濡弱而長、故曰弦、夏脉鈎者心南方火也萬物之所茂、垂枝布葉、皆下曲如鈎、故其脉之來疾去遲、故曰鈎、秋脉毛者肺西方金也、萬物之所終草木華葉皆秋而落、其枝獨在、若毫毛也、故其脉之來輕虛以浮、故曰毛、冬脉石者腎北方水也萬方之所藏也、盛冬之時、水凝如石、故其脉之來沉濡而滑、故曰石、此四時

之脉也如有變奈何然春脉弦反者爲病何謂反然其氣來實強是爲太過病在外氣來虛微是謂不及病在内氣來猒猒聶聶如循榆葉曰平益實而滑如循長竿曰病急而勁益強如新張弓弦曰死春脉微弦曰平弦多胃氣少曰病但弦無胃氣曰死春以胃氣爲本夏脉鉤反者爲病何謂反然其氣來實強是謂太過病在外氣來虛微是謂不及病在内其脉來累累如環如循琅玕曰平來而益數如雞舉足曰病前曲後居如操帶鉤曰死夏脉微鉤曰平鉤多胃氣少曰病但鉤無胃氣曰死夏以胃氣爲本秋脉毛反

者爲病何謂反、然其氣來實強、是謂太過、病在外、氣
來虛微、是謂不及、病在内、其脉來藹藹如車盖、按之
益大曰平、不上不下、如循雞羽曰病、按之蕭索如風
吹毛曰死、秋脉微毛曰平、毛多胃氣少曰病、但毛無
胃氣曰死、秋以胃氣爲本、冬脉石、反者爲病、何謂反、
然其氣來實強、是謂太過、病在外、氣來虛微、是謂不
及、病在内、脉來上大下鋭、濡滑如雀之啄曰平、啄啄
連屬、其中微曲曰病、來如解索、去如彈石曰死、冬脉
微石曰平、石多胃氣少曰病、但石無胃氣曰死、冬以
胃氣爲本、胃者水穀之海、主稟四時、皆以胃氣爲本

是謂四時之變病死生之要會也脾者中州也其平和不可得見衰乃見耳來如雀之啄如水之下漏是脾衰之見也

十六難曰脉有三部九候有陰陽有輕重有六十首一脉變爲四時離聖久遠各自是其法何以别之然是其病有内外證其病爲之柰何然假令得肝脉其外證善潔面青善怒其内証臍左有動氣按之牢若痛其病四肢滿閉淋溲便難轉筋有是者肝也無是者非也假令得心脉其外証面赤口乾喜笑其内証臍上有動氣按之牢若痛其病煩心心痛掌中熱而

啘、有是者心也、無是者非也、假令得脾脉、其外証面黃、善噫善思善味其內証當臍有動氣按之牢若痛、其病腹脹滿、食不消、體重節痛、怠墮嗜臥、四肢不收有是者脾也、無是者非也、假令得肺脉、其外証面白善嚔、悲愁不樂欲哭、其內証臍右有動氣按之牢若痛、其病喘咳、洒淅寒熱、有是者肺也、無是者非也、假令得腎脉、其外証面黑、善恐欠、其內證臍下有動氣按之牢若痛、其病逆氣、小腹急痛、泄如下重、足脛寒而逆、有是者腎也、無是者非也、

十七難曰經言病或有死、或有不治自愈、或連年月

不已、其死生存亡、可切脉而知之耶、然可盡知也、診病若閉目不欲見人者、脉當得肝脉弦急而長、而反得肺脉浮短而濇者死也、病若開目而渴、心下牢者、脉當得緊實而數、反得沉濇而微者死也、病若吐血復鼽衄血者、脉當沉細、而反浮大而牢者死也、病若譫言妄語、身當有熱、脉當洪大、而反手足厥逆、脉沉細而微者死也、病若大腹而泄者、脉當微細而濇、而反得緊大而滑者死也、

十八難曰、脉有三部、部有四經、手有太陰陽明、足有太陽少陰、爲上下部、何謂也、然手太陰陽明金也、足

少陰太陽水也金生水水流下行而不能上故在下部也足厥陰少陽木也生手太陽少陰火火炎上行而不能下故爲上部手心主少陽火生足太陰陽明土土主中宮故在中部也此皆五行子母更相生養者也脉有三部九候各何主之然三部者寸關尺也九候者浮中沉也上部法天主胸以上至頭之有疾也中部法人主膈以下至臍之有疾也下部法地主臍以下至足之有疾也審而刺之者也人病有沉滯久積聚可切脉而知之耶然診在右脇有積氣得肺脉結脉結甚則積甚結微則氣微診不得肺脉而右

脇有積氣者、何也」然肺脉雖不見右手當沉伏其外痼疾法同耶將異也」然結者脉來去時一止無常數、名曰結也伏者脉行筋下也浮者脉在肉上行也左右表裏法皆如此假令脉結伏者内無積聚脉浮結者外無痼疾有積聚脉不結伏有痼疾脉不浮結爲脉不應病病不應脉是爲死病也

十九難曰經言脉有逆順男女有恒而反者何謂也、然男子生于寅寅爲木陽也女子生于申申爲金陰也故男脉在關上女脉在關下是以男子尺脉恒弱、女子尺脉恒盛是其常也反者男得女脉女得男脉

也。其爲病何如。然。男得女脉爲不足。病在內。左得之病在左。右得之病在右。隨脉言之也。女得男脉爲太過。病在四肢。左得之病在左。右得之病在右。隨脉言之。此之謂也。

二十難曰。經言脉有伏匿。伏匿于何藏而言伏匿耶。然。謂陰陽更相乘。更相伏也。脉居陰部而反陽脉見者。爲陽乘陰也。脉雖時沉濇而短。此謂陽中伏陰也。脉居陽部而反陰脉見者。爲陰乘陽也。脉雖時浮滑而長。此謂陰中伏陽也。重陽者狂。重陰者癲。脫陽者見鬼。脫陰者目盲。

二十一難曰經言人形病脉不病曰生脉病形不病曰死何謂也然人形病脉不病非有不病者也謂息數不應脉數也此大法

二十二難曰經言脉有是動有所生病一脉變爲二病者何也然經言是動者氣也所生病者血也邪在氣氣爲是動邪在血血爲所生病氣主呴之血主濡之氣留而不行者爲氣先病也血壅而不濡者爲血後病也故先爲是動後所生也

二十三難曰手足三陰三陽脉之度數可曉以不然手三陽之脉從手至頭長五尺五六合三丈手三陰之脉

從手至胸中、長三尺五寸、（三六一丈八尺、五六三尺、合二丈一尺）足三陽之脈、從足至頭、長八尺、（六八四丈八尺）足三陰之脈、從足至胸中、長六尺五寸、（六六三丈六尺、五六三尺、合三丈九尺）人兩足蹻脈、從足至目、長七尺五寸、（二七一丈四尺、二五一尺、合一丈五尺）督脈任脈各長四尺五寸、（二四八尺、二五一尺、合九尺）凡脈長十六丈二尺、此所謂十二經脈長短之數也、經脈十二、絡脈十五、何始何窮也。然經脈者、行血氣通陰陽以榮于身者也、其始從中焦注手太陰陽明、陽明注足陽明太陰、太陰注手少陰太陽、太陽注足太陽少陰、少陰注手心主少陽、少陽注足少陽厥陰、厥陰復還注手太陰、別絡十五、皆因其原、如環無端、轉相灌溉、朝于寸口人迎、以處百病、而決死生也、經云明知終始、陰陽定矣、何謂也、然終始者、脉之紀也、寸口人迎陰陽之氣通于朝使、如環無端、故曰始也、終者三陰三陽之脉絶、絶則死、死各有形、故曰終也、[illegible]

二十四難曰、手足三陰三陽氣已絶、何以為候、可知其吉凶不、然足少陰氣絶、即骨枯、少陰者冬脉也、伏行而温于骨髓、故骨髓不温、即肉不着骨、骨肉不相親、即肉濡而卻、肉濡而卻、故齒長而垢、髮無潤澤、無潤澤者骨先死、戊日篤、己日死、足太陰氣絶則脉不榮其口唇、口唇者肌肉之本也、脉不榮則肌肉不滑澤、肌肉不滑澤則肉滿、肉滿則唇反、唇反則肉先死、甲日篤、乙日死、足厥陰氣絶、卽筋縮引卵與舌、厥陰者肝脉也、肝者筋之合也、筋者聚于陰器而絡於舌本、故脉不營則筋縮急、筋縮急卽引卵與舌、故舌卷卵縮、此筋先死、庚日篤、辛日死、手太陰氣絶、卽皮毛焦、太陰者肺也、行氣溫于皮毛者也、氣弗榮則皮毛焦、皮毛焦則津液去、津液去卽皮節傷、皮節傷則皮枯毛折、毛折者則氣先死、丙日篤、丁日死、手少陰氣絶、則脉不通、脉不通則血不流、血不流則色澤去、故面色黑如黧此血先死壬日篤癸日死三陰氣俱絶者則目眩轉目瞑目瞑者爲失志失志者則志先死死卽目瞑也六陽氣俱絶者則陰與陽相離陰陽相離則腠理泄絶汗乃出大如貫珠轉出不流卽氣先死旦占夕死夕占旦死

二十五難曰有十二經五藏六府十一耳其一經者何等經也然一經者手少陰與心主別脉也心主與三焦爲表裏俱有名而無形故言經有十二也

二十六難曰經有十二絡有十五餘三絡者是何等絡也然有陽絡有陰絡有脾之大絡陽絡者陽蹻之

絡也陰絡者陰蹻之絡也故絡有十五焉

二十七難曰脉有奇經八脉者不拘于十二經何也然有陽維有陰維有陽蹻有陰蹻有衝有督有任有帶之脉凡此八脉者皆不拘于經故曰奇經八脉也經有十二絡有十五凡二十七氣相隨上下何獨不拘于經也然聖人圖設溝渠通利水道以備不然天雨降下溝渠溢滿當此之時雱霈妄作聖人不能復圖也此絡脉滿溢諸經不能復拘也

二十八難曰其奇經八脉者既不拘于十二經皆何起何繼也然督脉者起于下極之俞並于脊裏上至

風府、入屬于腦、任脉者、起于中極之下、以上毛際、循腹裏、上關元至喉咽、衝脉者、起於氣衝、並足陽明之經、夾臍上行、至胸中而散也、帶脉者、起于季脇、廻身一周、陽蹻脉者、起于跟中、循外踝上行、入風池、陰蹻脉者、亦起于跟中、循内踝上行至咽喉、交貫衝脉、陽維陰維者、維絡于身、溢畜不能環流灌漑諸經者也、故陽維起于諸陽會也、陰維起于諸陰交也、比于聖人圖設溝渠、溝渠滿溢、流於深湖、故聖人不能拘通也、而人脉隆、入于八脉而不環周、故十二經亦不能拘之、其受邪氣、畜則腫熱、砭射之也。

二十九難曰奇經之爲病何如然陽維維于陽陰維維于陰陰陽不能自相維則悵然失志溶溶不能自收持陽維爲病苦寒熱陰維爲病苦心痛陰蹻爲病陽緩而陰急陽蹻爲病陰緩而陽急衝之爲病逆氣而裏急督之爲病脊強而厥任之爲病其内苦結男子爲七疝女子爲瘕聚帶之爲病腹滿腰溶溶若坐水中此奇經八脉之爲病也

三十難曰榮氣之行常與衛氣相隨不然經言人受氣于穀穀入于胃乃傳于五藏六府五藏六府皆受于氣其清者爲榮濁者爲衛榮行脉中衛行脉外榮

周不息、五十而復大會、陰陽相貫、如環之無端、故知榮衛相隨也、

三十一難曰、三焦者何稟何生、何始何終、其治常在何許、可曉以不然、三焦者水穀之道路、氣之所終始也、上焦者在心下、下膈在胃上口、主內而不出、其治在膻中、玉堂下一寸六分、直兩乳間陷者是、中焦者在胃中脘、不上不下、主腐熟水穀、其治在臍傍、下焦者當膀胱上口、主分別清濁、主出而不內以傳道也、故名曰三焦、其治在臍下一寸、其府在氣街、

三十二難曰、五藏俱等、而心肺獨在膈上者、何也、然、心者血、肺者氣、血為榮、氣為衛、相隨上下、謂之榮衛、

通行經絡營周于外故令心肺在膈上也

三十三難曰肝青象木肺白象金肝得水而沉木得水而浮肺得水而浮金得水而沉其意何也然肝者非爲純木也乙角也庚之柔大言陰與陽小言夫與婦釋其微陽而吸其微陰之氣其意樂金又行陰道多故令肝得水而沉也肺者非爲純金也辛商也丙之柔大言陰與陽小言夫與婦釋其微陰婚而就火其意樂火又行陽道多故令肺得水而浮也肺熟而復沉肝熟而復浮者何也故知辛當歸庚乙當歸甲也

三十四難曰五藏各有聲色臭味皆可曉知以不然十變言肝色青其臭臊其味酸其聲呼其液泣心色赤其臭焦其味苦其聲言其液汗脾色黄其臭香其味甘其聲歌其液涎肺色白其臭腥其味辛其聲哭其液涕腎色黑其臭腐其味鹹其聲呻其液唾是五藏聲色臭味也五藏有七神各何所藏耶然藏者人之神氣所舍藏也故肝藏魂肺藏魄心藏神脾藏意與智腎藏精與志也

三十五難曰五藏各有所府皆相近而心肺獨去大腸小腸遠者何也然經言心榮肺衛通行陽氣故居

在上大腸小腸傳陰氣而下故居在下所以相去而遠也又諸府者皆陽也清淨之處今大腸小腸胃與膀胱皆受不淨其意何也然諸府者謂是非也經言小腸者受盛之府也大腸者傳寫行道之府也胆者清淨之府也胃者水穀之府也膀胱者津液之府也一府猶無兩名故知非也小腸者心之府大腸者肺之府胆者肝之府胃者脾之府膀胱者腎之府小腸謂赤腸大腸謂白腸胆者謂青腸胃者謂黃腸膀胱者謂黒腸下焦之所治也

三十六難曰藏各有一耳腎獨有兩者何也然腎兩

者非皆腎也其左者爲腎右者爲命門命門者諸神精之所舍原氣之所係也男子以藏精女子以繫胞故知腎有一也

三十七難曰五藏之氣于何發起通于何許可曉以不然五藏者當上關于九竅也故肺氣通于鼻鼻和則知香臭矣肝氣通于目目和則知黑白矣脾氣通于口口和則知穀味矣心氣通于舌舌和則知五味矣腎氣通于耳耳和則知五音矣五藏不和則九竅不通六府不和則留結爲癰邪在六府則陽脉不和陽脉不和則氣留之氣留之則陽脉盛矣邪在五藏

則陰脉不和陰脉不和則血留之血留之則陰脉盛矣陰氣太盛則陽氣不得相營也故曰格陽氣太盛則陰氣不得相營也故曰關陰陽俱盛不得相營也故曰關格關格者不得盡其命而死矣經言氣獨行于五藏不營於六府者何也然夫氣之所行也如水之流不得息也故陰脉營于五藏陽脉營于六府如環無端莫知其紀終而復始其不覆溢人氣內溫于藏府外濡于腠理

三十八難曰藏唯有五府獨有六者何也然所以府有六者謂三焦也有原氣之別焉主持諸氣有名而

無形。其經屬手少陽。此外府也。故言府有六焉。

三十九難曰，經言府有五藏有六者，何也。然，六府者止有五府也。五藏亦有六藏者，謂腎有兩藏也。其左爲腎，右爲命門。命門者，精神之所舍也。男子以藏精，女子以繫胞。其氣與腎通。故言藏有六也。府有五者何也。然，五藏各一府，三焦亦是一府，然不屬于五藏，故言府有五焉。

四十難曰，經言肝主色，心主臭，脾主味，肺主聲，腎主液。臭者肺之候，而反知香臭；耳者腎之候，而反聞聲。其意何也。然，肺者西方金也，金生于巳，巳者南方火，

火者心、心主臭、故令臭知香臭、腎者北方水也、水生
丁申、申者西方金、金者肺、肺主聲、故令耳聞聲、
四十一難曰、肝獨有兩葉、以何應也、然、肝者東方木
也、木者春也、萬物始生、其尚幼小、意無所親、去太陰
尚近、離太陽不遠、猶有兩心、故有兩葉、亦應木葉也、
四十二難曰、人腸胃長短、受水穀多少、各幾何、然、胃
大一尺五寸、徑五寸、長二尺六寸、橫屈、受水穀三斗
五升、其中常留穀二斗、水一斗五升、小腸大二寸半、
徑八分分之少半、長三丈二尺、受穀二斗四升、水六
升三合合之大半、回腸大四寸、徑一寸半、長二丈一

尺、受穀一斗、水七升半、廣腸大八寸、徑二寸半、長二
尺八寸、受穀九升三合八分合之一、故腸胃凡長五
丈八尺四寸、合受水穀八斗七升六合八分合之一、
此腸胃長短受水穀之數也、肝重二斤四兩、左三葉、
右四葉、凡七葉、主藏魂、心重十二兩、中有七孔三毛、
盛精汁三合、主藏神、脾重二斤三兩、扁廣三寸、長五
寸、有散膏半斤、主裹血、温五藏、主藏意、肺重三斤三
兩、六葉兩耳、凡八葉、主藏魄、腎有兩枚、重一斤一兩、
主藏志、胆在肝之短葉間、重三兩三銖、盛精汁三合、
胃重二斤一兩、紆曲屈伸、長二尺六寸、大一尺五寸、

徑五寸、盛穀二斗、水一斗五升、小腸重二斤十四兩、長三丈二尺、廣二寸半、徑八分分之少半、左回疊積十六曲、盛穀二斗四升、水六升三合合之太半、大腸重二斤十二兩、長二丈一尺、廣四寸、徑一寸、當齊右廻疊積十六曲、盛穀一斗、水七升半、膀胱重九兩二銖、縱廣九寸、盛溺九升九合、口廣二寸半、脣至齒長九分、齒以後至會厭、深三寸半、大容五合、舌重十兩、長七寸、廣二寸半、咽門重十二兩、廣二寸半、至胃長一尺六寸、喉嚨重十二兩、廣二寸、長一尺二寸、九節、肛門重十二兩、大八寸、徑二寸太半、長二尺八寸、受

穀九升三合八分合之一、

四十三難曰、人不食飲七日而死者、何也、然人胃中當有留穀二斗、水一斗五升、故平人日再至圊、一行二升半、日中五升、七日五七三斗五升、而水穀盡矣、故平人不食飲七日而死者、水穀津液俱盡、即死矣

四十四難曰、七衝門何在、然脣爲飛門、齒爲戶門、會厭爲吸門、胃爲賁門、太倉下口爲幽門、大腸小腸會爲闌門、下極爲魄門、故曰七衝也、

四十五難曰、經言八會者、何也、然府會太倉、藏會季脇、筋會陽陵泉、髓會絕骨、血會膈俞、骨會大杼、脈會

太淵氣會三焦、

四十六難曰老人臥而不寐、少壯寐而不寤者何也、然經言少壯者血氣盛肌肉滑氣道通榮衛之行不失于常故晝日精夜不寐也老人血氣衰肌肉不滑榮衛之道濇故晝日不能精夜不得寐也故知老人不得寐也、

四十七難曰人面獨能耐寒者何也、然人頭者諸陽之會也諸陰脉皆至頸胸中而還獨諸陽脉皆上至頭耳故令面獨耐寒也、

四十八難曰人有三虛三實何謂也、然有脉之虛實、

有病之虚實有診之虚實也脉之虚實者濡者爲虚緊牢者爲實病之虚實者出者爲虚入者爲實言者爲虚不言者爲實緩者爲虚急者爲實診之虚實者濡者爲虚牢者爲實癢者爲虚痛者爲實外痛内快爲外實内虚内痛外快爲内實外虚故曰虚實也四十九難曰有正經自病有五邪所傷何以别之然憂愁思慮則傷心形寒飲冷則傷肺恚怒氣逆上而不下則傷肝飲食勞倦則傷脾久坐濕地强力入水則傷腎是正經之自病也何謂五邪然有中風有傷暑有飲食勞倦有傷寒有中濕此之謂五邪假令心

病何以知中風得之然其色當赤何以言之肝主色自入爲青入心爲赤入脾爲黄入肺爲白入腎爲黑肝爲心邪故知當赤色其病身熱脇下滿痛其脉浮大而弦何以知傷暑得之然當惡臭何以言之心主臭自入爲焦臭入脾爲香臭入肝爲臊臭入腎爲腐臭入肺爲腥臭故知心病傷暑得之當惡臭其病身熱而煩心痛其脉浮大而散何以知飲食勞倦得之然當喜苦味也虚爲不欲食實爲欲食何以言之脾主味入肝爲酸入心爲苦入肺爲辛入腎爲鹹自入爲甘故知脾邪入心當喜苦味也其病身熱而體重

嗜臥四肢不收其脉浮大而緩何以知傷寒得之然當譫言妄語何以言之肺主聲入肝爲呼入心爲言入脾爲歌入腎爲呻自入爲哭故知肺爲心邪當譫言妄語也其病身熱灑灑惡寒甚則喘咳其脉浮大而濇何以知中濕得之然當喜汗出不可止何以言之腎主液入肝爲泣入心爲汗入脾爲涎入肺爲涕自入爲唾故知腎邪入心爲汗出不可止也其病身熱而小腹痛足脛寒而逆其脉沉濡而大此五邪之法也

五十難曰病有虛邪有實邪有賊邪有微邪有正邪

何以別之。然。從後來者爲虛邪。從前來者爲實邪。從所不勝來者爲賊邪。從所勝來者爲微邪。自病者爲正邪。何以言之。假令心病。中風得之爲虛邪。傷暑得之爲正邪。飲食勞倦得之爲實邪。傷寒得之爲微邪。中濕得之爲賊邪。

五十一難曰。病有欲得溫者。有欲得寒者。有欲得見人者。有不欲得見人者。而各不同。病在何藏府也。然。病欲得寒而欲見人者。病在府也。病欲得溫而不欲見人者。病在藏也。何以言之。府者陽也。陽病欲得寒。又欲見人。藏者陰也。陰病欲得溫。又欲閉戶獨處惡

聞人聲故以別知藏府之病也

五十二難曰府藏發病根本等不然不等也何然藏病者止而不移其病不離其處府病者彷彿賁嚮上下流行居處無常故以此知藏府根本不同也

五十三難曰經言七傳者死間藏者生何謂也然七傳者傳其所勝也間藏者傳其子也何以言之假令心病傳肺肺傳肝肝傳脾脾傳腎腎傳心一藏不再傷故言七傳者死也假令心病傳脾脾傳肺肺傳腎腎傳肝肝傳心是子母相傳竟而復始如環無端故曰生也

五十四難曰藏病難治府病易治何謂也然藏病所以難治者傳其所勝也府病易治者傳其子也與七傳間藏同法也

五十五難曰病有積有聚何以別之然積者陰氣也聚者陽氣也故陰沉而伏陽浮而動氣之所積名曰積氣之所聚名曰聚故積者五藏所生聚者六府所成也積者陰氣也其始發有常處其痛不離其部上下有所終始左右有所窮處聚者陽氣也其始發無根本上下無所留止其痛無常處謂之聚故以是別知積聚也

五十六難曰五藏之積各有名乎以何月何日得之
然肝之積名曰肥氣在左脇下如覆杯有頭足久不
愈令人發咳逆瘖瘧連歲不已以季夏戊巳日得之
何以言之肺病傳于肝肝當傳脾脾以季夏適王王
者不受邪肝復欲還肺肺不肯受故留結爲積故知
肥氣以季夏戊巳日得之心之積名曰伏梁起臍上
大如臂上至心下久不愈令人病煩心以秋庚辛日
得之何以言之腎病傳心心當傳肺肺以秋適王王
者不受邪心欲復還腎腎不肯受故留結爲積故知
伏梁以秋庚辛日得之脾之積名曰痞氣在胃脘覆

大如盤久不愈令人四肢不收發黃疸飲食不爲肌膚以冬壬癸日得之何以言之肝病傳脾脾當傳腎腎以冬適王王者不受邪脾復欲還肝肝不肯受故留結爲積故知痞氣以冬壬癸日得之肺之積名曰息賁在右脇下覆大如杯久不已令人灑淅寒熱喘欬發肺癰以春甲乙日得之何以言之心病傳肺肺當傳肝肝以春適王王者不受邪肺復欲還心心不肯受故留結爲積故知息賁以春甲乙日得之腎之積名曰賁豚發于少腹上至心下若豚狀或上或下無時久不已令人喘逆骨痿少氣以夏丙丁日得之

何以言之肺病傳腎腎當傳心心以夏適王王者不受邪腎復欲還肺肺不肯受故留結爲積故知賁豚以夏丙丁日得之此五積之要法也

五十七難曰泄凡有幾皆有名不然泄凡有五其名不同有胃泄有脾泄有大腸泄有小腸泄有大瘕泄名曰後重胃泄者飲食不化色黄脾泄者腹脹滿泄注食即嘔吐逆大腸泄者食已窘迫大便白色腸鳴切痛小腸泄者溲而便膿血少腹痛大瘕泄者裏急後重數至圊而不能便莖中痛此五泄之要法也

五十八難曰傷寒有幾其脉有變否然傷寒有五有

中風有傷寒有濕溫有熱病有溫病其所苦各不同中風之脉陽浮而滑陰濡而弱濕溫之脉陽浮而弱陰小而急傷寒之脉陰陽俱盛而緊濇熱病之脉陰陽俱浮浮之而滑沉之散濇溫病之脉散在諸經不知何經之動也各隨其經所在而取之傷寒有汗出而愈下之而死者有汗出而死下之而愈者何也然陽虛陰盛汗出而愈下之即死陽盛陰虛汗出而死下之而愈寒熱之病候之如何也然皮寒熱者皮不可近席毛髮焦鼻槀不得汗肌寒熱者皮膚痛脣舌槀無汗骨寒熱者病無所安汗注不休齒本槀痛

五十九難曰狂癲之病何以别之然狂疾之始發少臥而不飢自高賢也自辨智也自倨貴也妄笑好歌樂妄行不休是也癲疾始發意不樂僵仆直視其脉三部陰陽俱盛是也

六十難曰頭心之病有厥痛有眞痛何謂也然手三陽之脉受風寒伏留而不去者則名厥頭痛入連在腦者名眞頭痛其五藏氣相干名厥心痛其痛甚但在心手足青者即名眞心痛其眞心痛者旦發夕死夕發旦死

六十一難曰經言望而知之謂之神聞而知之謂之

聖、問而知之謂之工、切脉而知之謂之巧、何謂也、然望而知之者望見五色以知其病聞而知之者聞其五音以別其病問而知之者問其所欲五味以知其病所在所起也切脉而知之者診其寸口視其虛實以知其病病在何藏府也經言以外知之曰聖以內知之曰神此之謂也

六十二難曰、藏井滎有五府獨有六者、何謂也、然府者陽也、三焦行于諸陽故置一俞名曰原府有六者亦與三焦共一氣也

六十三難曰、十變言五藏六府滎合、皆以井爲始者

何也然井者東方春也萬物之始生諸蚑行喘息蜎飛蠕動當生之物莫不以春生故歲數始于春日數始于甲故以井爲始也

六十四難曰十變又言陰井木陽井金陰滎火陽滎水陰俞土陽俞木陰經金陽經火陰合水陽合土陰陽皆不同其意何也然是剛柔之事也陰井乙木陽井庚金陽井庚庚者乙之剛也陰井乙乙者庚之柔也乙爲木故言陰井木也庚爲金故言陽井金也餘皆倣此

六十五難曰經言所出爲井所入爲合其法奈何然

所出爲井、井者東方春也、萬物之始生、故言所出爲井也、所入爲合、合者北方冬也、陽氣入藏、故言所入爲合也、

六十六難曰、經言肺之原出于太淵、心之原出于大陵、肝之原出于太衝、脾之原出于太白、腎之原出于太谿、少陰之原出于兊骨、胆之原出于丘墟、胃之原出于衝陽、三焦之原出于陽池、膀胱之原出于京骨、大腸之原出于合谷、小腸之原出于腕骨、十二經皆以俞爲原者何也、然五藏俞者、三焦之所行氣之所留止也、三焦所行之俞爲原者何也、然臍下腎間動

氣者人之生命也十二經之根本也故名曰原三焦者原氣之別使也主通行三氣經歷于五藏六府原者三焦之尊號也故所止輙爲原五藏六府之有病者皆取其原也

六十七難曰五藏募在陰而俞在陽者何謂也然陰病行陽陽病行陰故令募在陰俞在陽

六十八難曰五藏六府皆有井滎俞經合皆何所主然經言所出爲井所流爲滎所注爲俞所行爲經所入爲合井主心下滿滎主身熱俞主體重節痛經主喘咳寒熱合主逆氣而泄此五藏六府井滎俞經合

所主病也、

六十九難曰經言虚者補之、實者寫之、不虚不實、以經取之何謂也、然虚者補其毋寔者寫其子當先補之然後寫之不虚不實以經取之者是正經自生病不中他邪也當自取其經故言以經取之

七十難曰春夏刺淺秋冬刺深者何謂也、然春夏者陽氣在上人氣亦在上故當淺取之秋冬者陽氣在下人氣亦在下故當深取之春夏各致一陰秋冬各致一陽者何謂也、然春夏溫必致一陰者初下針沉之至腎肝之部得氣引持之陰也秋冬寒必致一陽

者初内針淺而浮之至心肺之部得氣推内之陽也是謂春夏必致一陰秋冬必致一陽

七十一難曰經言刺榮無傷衛刺衛無傷榮何謂也然針陽者臥針而刺之刺陰者先以左手攝按所針榮俞之處氣散乃内針是謂刺榮無傷衛刺衛無傷榮也

七十二難曰經言能知迎隨之氣可令調之調氣之方必在陰陽何謂也然所謂迎隨者知榮衛之流行經脉之往來也隨其逆順而取之故曰迎隨調氣之方必在陰陽者知其内外表裏隨其陰陽而調之故

曰調氣之方必在陰陽

七十三難曰諸井者肌肉淺薄氣少不足使也刺之柰何然諸井者木也滎者火也火者木之子當刺井者以滎瀉之故經言補者不可以爲瀉瀉者不可以爲補此之謂也

七十四難曰經言春刺井夏刺滎季夏刺俞秋刺經冬刺合者何謂也然春刺井者邪在肝夏刺滎者邪在心季夏刺俞者邪在脾秋刺經者邪在肺冬刺合者邪在腎其肝心脾肺腎而係于春夏秋冬者何也然五藏一病輙有五也假令肝病色青者肝也臊臭

者肝也、喜酸者肝也、喜呼者肝也、喜泣者肝也、其病衆多不可盡言也、四時有數而並繫于春夏秋冬、者也、針之要妙在于秋毫者也、

七十五難曰、經言東方實西方虛、瀉南方補北方、何謂也、然金木水火土當更相平、東方木也、西方金也、木欲實金當平之、火欲實水當平之、土欲實木當平之、金欲實火當平之、水欲實土當平之、東方肝也、則知肝實、西方肺也、則知肺虛、瀉南方火、補北方水、南方火火者木之子也、北方水水者木之毋也、水勝火、子能令毋實、毋能令子虛、故瀉火補水、欲令金不得

乎木也經曰不能治其虛何問其餘此之謂也

七十六難曰何謂補瀉當補之時何所取氣當瀉之時何所置氣然當補之時從衛取氣當瀉之時從榮置氣其陽氣不足陰氣有餘當先補其陽而後瀉其陰陰氣不足陽氣有餘當先補其陰而後瀉其陽榮衛通行此其要也

七十七難曰經言上工治未病中工治已病者何謂也然所謂治未病者見肝之病則知肝當傳之與脾故先實其脾氣無令得受肝之邪故曰治未病焉中工者見肝之病不曉相傳但一心治肝故曰治已病

也、

七十八難曰、鍼有補瀉何謂也、然補瀉之法、非必呼吸出內針也、知爲針者信其左不知其針者信其右、當刺之時、先以左手厭按所針滎俞之處、彈而努之、爪而下之、其氣之來、如動脉之狀、順針而刺之、得氣、因推而內之、是謂補、動而伸之、是謂瀉、不得氣、乃以男外女內、不得氣、是謂十死不治也、

七十九難曰、經言迎而奪之、安得無虛、隨而濟之、安得無實、虛之與實、若得若失、實之與虛、若有若無、何謂也、然迎而奪之者、瀉其子也、隨而濟之者、補其母。

也假令心病瀉手心主俞是謂迎而奪之者也補手心主井是謂隨而濟之者也所謂實之與虛者牢濡之意也氣來實牢者爲得濡虛者爲失故曰若得若失也

八十難曰經言有見如入有見如出者何謂也然所謂有見如入者謂左手見氣來至乃内針針入見氣盡乃出針是謂有見如入有見如出也

八十一難曰經言無實實虛虛損不足而益有餘是寸口脉耶將病自有虛實耶其損益奈何然是病非謂寸口脈也謂病自有虛實也假令肝實而肺虛肝

者木也肺者金也金木當更相平當知金平木假令肺實而肝虛微少氣用針不補其肝而反重實其肺故曰實實虛虛損不足而益有餘此者中工之所害也

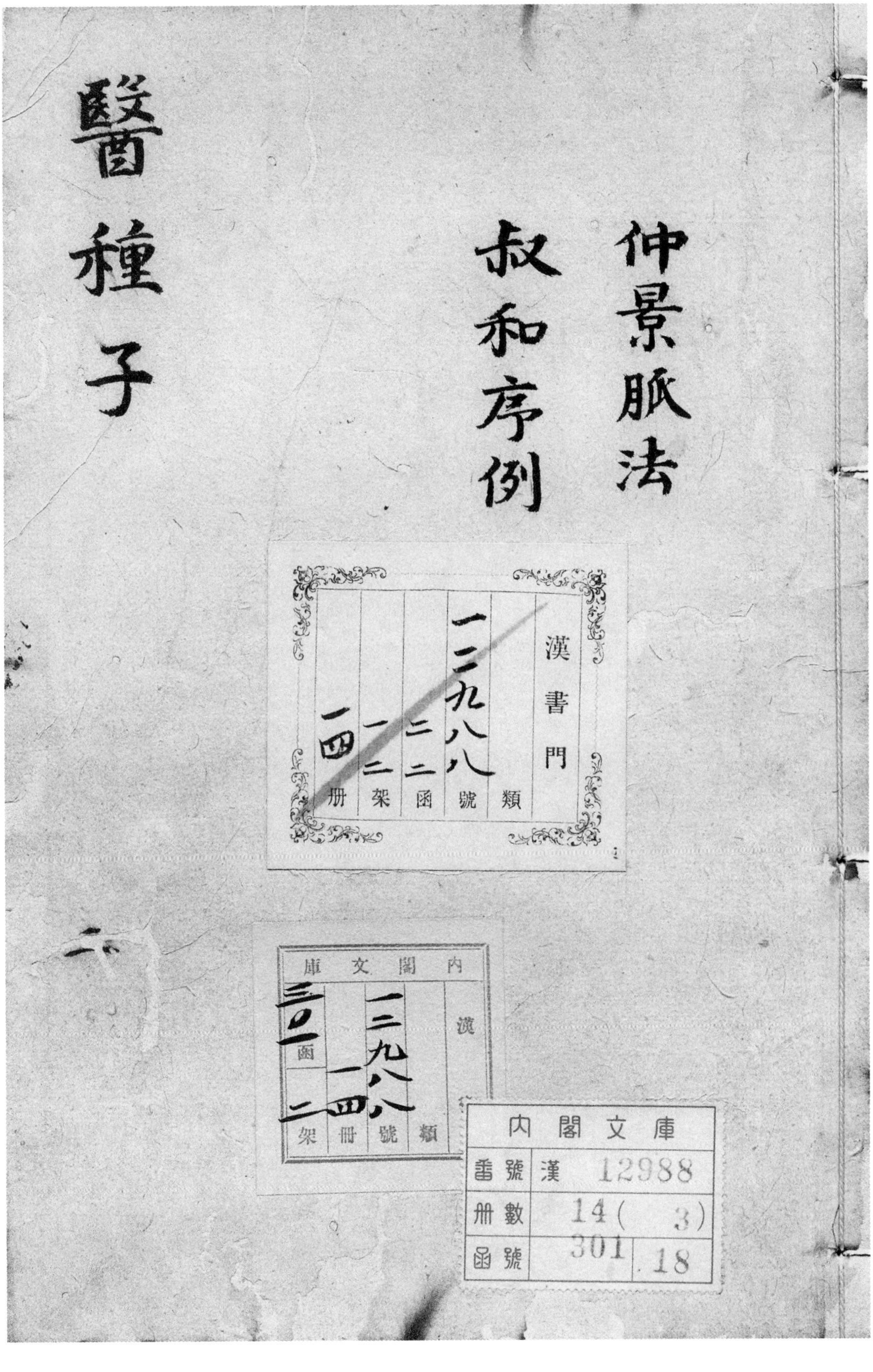
醫種子

仲景脈法

叔和序例

刻仲景傷寒論緣起

仲景作卒病論爲醫方之祖王叔和復撰次之成無巳又疏註之易名傷寒論其原本不可得見矣素問以傷寒爲熱病其六經之證與本論不同叔和雖引經序例于端却未有以通兩者之義千載而下真令人疑訾從長明聞演因明論偶觸內經標本之旨蓋仲景深入陰陽大論而標本是陰陽之樞要也乃用因明入正理論法立量曰傷寒是有法則爲病熱是宗因曰寒勝熱故同品如風濕等異品如內傷等同喻如水尅火異喻如恐勝喜如此審定傷寒一端則

可與中風中濕之同品者互相辨論互相評論此仲景立法之大義也不識何以與數百世之下千百國之外之商羯羅主菩薩論法脗合如此若立傷寒有法則以寒水爲本氣寒氣之中分出六經斯之謂標若寒水本氣自病則有勝復別爲病傳矣本氣既分其標斯有定位既有定位標中亦自有其氣與本氣互爲病形如本論之大青龍湯一症内經所謂病反其本得標之病治反其本得標之方其義以中風爲本太陽爲標標之寒氣反顯而本之風氣似隱所謂得標病也故治從標用桂枝湯以治本之風重麻黄

石膏以從標之寒所謂得標方也可例而思之且人一身上半法天以應乎天氣下半法地以應乎地形設如太陽一經從頭走足上下自有分位如太陽之上病則應天之寒氣太陽之下病則應太陽經脉伸景專主標本歷陳氣變是以證指氣化而畧言經病內經篇有宗因唯指定向是以證云經脉而賠合標本斯義也合經與論之旨千載未經道破不敢自決請正大方敬刻論本爲前茅

萬曆己未穀雨錢塘後學不遠盧復自記

[illegible]

傷寒卒病論序

漢長沙守南陽仲景張機著

余每覽越人入虢之診望齊侯之色未嘗不慨然歎其才秀也怪當今居世之士曾不留神醫藥精究方術上以療君親之疾下以救貧賤之厄中以保身長全以養其生但競逐榮勢企踵權豪孜孜汲汲惟名利是務崇飾其末忽棄其本華其外而悴其內皮之不存毛將安附焉卒然遭邪風之氣嬰非常之疾患及禍至而方震慄降志屈節欽望巫祝告窮歸天束手受敗賫百年之壽命持至貴之重器委付凡醫恣

其所措咄嗟嗚呼厥身以斃神明消滅變爲異物幽潛重泉徒爲啼泣痛夫舉世昏迷莫能覺悟不惜其命若是輕生彼何榮勢之云哉而進不能愛人知人退不能愛身知已遇災值禍身居厄地蒙蒙昧昧惷若遊魂哀乎趨世之士馳競浮華不固根本忘軀徇物危若冰谷至于是也余宗族素多向餘二百建安紀年以來猶未十稔其死亡者三分有二傷寒十居其七感往昔之淪喪傷橫夭之莫救乃勤求古訓博采衆方撰用素問九卷八十一難陰陽大論胎臚藥錄并平脉辨證爲傷寒雜病論合十六卷雖未能盡

愈諸病庶可以見病知源若能尋余所集思過半矣夫天布五行以運萬類人禀五常以有五藏經絡府俞陰陽會通玄冥幽微變化難極自非才高識妙豈能探其理致哉上古有神農黃帝岐伯伯高雷公少俞少師仲文中世有長桑扁鵲漢有公乘陽慶及倉公下此以往未之聞也觀今之醫不念思求經旨以演其所知各承家技終始順舊省疾問病務在口給相對斯須便處湯藥按寸不及尺握手不及足人迎趺陽三部不參動數發息不滿五十短期未知決診九候曾無髣髴明堂闕庭盡不見察所謂窺管而已

夫欲視死別生實爲難矣孔子云生而知之者上學
則亞之多聞博識知之次也余宿尚方術請事斯語

仲景脉法

漢　張仲景述　　明後學錢塘盧復正

晉　王叔和撰次　　男之頤校

辨脉法第一　　平脉法第二

辨脉法第一

問曰脉有陰陽何謂也答曰凡脉大浮數動滑此名陽也脉沉濇弱弦微此名陰也凡陰病見陽脉者生陽病見陰脉者死

問曰脉有陽結陰結者何以别之答曰其脉浮而數能食不大便者此爲實名曰陽結也期十七日當劇

其脉沉而遲不能食身體重大便反鞕名曰陰結也期十四日當劇

問曰病有洒淅惡寒而復發熱者何答曰陰脉不足陽往從之陽脉不足陰往乘之曰何謂陽不足答曰假令寸口脉微名曰陽不足陰氣上入陽中則洒淅惡寒也曰何謂陰不足答曰尺脉弱名曰陰不足陽氣下陷入陰中則發熱也陽脉浮陰脉弱者則血虚血虚則筋急也其脉沉者榮氣微也其脉浮而汗出如流珠者衛氣衰也榮氣微者加燒鍼則血留不行更發熱而躁煩也

脈藹藹如車蓋者名曰陽結也
脈累累如循長竿者名曰陰結也
脈瞥瞥如羮上肥者陽氣微也
脈縈縈如蜘蛛絲者陽氣衰也
脈綿綿如瀉漆之絕者亡其血也
脈來緩時一止復來者名曰結脈來數時一止復來者名曰促脈陽盛則促陰盛則結此皆病脈
陰陽相搏名曰動陽動則汗出陰動則發熱形冷惡寒者此三焦傷也若數脈見於關上上下無頭尾如豆大厥厥動搖者名曰動也

陽脉浮大而濡陰脉浮大而濡陰脉與陽脉同等者
名曰緩也
脉浮而緊者名曰弦也弦者狀如弓弦按之不移也
脉緊者如轉索無常也
脉弦而大弦則爲減大則爲芤減則爲寒芤則爲虛
寒虛相搏此名爲革婦人則半產漏下男子則亡血
失精
問曰病有戰而汗出因得解者何也答曰脉浮而緊
按之反芤此爲本虛故當戰而汗出也其人本虛是
以發戰以脉浮故當汗出而解也若脉浮而數按之

不亂此人本不虛若欲自解但汗出耳不發戰也
問曰病有不戰而汗出解者何也答曰脉大而浮數
故知不戰汗出而解也
問曰病有不戰不汗出而解者何也答曰其脉自微
此以曾經發汗若吐若下若亡血以內無津液此陰
陽自和必自愈故不戰不汗出而解也
問曰傷寒三日脉浮數而微病人身凉和者何也答
曰此爲欲解也解以夜半脉浮而解者濈然汗出也
脉數而解者必能食也脉微而解者必大汗出也
問曰脉病欲知愈未愈者何以别之答曰寸口關上

尺中三處大小浮沉遲數同等雖有寒熱不解者此脉陰陽爲和平雖劇當愈

師曰立夏得洪大脉是其本位其人病身體苦疼重者須發其汗若明日身不疼不重者不須發汗若汗濈濈自出者明日便解矣何以言之立夏得洪大脉是其時脉故使然也四時倣此

問曰凡病欲知何時得何時愈答曰假令夜半得病者明日日中愈日中得病者夜半愈何以言之日中得病夜半愈者以陽得陰則解也夜半得病明日日中愈者以陰得陽則解也

寸口脉浮爲在表沉爲在裏數爲在府遲爲在藏假令脉遲此爲在藏也

趺陽脉浮而濇少陰脉如經者其病在脾法當下利何以知之若脉浮大者氣實血虛也今趺陽脉浮而濇故知脾氣不足胃氣虛也以少陰脉弦而浮纔見此爲調脉故稱如經也若反滑而數者故知當屎膿也

寸口脉浮而緊浮則爲風緊則爲寒風則傷衛寒則傷榮榮衛俱病骨節煩疼當發其汗也

趺陽脉遲而緩胃氣如經也趺陽脉浮而數浮則傷

胃數則動脾此非本病醫特下之所爲也榮衛内陷其數先微脉反但浮其人必大便鞕氣噫而除何以言之本以數脉動脾其數先微故知脾氣不治大便鞕氣噫而除今脉反浮其數改微邪氣獨留心中則飢邪熱不殺穀潮熱發渴數脉當遲緩脉因前後度數如法病者則飢數脉不時則生惡瘡也

師曰病人脉微而濇者此爲醫所病也大發其汗又數大下之其人亡血病當惡寒後乃發熱無休止時夏月盛熱欲着複衣冬月盛寒欲裸其身所以然者陽微則惡寒陰弱則發熱此醫發其汗使陽氣微又

大下之令陰氣弱五月之時陽氣在表胃中虛冷以陽氣內微不能勝冷故欲着複衣十一月之時陽氣在裏胃中煩熱以陰氣內弱不能勝熱故欲裸其身又陰脉遲濇故知亡血也

脉浮而大心下反鞕有熱屬藏者攻之不令發汗屬府者不令溲數溲數則大便鞕汗多則熱愈汗少則便難脉遲尚未可攻

脉浮而洪身汗如油喘而不休水漿不下形體不仁乍靜乍亂此爲命絕也又未知何藏先受其災若汗出髮潤喘而不休者此爲肺先絕也陽反獨留形體

如烟熏直視摇頭者此爲心絶也脣吻反青四肢漐
習者此爲肝絶也環口黧黑柔汗發黄者此爲脾絶
也溲便遺失狂言目反直視者此爲腎絶也又未知
何藏陰陽先絶若陽氣前絶陰氣後竭者其人死身
色必青陰氣前絶陽氣後竭者其人死身色必赤腋
下温心下熱也

寸口脉浮大而醫反下之此爲大逆浮則無血大則
爲寒寒氣相摶則爲腸鳴醫乃不知而反飲冷水令
汗大出水得寒氣冷必相摶其人即䭇

趺陽脉浮浮則爲虚浮虚相摶故令氣䭇言胃氣虚

竭也脈滑則爲噦此爲醫咎責虛取實守空迫血脈
浮鼻中燥者必衄也
諸脈浮數當發熱而洒淅惡寒若有痛處飲食如常
者畜積有膿也
脈浮而遲面熱赤而戰惕者六七日當汗出而解反
發熱者差遲遲爲無陽不能作汗其身必痒也
寸口脈陰陽俱緊者法當清邪中於上焦濁邪中於
下焦清邪中上名曰潔也濁邪中下名曰渾也陰中
於邪必內慄也表氣微虛裏氣不守故使邪中於陰
也陽中於邪必發熱頭痛項強頸攣腰痛脛酸所謂

陽中霧露之氣故曰清邪中上濁邪中下陰氣爲慄
足𦙶逆冷便溺妄出表氣微虛裏氣微急三焦相溷
内外不通上焦怫鬱藏氣相熏口爛食斷也中焦不
治胃氣上衝脾氣不轉胃中爲濁榮衛不通血凝不
流若衛氣前通者小便赤黄與熱相搏因熱作使遊
於經絡出入藏府熱氣所過則爲癰膿若陰氣前通
者陽氣厥微陰無所使客氣内入嚏而出之聲嗢咽
塞寒厥相逐爲熱所壅血凝自下狀如豚肝陰陽俱
厥脾氣孤弱五液注下下焦不闔清便下重令便數
難臍築湫痛命將難全

脈陰陽俱緊者口中氣出脣口乾燥踡臥足冷鼻中涕出舌上胎滑勿妄治也到七日以來其人微發熱手足溫者此爲欲解或到八日以上反大發熱者此爲難治設使惡寒者必欲嘔也腹内痛者必欲利也

脈陰陽俱緊至於吐利其脈獨不解緊去入安此爲欲解若脈遲至六七日不欲食此爲晚發水停故也爲未解食自可者爲欲解病六七日手足三部脈皆至大煩而口噤不能言其人躁擾者必欲解也若脈和其人大煩目重瞼内際黃者此欲解也

脈浮而數浮爲風數爲虛風爲熱虛爲寒風虛相搏

則洒淅惡寒也
脉浮而滑浮爲陽滑爲實陽實相摶其脉數疾衛氣失度浮滑之脉數疾發熱汗出者此爲不治
傷寒欬逆上氣其脉散者死謂其形損故也

平脉法第二

問曰脉有三部陰陽相乘榮衛血氣在人體躬呼吸出入上下於中因息遊布津液流通隨時動作效象形容春弦秋浮冬沉夏洪察色觀脉大小不同一時之間變無經常尺寸參差或短或長上下乖錯或存或亡病輒改易進退低昂心迷意惑動失紀綱願爲

具陳令得分明師曰子之所問道之根源脉有三部尺寸及關榮衛流行不失衡銓腎沈心洪肺浮肝弦此自經常不失銖分出入升降漏刻周旋水下百刻一周循環當復寸口虛實見焉變化相乘陰陽相干風則浮虛寒則牢堅沉潛水畜支飲急弦動則爲痛數則熱煩設有不應知變所緣三部不同病各異端太過可怪不及亦然邪不空見中必有奸審察表裏三焦別焉知其所舍消息診看料度府藏獨見若神爲子條記傳與賢人

師曰呼吸者脉之頭也初持脉來疾去遲此出疾入

遲名曰內虛外實也初持脉來遲去疾此出遲入疾名曰內實外虛也

問曰上工望而知之中工問而知之下工脉而知之願聞其說師曰病家人請云病人苦發熱身體疼病人自臥師到診其脉沉而遲者知其差也何以知之若表有病者脉當浮大今脉反沉遲故知愈也假令病人云腹內卒痛病人自坐師到脉之浮而大者知其差也何以知之若裏有病者脉當沉而細今脉浮大故知愈也

師曰病家人來請云病人發熱煩極明日師到病人

向壁臥此熱已去也設令脉不和處言已愈設令向壁臥聞師到不驚起而盻視若三言三止脉之嚥唾者此詐病也設令脉自和處言汝病大重當須服吐下藥針灸數十百處

師持脉病人欠者無病也脉之呻者病也言遲者風也搖頭言者裏痛也行遲者表強也坐而伏者短氣也坐而下一脚者腰痛也裏實護腹如懷耶物者心痛也

師曰伏氣之病以意候之今月之内欲有伏氣假令舊有伏氣當須脉之若脉微弱者當喉中痛似傷非

喉痺也病人云實咽中痛雖爾今復欲下利

問曰人恐怖者其脈何狀師曰脈形如循絲累累然其面白脫色也

問曰人不飲其脈何類師曰脈自濇脣口乾燥也

問曰人愧者其脈何類師曰脈浮而面色乍白乍赤

問曰經說脈有三菽六菽重者何謂也師曰脈人以指按之如三菽之重者肺氣也如六菽之重者心氣也如九菽之重者脾氣也如十二菽之重者肝氣也按之至骨者腎氣也假令下利寸口關上尺中悉不見脈然尺中時一小見脈再舉頭者腎氣也若見損

脉來至爲難治

問曰脉有相乘有縱有橫有逆有順何謂也師曰水行乘火金行乘木名曰縱火行乘水木行乘金名曰橫水行乘金火行乘木名曰逆金行乘水木行乘火名曰順也

問曰脉有殘賊何謂也師曰脉有弦緊浮滑沈濇此六脉名曰殘賊能爲諸脉作病也

問曰脉有災恠何謂也師曰假令人病脉得太陽與形證相應因爲作湯比還送湯如食頃病人乃大吐若下利腹中痛師曰我前來不見此證今乃變異是

名災恠又問曰何緣作此吐利答曰或有舊時服藥今乃發作故爲災恠耳

問曰東方肝脉其形何似師曰肝者木也名厥陰其脉微弦濡弱而長是肝脉也肝病自得濡弱者愈也假令得純弦脉者死何以知之以其脉如弦直此是肝藏傷故知死也

南方心脉其形何似師曰心者火也名少陰其脉洪大而長是心脉也心病自得洪大者愈也假令脉來微去大故名反病在裏也脉來頭小本大故名覆病在表也上微頭小者則汗出下微本大者則爲關格

不通不得尿頭無汗者可治有汗者死

西方肺脉其形何似師曰肺者金也名太陰其脉毛浮也肺病自得此脉若得緩遲者皆愈若得數者則劇何以知之數者南方火火尅西方金法當癰腫爲難治也

問曰二月得毛浮脉何以處言至秋當死師曰二月之時脉當濡弱反得毛浮者故知至秋死二月肝用事肝屬木脉應濡弱反得毛浮脉者是肺脉也肺屬金金來尅木故知至秋死他皆倣此

師曰脉肥人責浮瘦人責沈肥人當沈今反浮瘦人

當浮今反沈故責之
師曰寸脉下不至關爲陽絕尺脉上不至關爲陰絕
此皆不治决死也若計其餘命生死之期期以月節
尅之也
師曰脉病人不病名曰行尸以無王氣卒眩仆不識
人者短命則死人病脉不病名曰内虛以無穀神雖
困無苦
問曰翕奄沈名曰滑何謂也師曰沈爲純陰翕而正
陽陰陽和合故令脉滑關尺自平陽明脉微沈食飲
自可少陰脉微滑滑者緊之浮名也此爲陰實其人

必股內汗出陰下濕也
問曰曾爲人所難緊脉從何而來師曰假令亡汗若吐以肺裏寒故令脉緊也假令欬者坐飲冷水故令脉緊也假令下利以胃中虛冷故令脉緊也
寸口衛氣盛名曰高榮氣盛名曰章高章相搏名曰綱衛氣弱名曰惵榮氣弱名曰卑惵卑相搏名曰損衛氣和名曰緩榮氣和名曰遲緩遲相搏名曰沈
寸口脉緩而遲緩則陽氣長其色鮮其顔光其聲商毛髮長遲則陰氣盛骨髓生血滿肌肉緊薄鮮鞕陰陽相抱榮衛俱行剛柔相得名曰強也

趺陽脉滑而緊滑者胃氣實緊者脾氣強持實擊強
痛還自傷以手把刄坐作瘡也
寸口脉浮而大浮爲虚大爲實在尺爲關在寸爲格
關則不得小便格則吐逆
趺陽脉伏而濇伏則吐逆水穀不化濇則食不得入
名曰關格
脉浮而大浮爲風虚大爲氣強風氣相搏必成隱㾮
身體爲痒痒者名泄風久久爲痂癩
寸口脉弱而遲弱者衛氣微遲者榮中寒榮爲血血
寒則發熱衛爲氣氣微者心内飢飢而虚滿不能食

也

趺陽脉大而緊者當卽下利爲難治

寸口脉弱而緩弱者陽氣不足緩者胃氣有餘噫而吞酸食卒不下氣塡於膈上也

趺陽脉緊而浮浮爲氣緊爲寒浮爲腹滿緊爲絞痛浮緊相搏腸鳴而轉轉卽氣動膈氣乃下少陰脉不出其陰腫大而虚也

寸口脉微而濇微者衛氣不行濇者榮氣不足榮衛不能相將三焦無所仰身體痺不仁榮氣不足則煩疼口難言衛氣虚者則惡寒數欠三焦不歸其部上

焦不歸者噫而酢吞中焦不歸者不能消穀引食下
焦不歸者則遺溲
趺陽脉沈而數沈爲實數消穀緊者病難治
寸口脉微而濇微者衛氣衰濇者榮氣不足衛氣衰
面色黄榮氣不足面色青榮爲根衛爲葉榮衛俱微
則根葉枯槁而寒慄欬逆唾腥吐涎沫也
趺陽脉浮而芤浮者衛氣虚芤者榮氣傷其身體瘦
肌肉甲錯浮芤相搏宗氣衰微四屬斷絶
寸口脉微而緩微者衛氣踈踈則其膚空緩者胃氣
實實則穀消而水化也穀入於胃脉道乃行水入於

經而血乃成榮盛則其膚必踈三焦絕經名曰血崩

趺陽脉微而緊緊則爲寒微則爲虛微緊相搏則爲短氣

少陰脉弱而濇弱者微煩濇者厥逆

趺陽脉不出脾不上下身冷膚鞕

少陰脉不至腎氣微少精血奔氣促迫上入胸膈宗氣反聚血結心下陽氣退下熱歸陰股與陰相動令身不仁此爲尸厥當刺期門巨闕

寸口脉微尺脉緊其人虛損多汗知陰常在絕不見陽也

寸口諸微亡陽諸濡亡血諸弱發熱諸緊爲寒諸乘寒者則爲厥鬱冒不仁以胃無穀氣脾濇不通口急不能言戰而慄也

問曰濡弱何以反適十一頭師曰五藏六府相乘故令十一

問曰何以知乘府何以知乘藏師曰諸陽浮數爲乘府諸陰遲濇爲乘藏也

叔和傷寒序例

陰陽大論云春氣溫和夏氣暑熱秋氣清凉冬氣冷冽此則四時正氣之序也冬時嚴寒萬類深藏君子固密則不傷於寒觸冒之者乃名傷寒耳其傷於四時之氣皆能爲病以傷寒爲毒者以其最成殺厲之氣也中而即病者名曰傷寒不即病者寒毒藏於肌膚至春變爲溫病至夏變爲暑病暑病者熱極重於溫也是以辛苦之人春夏多溫熱病者皆由冬時觸寒所致非時行之氣也凡時行者春時應暖而反大寒夏時應熱而反大凉秋時

應涼而反大熱冬時應寒而反大溫此非其時而有其氣是以一歲之中長幼之病多相似者此則時行之氣也夫欲候知四時正氣爲病及時行疫氣之法皆當按斗曆占之九月霜降節後宜漸寒向冬大寒至正月雨水節後宜解也所以謂之雨水者以氷雪解而爲雨水故也至驚蟄二月節後氣漸和暖向夏大熱至秋便涼從霜降以後至春分以前凡有觸冒霜露體中寒卽病者謂之傷寒也其冬有非節之暖者名爲冬溫冬溫之毒與傷寒大異冬溫復有先後更相重沓亦有輕重爲治

不同證如後章從立春節後其中無暴大寒又不氷雪而有人壯熱爲病者此屬春時陽氣發於冬時伏寒變爲溫病從春分以後至秋分節前天有暴寒者皆爲時行寒疫也三月四月或有暴寒其時陽氣尚弱爲寒所折病熱猶輕五月六月陽氣巳盛爲寒所折病熱則重七月八月陽氣巳衰爲寒所折病熱亦微其病與溫及暑病相似但治有殊耳

十五日得一氣於四時之中一時有六氣四六名爲二十四氣也然氣候亦有應至而不至或有未

應至而至者或有至而太過者皆成病氣也但天地動靜陰陽鼓擊者各正一氣耳是以彼春之暖爲夏之暑彼秋之忿爲冬之怒是故冬至之後一陽爻升一陰爻降也夏至之後一陽氣下一陰氣上也斯則冬夏二至陰陽合也春秋二分陰陽離也陰陽交易人變病焉此君子春夏養陽秋冬養陰順天地之剛柔也小人觸冒必嬰暴疹須知毒烈之氣留在何經而發何病詳而取之是以春傷於風夏必飧泄夏傷於暑秋必病瘧秋傷於濕冬必咳嗽冬傷於寒春必病溫此必然之道可不審

明之
傷寒之病逐日淺深以施方治今世人傷寒或始不早治或治不對病或日數久淹困乃告醫醫人又不依次第而治之則不中病皆宜臨時消息制方無不效也今搜採仲景舊論錄其證候診脉聲色對病眞方有神驗者擬防世急也
又土地溫涼高下不同物性剛柔飡居亦異是故黃帝興四方之問岐伯舉四治之能以訓後賢開其未悟者臨病之工宜須兩審也
凡傷於寒則爲病熱熱雖甚不死若兩感於寒而

病者必死尺寸俱浮者太陽受病也當一二日發以其脉上連風府故頭項痛腰脊強尺寸俱長者陽明受病也當二三日發以其脉挾鼻絡於目故身熱目疼鼻乾不得臥尺寸俱弦者少陽受病也當三四日發以其脉循脇絡於耳故胸脇痛而耳聾此三經皆受病未入於府者可汗而已尺寸俱沈細者太陰受病也當四五日發以其脉布胃中絡於嗌故腹滿而嗌乾尺寸俱沈者少陰受病也當五六日發以其脉貫腎絡於肺繫舌本故口燥舌乾而渴尺寸俱微緩者厥陰受病也當六七日

發以其脉循陰器絡於肝故煩滿而囊縮此三經皆受病已入於府可下而已若兩感於寒者一日太陽受之即與少陰俱病則頭痛口乾煩滿而渴二日陽明受之即與太陰俱病則腹滿身熱不欲食譫語三日少陽受之即與厥陰俱病則耳聾囊縮而厥水漿不入不知人者六日死若三陰三陽五藏六府皆受病則榮衛不行藏府不通則死矣其不兩感於寒更不傳經不加異氣者至七日太陽病衰頭痛少愈也八日陽明病衰身熱少歇也九日少陽病衰耳聾微聞也十日太陰病衰腹減

如故則思飲食十一日少陰病衰渴止舌乾已而嚏也十二日厥陰病衰囊縱少腹微下大氣皆去病人精神爽慧也若過十三日以上不間寸尺陷者大危若更感異氣變爲他病者當依後壞病證而治之若脉陰陽俱盛重感於寒者變成溫瘧陽脉浮滑陰脉濡弱者更遇於風變爲風溫陽脉洪數陰脉實大者更遇溫熱變爲溫毒溫毒爲病最重也陽脉濡弱陰脉弦緊者更遇溫氣變爲溫疫以此冬傷於寒發爲溫病脉之變證方治如法

凡人有疾不時即治隱忍冀差以成痼疾小兒女

子益以滋甚時氣不和便當早言尋其邪由及在
腠理以時治之罕有不愈者患人忍之數日乃說
邪氣入藏則難可制此爲家有患備慮之要凡作
湯藥不可避晨夜覺病須臾卽宜便治不等早晚
則易愈矣如或差遲病卽傳變雖欲除治必難爲
力服藥不如方法縱意違師不須治之
凡傷寒之病多從風寒得之始表中風寒入裏則
不消矣未有溫覆而當不消散者不在證治擬欲
攻之猶當先解表乃可下之若表巳解而內不消
非大滿猶生寒熱則病不除若表巳解而內不消

大滿大實堅有燥屎自可除下之雖四五日不能爲禍也若不宜下而便攻之內虛熱入協熱遂利煩躁諸變不可勝數輕者困篤重者必死矣

夫陽盛陰虛汗之則死下之則愈陽虛陰盛汗之則愈下之則死夫如是則神丹安可以誤發甘遂何可以妄攻虛盛之治相背千里吉凶之機應若影響豈容易哉況桂枝下咽陽盛即斃承氣入胃陰盛以亡死生之要在乎須臾視身之盡不暇計日此陰陽虛實之交錯其候至微發汗吐下之相反其禍至速而醫術淺狹懵然不知病源爲治乃

誤使病者殞沒自謂其分至令寃魂塞於冥路死屍盈於曠野仁者鑒此豈不痛歟

凡兩感病俱作治有先後發表攻裏本自不同而執迷妄意者乃云神丹甘遂合而飲之且解其表又除其裏言巧似是其理實違夫智者之舉錯也常審以慎愚者之動作也必果而速安危之變豈可詭哉世上之士但務彼翕習之榮而莫見此傾危之敗惟明者居然能護其本近取諸身夫何遠之有焉

凡發汗溫服湯藥其方雖言日三服若病劇不解

當促其間可半日中盡三服若與病相阻卽便有所覺病重者一日一夜當晬時觀之如服一劑病證猶在故當復作本湯服之至有不肯汗出服三劑乃解若汗不出者死病也

凡得時氣病至五六日而渴欲飲水飲不能多不當與也何者以腹中熱尚少不能消之便更與人作病也至七八日大渴欲飲水者猶當依證而與之與之常令不足勿極意也言能飲一斗與五升若飲而腹滿小便不利若喘若噦不可與之也忽然大汗出是爲自愈也

凡得病反能飲水此爲欲愈之病其不曉病者但聞病飲水自愈小渴者乃强與飲之因成其禍不可復數也

凡得病厥脉動數服湯藥更遲脉浮大減小初躁後靜此皆愈證也

凡治溫病可刺五十九穴又身之穴三百六十有五其三十六穴灸之有害七十九穴刺之爲災并中髓也

脉四損三日死平人四息病人脉一至名曰四損

脉五損一日死平人五息病人脉一至名曰五損

脉六損一時死平人六息病人脉一至名曰六損脉盛身寒得之傷寒脉虚身熱得之傷暑脉陰陽俱盛大汗出不解者死脉陰陽俱虚熱不止者死脉至乍數乍疎者死脉至如轉索其日死讝言妄語身微熱脉浮大手足溫者生逆冷脉沉細者不過一日死矣此以前是傷寒熱病證候也

四時八節二十四氣七十二候决病法

立春正月節斗指艮　雨水正月中指寅

驚蟄二月節指甲　春分二月中指卯

清明三月節指乙　穀雨三月中指辰

立夏四月節指巽　小滿四月中指巳
芒種五月節指丙　夏至五月中指午
小暑六月節指丁　大暑六月中指未
立秋七月節指坤　處暑七月中指申
白露八月節指庚　秋分八月中指酉
寒露九月節指辛　霜降九月中指戌
立冬十月節指乾　小雪十月中指亥
大雪十一月節指壬　冬至十一月中指子
小寒十二月節指癸　大寒十二月中指丑

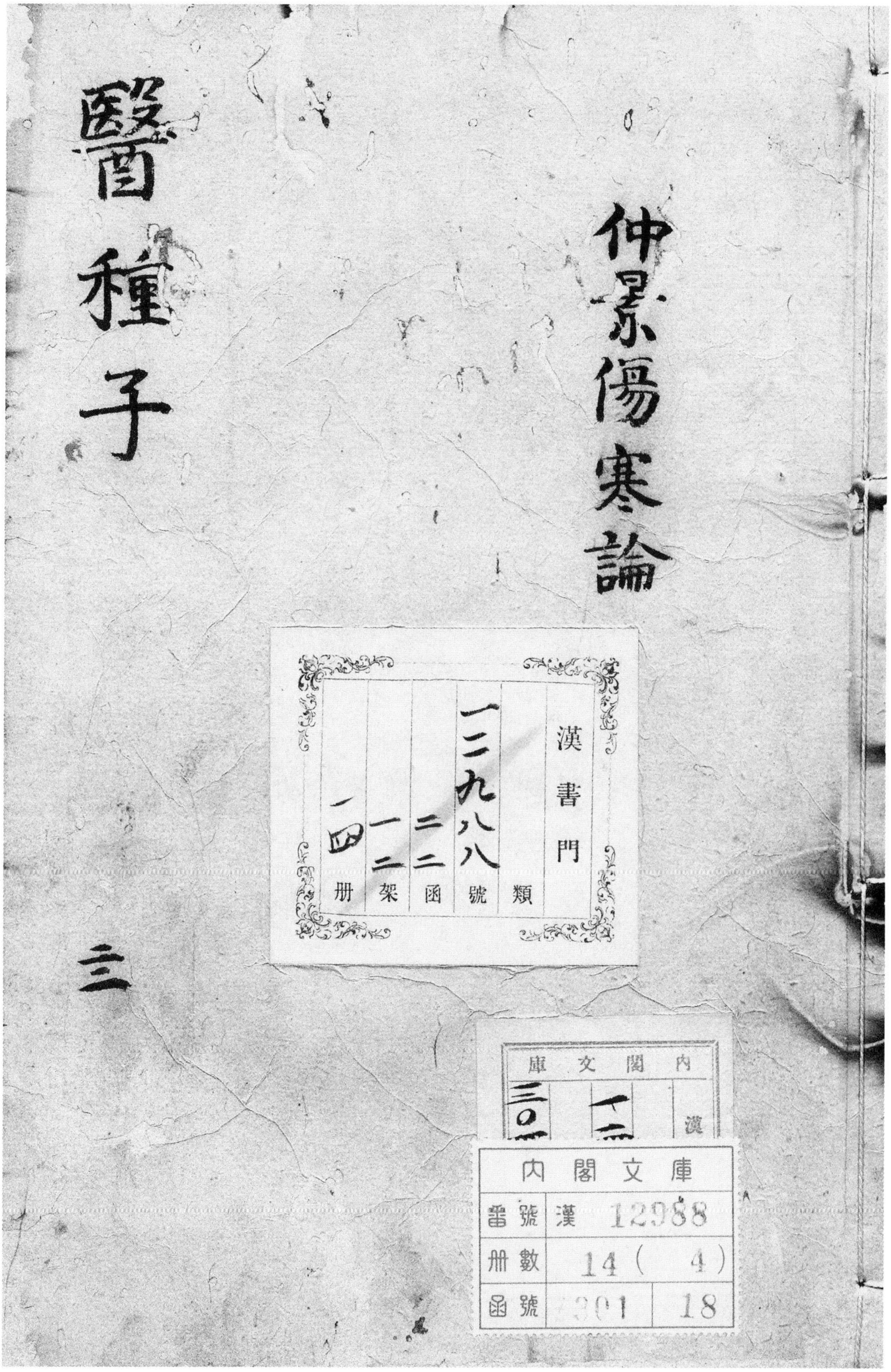

仲景傷寒論

醫種子

三

仲景傷寒論

辨痓濕暍脉證第一

傷寒所致太陽病痓濕暍三種宜應別論以爲與傷寒相似故此見之

太陽病發熱無汗反惡寒者名曰剛痓

太陽病發熱汗出不惡寒者名曰柔痓

太陽病發熱脉沈而細者名曰痓

太陽病發汗太多因致痓

病身熱足寒頸項强急惡寒時頭熱面赤目脉赤獨頭面揺卒口噤背反張者痓病也

太陽病關節疼痛而煩脉沈而細者此名濕痺濕痺之候其人小便不利大便反快但當利其小便濕家之爲病一身盡疼發熱身色如似熏黄濕家其人但頭汗出背强欲得被覆向火若下之早則噦胷滿小便不利舌上如胎者以丹田有熱胸中有寒渴欲得水而不能飲口燥煩也

濕家下之額上汗出微喘小便利者死若下利不止者亦死

問曰風濕相搏一身盡疼痛法當汗出而解值天陰雨不止醫云此可發汗汗之病不愈者何也答曰發

其汗汗大出者但風氣去濕氣在是故不愈也若治風濕者發其汗但微微似欲汗出者風濕俱去也

濕家病身上疼痛發熱面黃而喘頭痛鼻塞而煩其脉大自能飲食腹中和無病病在頭中寒濕故鼻塞内藥鼻中則愈

病者一身盡疼發熱日晡所劇者此名風濕此病傷於汗出當風或久傷取冷所致也

太陽中熱者暍是也其人汗出惡寒身熱而渴也

太陽中暍者身熱疼重而脉微弱此以夏月傷冷水水行皮中所致也

太陽中暍者發熱惡寒身重而疼痛其脉弦細芤遲小便已洒洒然毛聳手足逆冷小有勞身卽熱口開前板齒燥若發汗則惡寒甚加溫針則發熱甚數下之則淋甚

辨太陽病脉證第二

太陽之爲病脉浮頭項强痛而惡寒

太陽病發熱汗出惡風脉緩者名爲中風

太陽病或已發熱或未發熱必惡寒體痛嘔逆脉陰陽俱緊者名爲傷寒

傷寒一日太陽受之脉若靜者爲不傳頗欲吐若躁

煩脈數急者爲傳也
傷寒二三日陽明少陽證不見者爲不傳也
太陽病發熱而渴不惡寒者爲溫病若發汗已身灼
熱者名曰風溫風溫爲病脉陰陽俱浮自汗出身重
多眠睡息必鼾語言難出若被下者小便不利直視
失溲若被火者微發黃色劇則如驚癇時瘈瘲若火
熏之一逆尚引日再逆促命期
病有發熱惡寒者發於陽也無熱惡寒者發於陰也
發於陽者七日愈發於陰者六日愈以陽數七陰數
六故也

太陽病頭痛至七日以上自愈者以行其經盡故也若欲作再經者針足陽明使經不傳則愈

太陽病欲解時從巳至未上

風家表解而不了了者十二日愈

病人身大熱反欲得近衣者熱在皮膚寒在骨髓也身大寒反不欲近衣者寒在皮膚熱在骨髓也

太陽中風陽浮而陰弱陽浮者熱自發陰弱者汗自出嗇嗇惡寒淅淅惡風翕翕發熱鼻鳴乾嘔者桂枝湯主之

太陽病頭痛發熱汗出惡風者桂枝湯主之

太陽病項背强几几反汗出惡風者桂枝加葛根湯主之

太陽病下之後其氣上衝者可與桂枝湯若不上衝者不得與之

太陽病三日已發汗若吐若下若溫鍼仍不解者此爲壞病桂枝不中與也觀其脉證知犯何逆隨證治之

桂枝本爲解肌若其人脉浮緊發熱汗不出者不可與之常須識此勿令誤也

若酒客病不可與桂枝湯得之則嘔以酒客不喜甘

故也　喘家作桂枝湯加厚朴杏子佳
凡服桂枝湯吐者其後必吐膿血也
太陽病發汗遂漏不止其人惡風小便難四肢微急難以屈伸者桂枝加附子湯主之
太陽病下之後脉促胷滿者桂枝去芍藥湯主之若微寒者桂枝去芍藥加附子湯主之
太陽病得之八九日如瘧狀發熱惡寒熱多寒少其人不嘔清便欲自可一日二三度發脉微緩者爲欲愈也脉微而惡寒者此陰陽俱虛不可更發汗更下更吐也面色反有熱色者未欲解也以其不能得小汗

出身必痒宜桂枝麻黃各半湯
太陽病初服桂枝湯反煩不解者先刺風池風府却
與桂枝湯則愈
服桂枝湯大汗出脉洪大者與桂枝湯如前法若形
似瘧日再發者汗出必解宜桂枝二麻黃一湯
服桂枝湯大汗出後大煩渴不解脉洪大者白虎加
人參湯主之
太陽病發熱惡寒熱多寒少脉微弱者此無陽也不
可發汗宜桂枝二越婢一湯
服桂枝湯或下之仍頭項强痛翕翕發熱無汗心下

滿微痛小便不利者桂枝去桂加茯苓白术湯主之

傷寒脉浮自汗出小便數心煩微惡寒脚攣急反與桂枝欲攻其表此誤也得之便厥咽中乾煩躁吐逆者作甘草乾薑湯與之以復其陽若厥愈足温者更作芍藥甘草湯與之其脚即伸若胃氣不和讝語者少與調胃承氣湯若重發汗復加燒針者四逆湯主之

問曰證象陽旦按法治之而增劇厥逆咽中乾兩脛拘急而讝語師言夜半手足當溫兩脚當伸後如師言何以知此答曰寸口脉浮而大浮爲風大爲虛風則生微熱虛則兩脛攣病形象桂枝因加附子參其

間增桂令汗出附子溫經亡陽故也厥逆咽中乾煩躁陽明內結讝語煩亂更飲甘草乾薑湯夜半陽氣還兩足當熱脛尚微拘急重與芍藥甘草湯爾乃脛伸以承氣湯微溏則止其讝語故知病可愈

太陽病項背強几几無汗惡風葛根湯主之

太陽與陽明合病者必自下利葛根湯主之

太陽與陽明合病不下利但嘔者葛根加半夏湯主之

太陽病桂枝證醫反下之利遂不止脉促者表未解也喘而汗出者葛根黃連黃芩湯主之

太陽病頭痛發熱身疼腰痛骨節疼痛惡風無汗而
喘者麻黄湯主之
太陽與陽明合病喘而胷滿者不可下宜麻黄湯
太陽病十日以去脉浮細而嗜臥者外已解也設胷
滿脇痛者與小柴胡湯脉但浮者與麻黄湯
太陽中風脉浮緊發熱惡寒身疼痛不汗出而煩躁
者大青龍湯主之若脉微弱汗出惡風者不可服服
之則厥逆筋惕肉瞤此爲逆也
傷寒脉浮緩身不疼但重乍有輕時無少陰證者大
青龍湯發之

傷寒表不解心下有水氣乾嘔發熱而欬或渴或利或噎或小便不利少腹滿或喘者小青龍湯主之
傷寒心下有水氣欬而微喘發熱不渴服湯已渴者此寒去欲解也小青龍湯主之
太陽病外證未解脉浮弱者當以汗解宜桂枝湯
太陽病下之微喘者表未解故也桂枝加厚朴杏人湯主之
太陽病外證未解不可下也下之爲逆欲解外者宜桂枝湯
太陽病先發汗不解而復下之脉浮者不愈浮爲在

外而反下之故令不愈今脉浮故知在外當須解外則愈宜桂枝湯

太陽病脉浮緊無汗發熱身疼痛八九日不解表證仍在此當發其汗服藥巳微除其人發煩目瞑劇者必衄衄乃解所以然者陽氣重故也麻黄湯主之

太陽病脉浮緊發熱身無汗自衄者愈

二陽併病太陽初得病時發其汗汗先出不徹因轉屬陽明續自微汗出不惡寒若太陽病證不罷者不可下下之爲逆如此可小發汗設面色緣緣正赤者陽氣怫鬱在表當解之熏之若發汗不徹不足言陽

氣怫鬱不得越當汗不汗其人躁煩不知痛處乍在腹中乍在四肢按之不可得其人短氣但坐以汗出不徹故也更發汗則愈何以知汗出不徹以脉濇故知也

脉浮數者法當汗出而愈若下之身重心悸者不可發汗當自汗出乃解所以然者尺中脉微此裏虛須表裏實津液自和便汗出愈

脉浮緊者法當身疼痛宜以汗解之假令尺中遲者不可發汗何以知之然以榮氣不足血少故也

脉浮者病在表可發汗宜麻黃湯　脉浮而數者可

發汗宜麻黄湯　病常自汗出者此爲榮氣和榮氣和者外不諧以衛氣不共榮氣和諧故爾以榮行脉中衛行脉外復發其汗榮衛和則愈宜桂枝湯

病人藏無他病時發熱自汗出而不愈者此衛氣不和也先其時發汗則愈宜桂枝湯

傷寒脉浮緊不發汗因致衄者麻黄湯主之

傷寒不大便六七日頭痛有熱者與承氣湯其小便清者知不在裏仍在表也當須發汗若頭痛者必衄宜桂枝湯

傷寒發汗已解半日許復煩脉浮數者可更發汗宜

桂枝湯

凡病若發汗若吐若下若亡血亡津液陰陽自和者必自愈

大下之後復發汗小便不利者亡津液故也勿治之得小便利必自愈

下之後復發汗必振寒脉微細所以然者以内外俱虚故也

下之後復發汗晝日煩躁不得眠夜而安靜不嘔不渴無表證脉沈微身無大熱者乾薑附子湯主之

發汗後身疼痛脉沈遲者桂枝加芍藥生薑人參新

加湯主之

發汗後不可更行桂枝湯汗出而喘無大熱者可與

麻黄杏仁甘草石膏湯主之

發汗過多其人叉手自冒心心下悸欲得按者桂枝

甘草湯主之

發汗後其人臍下悸者欲作奔豚茯苓桂枝甘草大

棗湯主之

發汗後腹脹滿者厚朴生薑甘草半夏人參湯主之

傷寒若吐若下後心下逆滿氣上衝胷起則頭眩脉

沉緊發汗則動經身爲振振揺者茯苓桂枝白术甘

草湯主之
發汗病不解反惡寒者虛故也芍藥甘草附子湯主之
發汗若下之病仍不解煩躁者茯苓四逆湯主之
發汗後惡寒者虛故也不惡寒但熱者實也當和胃氣與調胃承氣湯
太陽病發汗後大汗出胃中乾煩躁不得眠欲得飲水者少少與飲之令胃氣和則愈若脉浮小便不利微熱消渴者五苓散主之
發汗已脉浮數煩渴者五苓散主之

傷寒汗出而渴者五苓散主之不渴者茯苓甘草湯主之

中風發熱六七日不解而煩有表裏證渴欲飲水水入則吐者名曰水逆五苓散主之

未持脉時病人叉手自冒心師因教試令欬而不欬者此必兩耳聾無聞也所以然者以重發汗虚故如此

發汗後飲水多必喘以水灌之亦喘

發汗後水藥不得入口爲逆若更發汗必吐下不止

發汗吐下後虚煩不得眠若劇者必反覆顛倒心中

懊憹梔子豉湯主之若少氣者梔子甘草豉湯主之若嘔者梔子生薑豉湯主之

發汗若下之而煩熱胷中窒者梔子豉湯主之

傷寒五六日大下之後身熱不去心中結痛者未欲解也梔子豉湯主之

傷寒下後心煩腹滿臥起不安者梔子厚朴湯主之

傷寒醫以丸藥大下之身熱不去微煩者梔子乾薑湯主之

凡用梔子湯病人舊微溏者不可與服之

太陽病發汗汗出不解其人仍發熱心下悸頭眩身

瞤動振振欲擗地者眞武湯主之

咽喉乾躁者不可發汗

淋家不可發汗發汗必便血

瘡家雖身疼痛不可發汗汗出則痓

衄家不可發汗汗出必額上陷脉緊急目直視不能

眴不得眠

亡血家不可發汗發汗則寒慄而振

汗家重發汗必恍惚心亂小便已陰疼與禹餘糧丸

病人有寒復發汗胃中冷必吐蚘

本發汗而復下之此爲逆也若先發汗治不爲逆本

先下之而反汗之爲逆若先下之治不爲逆

傷寒醫下之續得下利清穀不止身疼痛者急當救裏後身疼痛清便自調者急當救表救裏宜四逆湯救表宜桂枝湯

病發熱頭疼脉反沈若不差身體疼痛當救其裏宜四逆湯

太陽病先下之而不愈因復發汗以此表裏俱虛其人因致冒冒家汗出自愈所以然者汗出表和故也得裏未和然後復下之

太陽病未解脉陰陽俱停必先振慄汗出乃解但陽

脉微者先汗出而解但陰脉微者下之而解若欲下之宜調胃承氣湯

太陽病發熱汗出者此爲榮弱衞强故使汗出欲救邪風者宜桂枝湯

傷寒五六日中風往來寒熱胷脅苦滿默默不欲飲食心煩喜嘔或胸中煩而不嘔或渴或腹中痛或脇下痞鞕或心下悸小便不利或不渴身有微熱或欬者小柴胡湯主之

血弱氣盡腠理開邪氣因入與正氣相摶結於脇下正邪分爭往來寒熱休作有時默默不欲飲食藏府

相連其痛必下邪高痛下故使嘔也小柴胡湯主之
服柴胡湯巳渴者屬陽明也以法治之
得病六七日脉遲浮弱惡風寒手足溫醫二三下之不能食而脇下滿痛面目及身黃頸項強小便難者與柴胡湯後必下重本渴飲水而嘔者柴胡湯不中與也食穀者噦
傷寒四五日身熱惡風頸項強脇下滿手足溫而渴者小柴胡湯主之
傷寒陽脉濇陰脉弦法當腹中急痛先與小建中湯不差者與小柴胡湯

傷寒中風有柴胡證但見一證便是不必悉具凡柴胡湯病證而下之若柴胡證不罷者復與柴胡湯必蒸蒸而振却復發熱汗出而解

傷寒二三日心中悸而煩者小建中湯主之

太陽病過經十餘日反二三下之後四五日柴胡證仍在者先與小柴胡湯嘔不止心下急鬱鬱微煩者爲未解也與大柴胡湯下之則愈

傷寒十三日不解胸脇滿而嘔日晡所發潮熱已而微利此本柴胡證下之而不得利今反利者知醫以丸藥下之非其治也潮熱者實也先宜小柴胡湯以

解外後以柴胡加芒硝湯主之

傷寒十三日不解過經讝語者以有熱也當以湯下之若小便利者大便當鞕而反下利脉調和者知醫以丸藥下之非其治也若自下利者脉當微厥今反和者此爲內實也調胃承氣湯主之

太陽病不解熱結膀胱其人如狂血自下下者愈其外不解者尚未可攻當先解外外解已但少腹急結者乃可攻之宜桃核承氣湯

傷寒八九日下之胸滿煩驚小便不利讝語一身盡重不可轉側者柴胡加龍骨牡蠣湯主之

傷寒腹滿譫語寸口脉浮而緊此肝乘脾也名曰縱刺期門

傷寒發熱嗇嗇惡寒大渴欲飲水其腹必滿自汗出小便利其病欲解此肝乘肺也名曰橫刺期門

太陽病二日反躁反熨其背而大汗出大熱入胃胃中水竭躁煩必發讝語十餘日振慄自下利者此爲欲解也故其汗從腰巳下不得汗欲小便不得反嘔欲失溲足下惡風大便鞕小便當數而反不數及多大便巳頭卓然而痛其人足心必熱穀氣下流故也

太陽病中風以火刦發汗邪風被火熱血氣流溢失

其常度兩陽相熏灼其身發黃陽盛則欲衂陰虚則小便難陰陽俱虚竭身體則枯燥但頭汗出劑頸而還腹滿微喘口乾咽爛或不大便久則讝語甚者至噦手足躁擾捻衣摸床小便利者其人可治

傷寒脉浮醫以火迫劫之亡陽必驚狂起臥不安者桂枝去芍藥加蜀漆牡蠣龍骨救逆湯主之

形作傷寒其脉不弦緊而弱弱者必渴被火者必讝語弱者發熱脉浮解之當汗出而愈

太陽病以火熏之不得汗其人必躁到經不解必圊血名爲火邪

脉浮熱甚反灸之此爲實實以虛治因火而動必咽
燥唾血
微數之脉愼不可灸因火爲邪則爲煩逆追虛逐實
血散脉中火氣雖微内攻有力焦骨傷筋血難復也
脉浮宜以汗解用火灸之邪無從出因火而盛病從
腰以下必重而痹名火逆也欲自解者必當先煩乃
有汗而解何以知之脉浮故知汗出解也
燒針令其汗針處被寒核起而赤者必發賁豚氣從
少腹上衝心者灸其核上各一壯與桂枝加桂湯更
加桂二兩

火逆下之因燒針煩躁者桂枝甘草龍骨牡蠣湯主之

太陽傷寒者加溫針必驚也

太陽病當惡寒發熱今自汗出反不惡寒發熱關上脉細數者以醫吐之過也一二日吐之者腹中饑口不能食三四日吐之者不喜糜粥欲食冷食朝食暮吐以醫吐之所致也此爲小逆

太陽病吐之但太陽病當惡寒今反不惡寒不欲近衣此爲吐之內煩也

病人脉數數爲熱當消穀引食而反吐者此以發汗

令陽氣微膈氣虚脉乃數也數爲客熱不能消穀以
胃中虚冷故吐也
太陽病過經十餘日心下溫溫欲吐而胸中痛大便
反溏腹微滿鬱鬱微煩先其時自極吐下者與調胃
承氣湯若不爾者不可與但欲嘔胸中痛微溏者此
非柴胡證以嘔故知極吐下也
太陽病六七日表證仍在脉微而沈反不結胸其人
發狂者以熱在下焦少腹當鞕滿小便自利者下血
乃愈所以然者以太陽隨經瘀熱在裏故也抵當湯
主之

太陽病身黄脉沈結少腹鞕小便不利者爲無血也小便自利其人如狂者血證諦也抵當湯主之
傷寒有熱少腹滿應小便不利今反利者爲有血也當下之不可餘藥宜抵當丸
太陽病小便利者以飲水多必心下悸小便少者必苦裏急也
問曰病有結胸有藏結其狀何如答曰按之痛寸脉浮關脉沈名曰結胸也
何謂藏結答曰如結胸狀飲食如故時時下利寸脉浮關脉小細沈緊名曰藏結舌上白胎滑者難治

藏結無陽證不往來寒熱其人反靜舌上胎滑者不可攻也

病發於陽而反下之熱入因作結胷病發於陰而反下之因作痞也所以成結胷者以下之太早故也結胷者項亦强如柔痓狀下之則和宜大陷胷丸

結胷證其脉浮大者不可下下之則死

結胷證悉具煩躁者亦死

太陽病脉浮而動數浮則爲風數則爲熱動則爲痛數則爲虚頭痛發熱微盗汗出而反惡寒者表未解也醫反下之動數變遲膈内拒痛胃中空虚客氣動

膈短氣躁煩心中懊憹陽氣內陷心下因鞕則爲結胷大陷胷湯主之若不結胷但頭汗出餘處無汗劑頸而還小便不利身必發黃

傷寒六七日結胷熱實脉沈而緊心下痛按之石鞕者大陷胷湯主之

傷寒十餘日熱結在裏復往來寒熱者與大柴胡湯但結胷無大熱者此爲水結在胷脇也但頭微汗出者大陷胷湯主之

太陽病重發汗而復下之不大便五六日舌上燥而渴日晡所小有潮熱從心下至少腹鞕滿而痛不可

近者大陷胷湯主之
小結胷病正在心下按之則痛脉浮滑者小陷胷湯主之
太陽病二三日不能臥但欲起心下必結脉微弱者此本有寒分也反下之若利止必作結胷未止者四日復下之此作恊熱利也
太陽病下之其脉促不結胷者此爲欲解也脉浮者必結胷脉緊者必咽痛脉弦者必兩脇拘急脉細數者頭痛未止脉沉緊者必欲嘔脉沉滑者恊熱利脉浮滑者必下血

病在陽應以汗解之反以冷水潠之若灌之其熱被劫不得去彌更益煩肉上粟起意欲飲水反不渴者服文蛤散若不差者與五苓散寒實結胷無熱證者與三物小陷胷湯白散亦可服

太陽與少陽併病頭項强痛或眩冒時如結胷心下痞鞕者當刺大椎第一間肺俞肝俞愼不可發汗發汗則譫語脉弦五日譫語不止當刺期門

婦人中風發熱惡寒經水適來得之七八日熱除而脉遲身凉胷脇下滿如結胷狀譫語者此爲熱入血室也當刺期門隨其實而取之

婦人中風七八日續得寒熱發作有時經水適斷者此爲熱入血室其血必結故使如瘧狀發作有時小柴胡湯主之

婦人傷寒發熱經水適來晝日明了暮則譫語如見鬼狀者此爲熱入血室無犯胃氣及上二焦必自愈

傷寒六七日發熱微惡寒支節煩痛微嘔心下支結外證未去者柴胡桂枝湯主之

傷寒五六日已發汗而復下之胷脇滿微結小便不利渴而不嘔但頭汗出往來寒熱心下煩者此爲未解也柴胡桂枝乾薑湯主之

傷寒五六日頭汗出微惡寒手足冷心下滿口不欲食大便鞕脉細者此爲陽微結必有表復有裏也脉沈亦在裏也汗出爲陽微假令純陰結不得復有外證悉入在裏此爲半在裏半在外也脉雖沈緊不得爲少陰病所以然者陰不得有汗今頭汗出故知非少陰也可與小柴胡湯設不了了者得屎而解

傷寒五六日嘔而發熱者柴胡湯證具而以他藥下之柴胡證仍在者復與柴胡湯此雖已下之不爲逆必蒸蒸而振却發熱汗出而解若心下滿而鞕痛者此爲結胸也大陷胸湯主之但滿而不痛者此爲痞

柴胡不中與之宜半夏瀉心湯
太陽少陽併病而反下之成結胷心下鞕下利不止
水漿不下其人心煩
脉浮而緊而復下之緊反入裏則作痞按之自濡但
氣痞耳
太陽中風下利嘔逆表解者乃可攻之其人漐漐汗
出發作有時頭痛心下痞鞕滿引脅下痛乾嘔短氣
汗出不惡寒者此表解裏未和也十棗湯主之
太陽病醫發汗遂發熱惡寒因復下之心下痞表裏
俱虛陰陽氣並竭無陽則陰獨復加燒針因胷煩面

色青黃膚瞤者難治今色微黃手足溫者易愈
心下痞按之濡其脉關上浮者大黃黃連瀉心湯主
之
心下痞而復惡寒汗出者附子瀉心湯主之
本以下之故心下痞與瀉心湯痞不解其人渴而口
燥煩小便不利者五苓散主之
傷寒汗出解之後胃中不和心下痞鞕乾噫食臭脅
下有水氣腹中雷鳴下利者生薑瀉心湯主之
傷寒中風醫反下之其人下利日數十行穀不化腹
中雷鳴心下痞鞕而滿乾嘔心煩不得安醫見心下

痞謂病不盡復下之其痞益甚此非結熱但以胃中虛客氣上逆故使鞕也甘草瀉心湯主之

傷寒服湯藥下利不止心下痞鞕服瀉心湯已復以他藥下之利不止醫以理中與之利益甚理中者理中焦此利在下焦赤石脂禹餘糧湯主之復利不止者當利其小便

傷寒吐下後發汗虛煩脉甚微八九日心下痞鞕脅下痛氣上衝咽喉眩冒經脉動惕者久而成痿

傷寒發汗若吐若下解後心下痞鞕噫氣不除者旋復代赭湯主之

下後不可更行桂枝湯若汗出而喘無大熱者可與麻黃杏子甘草石膏湯

太陽病外證未除而數下之遂恊熱而利利下不止心下痞鞕表裏不解桂枝人參湯主之

傷寒大下後復發汗心下痞惡寒者表未解也不可攻痞當先解表表解乃可攻痞解表宜桂枝湯攻痞宜大黃黃連瀉心湯

傷寒發熱汗出不解心中痞鞕嘔吐而下利者大柴胡湯主之

病如桂枝證頭不痛項不強寸脈微浮胷中痞鞕氣

上衝咽喉不得息者此爲胷有寒也當吐之宜瓜蒂散

病脅下素有痞連在臍傍痛引少腹入陰筋者此名藏結死

傷寒若吐若下後七八日不解熱結在裏表裏俱熱時時惡風大渴舌上乾燥而煩欲飲水數升者白虎加人參湯主之

傷寒無大熱口燥渴心煩背微惡寒者白虎加人參湯主之

傷寒脉浮發熱無汗其表不解不可與白虎湯渴欲

飲水無表證者白虎加人參湯主之
太陽少陽併病心下鞕頸項强而眩者當刺大椎肺俞肝俞愼勿下之
太陽與少陽合病自下利者與黃芩湯若嘔者黃芩加半夏生薑湯主之
傷寒胷中有熱胃中有邪氣腹中痛欲嘔吐者黃連湯主之
傷寒八九日風濕相搏身體疼煩不能自轉側不嘔不渴脉浮虛而濇者桂枝附子湯主之若其人大便鞕小便自利者去桂加白朮湯主之

風濕相摶骨節疼煩掣痛不得屈伸近之則痛劇汗出短氣小便不利惡風不欲去衣或身微腫者甘草附子湯主之

傷寒脉浮滑此表有熱裏有寒白虎湯主之

傷寒脉結代心動悸炙甘草湯主之

脉按之來緩時一止復來者名曰結又脉來動而中止更來小數中有還者反動名曰結陰也脉來動而中止不能自還因而復動者名曰代陰也得此脉者必難治

辨陽明病脉證第三

問曰病有太陽陽明有正陽陽明有少陽陽明何謂也答曰太陽陽明者脾約是也正陽陽明者胃家實是也少陽陽明者發汗利小便已胃中燥煩實大便難是也

陽明之爲病胃家實是也

問曰何緣得陽明病答曰太陽病若發汗若下若利小便此亡津液胃中乾燥因轉屬陽明不更衣內實大便難者此名陽明也

問曰陽明病外證云何答曰身熱汗自出不惡寒反惡熱也

問曰病有得之一日不發熱而惡寒者何也答曰雖得之一日惡寒將自罷卽自汗出而惡熱也

問曰惡寒何故自罷答曰陽明居中土也萬物所歸無所復傳始雖惡寒二日自止此爲陽明病也

本太陽病初得時發其汗汗先出不徹因轉屬陽明也傷寒發熱無汗嘔不能食而反汗出濈濈然者是轉屬陽明也

傷寒三日陽明脉大

傷寒脉浮而緩手足自溫者是爲繫在太陰太陰者身當發黄若小便自利者不能發黄至七八日大便

鞕者爲陽明病也
傷寒轉繫陽明者其人濈然微汗出也
陽明中風口苦咽乾腹滿微喘發熱惡寒脉浮而緊若下之則腹滿小便難也
陽明病若能食名中風不能食名中寒
陽明病若中寒者不能食小便不利手足濈然汗出此欲作固瘕必大便初鞕後溏所以然者以胃中冷水穀不別故也
陽明病初欲食小便反不利大便自調其人骨節疼翕翕如有熱狀奄然發狂濈然汗出而解者此水不

勝穀氣與汗共并脉緊則愈
陽明病欲解時從申至戌上
陽明病不能食攻其熱必噦所以然者胃中虚冷故
也以其人本虚攻其熱必噦
陽明病脉遲食難用飽飽則微煩頭眩必小便難此
欲作穀癉雖下之腹滿如故所以然者脉遲故也
陽明病法多汗反無汗其身如蟲行皮中狀者此久
虚故也
陽明病反無汗而小便利二三日嘔而欬手足厥者
必苦頭痛若不欬不嘔手足不厥者頭不痛

陽明病但頭眩不惡寒故能食而欬其人咽必痛若不欬者咽不痛

陽明病無汗小便不利心中懊憹者身必發黃

陽明病被火額上微汗出而小便不利者必發黃

陽明病脉浮而緊者必潮熱發作有時但浮者必盜汗出

陽明病口燥但欲漱水不欲嚥者此必衂

陽明病本自汗出醫更重發汗病已差尚微煩不了了者此必大便鞕故也以亡津液胃中乾燥故令大便鞕當問其小便日幾行若本小便日三四行今日

再行故知大便不久出今爲小便數少以津液當還入胃中故知不久必大便也

傷寒嘔多雖有陽明證不可攻之

陽明病心下鞕滿者不可攻之攻之利遂不止者死利止者愈

陽明病面合赤色不可攻之必發熱色黄者小便不利也

陽明病不吐不下心煩者可與調胃承氣湯

陽明病脉遲雖汗出不惡寒者其身必重短氣腹滿而喘有潮熱者此外欲解可攻裏也手足濈然汗出

者此大便已鞕也大承氣湯主之若汗多微發熱惡寒者外未解也其熱不潮未可與承氣湯若腹大滿不通者可與小承氣湯微和胃氣勿令大泄下

陽明病潮熱大便微鞕者可與大承氣湯不鞕者不可與之若不大便六七日恐有燥屎欲知之法少與小承氣湯湯入腹中轉失氣者此有燥屎也乃可攻之若不轉失氣者此但初頭鞕後必溏不可攻之攻之必脹滿不能食也欲飲水者與水則噦其後發熱者必大便復鞕而少也以小承氣湯和之不轉失氣者慎不可攻也

夫實則譫語虛則鄭聲鄭聲者重語也直視譫語喘滿者死下利者亦死
發汗多若重發汗者亡其陽譫語脉短者死脉自和者不死
傷寒若吐若下後不解不大便五六日上至十餘日日晡所發潮熱不惡寒獨語如見鬼狀若劇者發則不識人循衣摸床惕而不安微喘直視脉弦者生濇者死微者但發熱譫語者大承氣湯主之若一服利止後服
陽明病其人多汗以津液外出胃中燥大便必鞕鞕

則讝語小承氣湯主之若一服讝語止者更莫復服

陽明病讝語發潮熱脉滑而疾者小承氣湯主之因與承氣湯一升腹中轉失氣者更服一升若不轉失氣勿更與之明日不大便脉反微濇者裏虛也爲難治不可更與承氣湯也

陽明病讝語有潮熱反不能食者胃中必有燥屎五六枚也若能食者但鞕耳宜大承氣湯下之

陽明病下血讝語者此爲熱入血室但頭汗出者刺期門隨其實而瀉之濈然汗出則愈

汗出讝語者以有燥糞在胃中此爲風也須下者過

經乃可下之下之若早語言必亂以表虚裏實故也
下之則愈宜大承氣湯
傷寒四五日脉沈而喘滿沈爲在裏而反發其汗津
液越出大便爲難表虚裏實久則讝語
三陽合病腹滿身重難以轉側口不仁面垢讝語遺
尿發汗則讝語下之則額上生汗手足逆冷若自汗
出者白虎湯主之
二陽併病太陽證罷但發潮熱手足漐漐汗出大便
難而讝語者下之則愈宜大承氣湯
陽明病脉浮而緊咽燥口苦腹滿而喘發熱汗出不

惡寒反惡熱身重若發汗則躁心憒憒反讝語若加
溫針必怵惕煩躁不得眠若下之則胃中空虛客氣
動膈心中懊憹舌上胎者梔子豉湯主之
若渴欲飲水口乾舌燥者白虎加人參湯主之
若脉浮發熱渴欲飲水小便不利者猪苓湯主之
陽明病汗出多而渴者不可與猪苓湯以汗多胃中
燥猪苓湯復利其小便故也
脉浮而遲表熱裏寒下利清穀者四逆湯主之
若胃中虛冷不能食者飲水則噦
脉浮發熱口乾鼻燥能食者則衄

陽明病下之其外有熱手足溫不結胸心中懊憹饑不能食但頭汗出者梔子豉湯主之

陽明病發潮熱大便溏小便自可胸脇滿而不去者小柴胡湯主之

陽明病脇下鞕滿不大便而嘔舌上白胎者可與小柴胡湯上焦得通津液得下胃氣因和身濈然而汗出解也

陽明中風脉弦浮大而短氣腹都滿脇下及心痛久按之氣不通鼻乾不得汗嗜臥一身及面目悉黃小便難有潮熱時時噦耳前後腫刺之小差外不解病

過十日脉續浮者與小柴胡湯脉但浮無餘證者與麻黃湯若不尿腹滿加噦者不治

陽明病自汗出若發汗小便自利者此爲津液內竭雖鞕不可攻之當須自欲大便宜蜜煎導而通之若土瓜根及大猪膽汁皆可爲導

陽明病脉遲汗出多微惡寒者表未解也可發汗宜桂枝湯

陽明病脉浮無汗而喘者發汗則愈宜麻黃湯

陽明病發熱汗出者此爲熱越不能發黃也但頭汗出身無汗劑頸而還小便不利渴引水漿者此爲瘀

熱在裏身必發黄茵蔯蒿湯主之

陽明證其人喜忘者必有畜血所以然者本有久瘀血故令喜忘屎雖鞕大便反易其色必黑宜抵當湯下之

陽明病下之心中懊憹而煩胃中有燥屎者可攻腹微滿初頭鞕後必溏不可攻之若有燥屎者宜大承氣湯

病人不大便五六日繞臍痛煩躁發作有時者此有燥屎故使不大便也

病人煩熱汗出則解又如瘧狀日晡所發熱者屬陽

明也脉實者宜下之脉浮虛者宜發汗下之與大承氣湯發汗宜桂枝湯

大下後六七日不大便煩不解腹滿痛者此有燥屎也所以然者本有宿食故也宜大承氣湯

病人小便不利大便乍難乍易時有微熱喘冒不能卧者有燥屎也宜大承氣湯

食穀欲嘔者屬陽明也吳茱萸湯主之得湯反劇者屬上焦也

太陽病寸緩關浮尺弱其人發熱汗出復惡寒不嘔但心下痞者此以醫下之也如其不下者病人不惡

寒而渴者此轉屬陽明也小便數者大便必鞕不更衣十日無所苦也渴欲飲水者少少與之但以法救之渴者宜五苓散

脉陽微而汗出少者爲自和也汗出多者爲太過陽脉實因發其汗出多者亦爲太過太過爲陽絕於裏亡津液大便因鞕也

脉浮而芤浮爲陽芤爲陰浮芤相摶胃氣生熱其陽則絕

趺陽脉浮而濇浮則胃氣强濇則小便數浮濇相摶大便則難其脾爲約麻仁丸主之

太陽病三日發汗不解蒸蒸發熱者屬胃也調胃承氣湯主之

傷寒吐後腹脹滿者與調胃承氣湯

太陽病若吐若下若發汗後微煩小便數大便因鞕者與小承氣湯和之愈

得病二三日脉弱無太陽柴胡證煩躁心下鞕至四五日雖能食以小承氣湯少少與微和之令小安至六日與承氣湯一升若不大便六七日小便少者雖不能食但初頭鞕後必溏未定成鞕攻之必溏須小便利屎定鞕乃可攻之宜大承氣湯

傷寒六七日目中不了了睛不和無表裏證大便難身微熱者此爲實也急下之宜大承氣湯
陽明病發熱汗多者急下之宜大承氣湯
發汗不解腹滿痛者急下之宜大承氣湯
腹滿不減減不足言當下之宜大承氣湯
陽明少陽合病必下利其脉不負者爲順也負者失也互相剋賊名爲負也脉滑而數者有宿食也當下之宜大承氣湯
病人無表裏證發熱七八日雖脉浮數者可下之假令已下脉數不解合熱則消穀善饑至六七日不大

便者有瘀血也宜抵當湯

若脉數不解而下不止必恊熱而便膿血也

傷寒發汗已身目爲黄所以然者以寒濕在裏不解故也以爲不可下也於寒濕中求之

傷寒七八日身黄如橘子色小便不利腹微滿者茵蔯蒿湯主之

傷寒身黄發熱者梔子蘗皮湯主之

傷寒瘀熱在裏身必發黄麻黄連軺赤小豆湯主之

辨少陽病脉證第四

少陽之爲病口苦咽乾目眩也

少陽中風兩耳無所聞目赤胸中滿而煩者不可吐下吐下則悸而驚

傷寒脉弦細頭痛發熱者屬少陽少陽不可發汗發汗則譫語此屬胃胃和則愈胃不和則煩而悸

本太陽病不解轉入少陽者脇下鞕滿乾嘔不能食往來寒熱尚未吐下脉沉緊者與小柴胡湯

若已吐下發汗溫針譫語柴胡湯證罷此爲壞病知犯何逆以法治之

三陽合病脉浮大上關上但欲眠睡目合則汗

傷寒六七日無大熱其人躁煩者此爲陽去入陰故

也
傷寒三日三陽爲盡三陰當受邪其人反能食而不嘔此爲三陰不受邪
傷寒三日少陽脉小者欲已也
少陽病欲解時從寅至辰上

辨太陰脉證第五

太陰之爲病腹滿而吐食不下自利益甚時腹自痛若下之必胸下結鞕
太陰中風四肢煩疼陽微陰濇而長者爲欲愈
太陰病欲解時從亥至丑上

太陰病脉浮者可發汗宜桂枝湯

自利不渴者屬太陰以其藏有寒故也當溫之宜服

四逆輩

傷寒脉浮而緩手足自溫者繫在太陰太陰當發身

黄若小便自利者不能發黄至七八日雖暴煩下利

日十餘行必自止以脾家實腐穢當去故也

本太陽病醫反下之因爾腹滿時痛者屬太陰也桂

枝加芍藥湯主之大實痛者桂枝加大黄湯主之

太陰爲病脉弱其人續自便利設當行大黄芍藥者

宜減之以其人胃氣弱易動故也

辨少陰脉證第六

少陰之爲病脉微細但欲寐也

少陰病欲吐不吐心煩但欲寐五六日自利而渴者屬少陰也虛故引水自救若小便色白者少陰病形悉具小便白者以下焦虛有寒不能制水故令色白也

病人脉陰陽俱緊反汗出者亡陽也此屬少陰法當咽痛而復吐利

少陰病欬而下利讝語者被火氣劫故也小便必難以强責少陰汗也

少陰病脉細沈數病爲在裏不可發汗

少陰病脉微不可發汗亡陽故也陽已虚尺脉弱濇者復不可下之

少陰病脉緊至七八日自下利脉暴微手足反溫脉緊反去者爲欲解也雖煩下利必自愈

少陰病下利若利自止惡寒而踡卧手足溫者可治

少陰病惡寒而踡時自煩欲去衣被者可治

少陰中風脉陽微陰浮者爲欲愈

少陰病欲解時從子至寅上

少陰病吐利手足不逆冷反發熱者不死脉不至者

灸少陰七壯

少陰病八九日一身手足盡熱者以熱在膀胱必便血也

少陰病但厥無汗而强發之必動其血未知從何道出或從口鼻或從目出者是名下厥上竭爲難治

少陰病惡寒身踡而利手足逆冷者不治

少陰病吐利躁煩四逆者死

少陰病下利止而頭眩時時自冒者死

少陰病四逆惡寒而身踡脉不至不煩而躁者死

少陰病六七日息高者死

少陰病脉微細沉但欲卧汗出不煩自欲吐至五六日自利復煩躁不得卧寐者死

少陰病始得之反發熱脉沈者麻黄附子細辛湯主之

少陰病得之二三日麻黄附子甘草湯微發汗以二日無裏證故微發汗也

少陰病得之二三日以上心中煩不得卧黄連阿膠湯主之

少陰病得之一二日口中和其背惡寒者當灸之附子湯主之

少陰病身體疼手足寒骨節痛脉沈者附子湯主之
少陰病下利便膿血者桃花湯主之
少陰病二三日至四五日腹痛小便不利下利不止
便膿血者桃花湯主之
少陰病下利便膿血者可刺
少陰病吐利手足逆冷煩躁欲死者吳茱萸湯主之
少陰病下利咽痛胷滿心煩者猪膚湯主之
少陰病二三日咽痛者可與甘草湯不差與桔梗湯
少陰病咽中傷生瘡不能語言聲不出者苦酒湯主
之

少陰病咽中痛半夏散及湯主之
少陰病下利白通湯主之
少陰病下利脉微者與白通湯利不止厥逆無脉乾嘔煩者白通加猪膽汁湯服湯脉暴出者死微續者生
少陰病二三日不已至四五日腹痛小便不利四肢沉重疼痛自下利者此爲有水氣其人或欬或小便利或下利或嘔者眞武湯主之
少陰病下利清穀裏寒外熱手足厥逆脉微欲絶身反不惡寒其人面色赤或腹痛或乾嘔或咽痛或利

止脉不出者通脉四逆湯主之
少陰病四逆其人或欬或悸或小便不利或腹中痛
或泄利下重者四逆散主之
少陰病下利六七日欬而嘔渴心煩不得眠者猪苓
湯主之
少陰病得之二三日口燥咽乾者急下之宜大承氣
湯
少陰病自利清水色純青心下必痛口乾燥者急下
之宜大承氣湯
少陰病六七日腹脹不大便者急下之宜大承氣湯

少陰病脉沈者急溫之宜四逆湯
少陰病飲食入口則吐心中溫溫欲吐復不能吐始得之手足寒脉弦遲者此胷中實不可下也當吐之若膈上有寒飲乾嘔者不可吐也當溫之宜四逆湯
少陰病下利脉微濇嘔而汗出必數更衣反少者當溫其上炙之

辨厥陰病脉證第七

厥陰之爲病消渴氣上撞心心中疼熱饑而不欲食食則吐蚘下之利不止
厥陰中風脉微浮爲欲愈不浮爲未愈

厥陰病欲解時從丑至卯上

厥陰病渴欲飲水者少少與之愈

諸四逆厥者不可下之虛家亦然

傷寒先厥後發熱而利者必自止見厥復利

傷寒始發熱六日厥反九日而利凡厥利者當不能食今反能食者恐爲除中食以索餅不發熱者知胃氣尚在必愈恐暴熱來出而復去也後三日脉之其熱續在者期之旦日夜半愈所以然者本發熱六日厥反九日復發熱三日并前六日亦爲九日與厥相應故期之旦日夜半愈後三日脉之而脉數其熱不罷

者此爲熱氣有餘必發癰膿也

傷寒脉遲六七日而反與黄芩湯徹其熱脉遲爲寒今與黄芩湯復除其熱腹中應冷當不能食今反能食此名除中必死

傷寒先厥後發熱下利必自止而反汗出咽中痛者其喉爲痺發熱無汗而利必自止若不止必便膿血便膿血者其喉不痺

傷寒一二日至四五日厥者必發熱前熱者後必厥厥深者熱亦深厥微者熱亦微厥應下之而反發汗者必口傷爛赤

傷寒病厥五日熱亦五日設六日當復厥不厥者自愈厥終不過五日以熱五日故知自愈

凡厥者陰陽氣不相順接便爲厥厥者手足逆冷者是也

傷寒脉微而厥至七八日膚冷其人躁無暫安時者此爲藏厥非蚘厥也蚘厥者其人當吐蚘今病者靜而復時煩者此爲藏寒蚘上入其膈故煩須臾復止得食而嘔又煩者蚘聞食臭出其人當自吐蚘蚘厥者烏梅丸主之又主久利

傷寒熱少厥微指頭寒默默不欲食煩躁數日小便

利色白者此熱除也欲得食其病爲愈若厥而嘔胷脅煩滿者其後必便血
病者手足厥冷言我不結胷小腹滿按之痛者此冷結在膀胱關元也
傷寒發熱四日厥反三日復熱四日厥少熱多者其病當愈四日至七日熱不除者必便膿血
傷寒厥四日熱反三日復厥五日其病爲進寒多熱少陽氣退故爲進也
傷寒六七日脉微手足厥冷煩躁灸厥陰厥不還者死

傷寒發熱下利厥逆躁不得臥者死
傷寒發熱下利至甚厥不止者死
傷寒六七日不利便發熱而利其人汗出不止者死有陰無陽故也
傷寒五六日不結胷腹濡脉虛復厥者不可下此爲亡血下之死
發熱而厥七日下利者爲難治
傷寒脉促手足厥者可灸之
傷寒脉滑而厥者裏有熱也白虎湯主之
手足厥寒脉細欲絶者當歸四逆湯主之若其人內

有久寒者宜當歸四逆加吳茱萸生薑湯

大汗出熱不去內拘急四肢疼又下利厥逆而惡寒者四逆湯主之

大汗若大下利而厥冷者四逆湯主之

病人手足厥冷脉乍緊者邪結在胷中心下滿而煩饑不能食者病在胷中當須吐之宜瓜蒂散

傷寒厥而心下悸者宜先治水當服茯苓甘草湯却治其厥不爾水漬入胃必作利也

傷寒六七日大下後寸脉沉而遲手足厥逆下部脉不至喉咽不利唾膿血泄利不止者爲難治麻黄升

麻湯主之
傷寒四五日腹中痛若轉氣下趣少腹者此欲自利
也
傷寒本自寒下醫復吐下之寒格更逆吐下若食入
口卽吐乾薑黄芩黄連人參湯主之
下利有微熱而渴脉弱者今自愈
下利脉數有微熱汗出今自愈設復緊爲未解
下利手足厥冷無脉者灸之不溫若脉不還反微喘
者死少陰負趺陽者爲順也
下利寸脉反浮數尺中自濇者必圊膿血

下利清穀不可攻表汗出必脹滿

下利脉沈弦者下重也脉大者爲未止脉微弱數者爲欲自止雖發熱不死

下利脉沈而遲其人面少赤身有微熱下利清穀者必鬱冒汗出而解病人必微厥所以然者其面戴陽下虛故也

下利脉數而渴者今自愈設不差必圊膿血以有熱故也

下利後脉絕手足厥冷晬時脉還手足溫者生脉不還者死

傷寒下利日十餘行脉反實者死

下利清穀裏寒外熱汗出而厥者通脉四逆湯主之

熱利下重者白頭翁湯主之

下利腹脹滿身體疼痛者先溫其裏乃攻其表溫裏宜四逆湯攻表宜桂枝湯

下利欲飲水者以有熱故也白頭翁湯主之

下利譫語者有燥屎也宜小承氣湯

下利後更煩按之心下濡者爲虚煩也宜梔子豉湯

嘔家有癰膿者不可治嘔膿盡自愈

嘔而脉弱小便復利身有微熱見厥者難治四逆湯

主之
乾嘔吐涎沫頭痛者吳茱萸湯主之
嘔而發熱者小柴胡湯主之
傷寒大吐大下之極虚復極汗者其人外氣怫鬱復與之水以發其汗因得噦所以然者胃中寒冷故也
傷寒噦而腹滿視其前後知何部不利利之即愈

辨霍亂病脉證第八

問曰病有霍亂者何答曰嘔吐而利是名霍亂
問曰病發熱頭痛身疼惡寒吐利者此屬何病答曰此名霍亂霍亂自吐下又利止復更發熱也

傷寒其脉微濇者本是霍亂今是傷寒却四五日至陰經上轉入陰必利本嘔下利者不可治也欲似大便而反失氣仍不利者此屬陽明也便必鞕十三日愈所以然者經盡故也

下利後當便鞕鞕則能食者愈今反不能食到後經中頗能食復過一經能食過之一日當愈不愈者不屬陽明也

惡寒脉微而復利利止亡血也四逆加人參湯主之

霍亂頭痛發熱身疼痛熱多欲飲水者五苓散主之寒多不用水者理中丸主之

吐利止而身痛不休者當消息和解其外宜桂枝湯小和之

吐利汗出發熱惡寒四肢拘急手足厥冷者四逆湯主之

既吐且利小便復利而大汗出下利清穀內寒外熱脉微欲絕者四逆湯主之

吐已下斷汗出而厥四肢拘急不解脉微欲絕者通脉四逆加猪膽汁湯主之

吐利發汗脉平小煩者以新虛不勝穀氣故也

辨陰陽易差後勞復病第九

傷寒陰陽易之爲病其人身體重少氣少腹裏急或引陰中拘攣熱上衝胷頭重不欲舉眼中生花膝脛拘急者燒褌散主之

大病差後勞復者枳實梔子湯主之有宿食加大黃

傷寒差已後更發熱小柴胡湯主之脉浮者以汗解之脉沉實者以下解之

大病差後從腰以下有水氣者牡蠣澤瀉散主之

大病差後喜唾久不了了胃上有寒當以丸藥溫之宜理中丸

傷寒解後虛羸少氣氣逆欲吐竹葉石膏湯主之

病人脉已解而日暮微煩以病新差人强與穀脾胃氣尚弱不能消穀故令微煩損穀則愈

辨不可發汗病脉證第十

舊本重集諸可與不可方治比之三陰三陽篇中爲易見也今欲便誦讀唯載有不止是三陰三陽篇者凡五十五條而不詳及如成氏也

脉濡而弱弱反在關濡反在巔微反在上濇反在下微則陽氣不足濇則無血陽氣反微中風汗出而反躁煩濇則無血厥而且寒陽微發汗躁不得眠

動氣在右不可發汗發汗則衄而渴心若煩飲卽吐水

動氣在左不可發汗發汗則頭眩汗不止筋惕肉瞤

動氣在上不可發汗發汗則氣上衝正在心端
動氣在下不可發汗發汗則無汗心中大煩骨節苦
疼目運惡寒食則反吐穀不得前
咽中閉塞不可發汗發汗則吐血氣欲絕手足厥冷
欲得踡臥不能自溫
諸脉得數動微弱者不可發汗發汗則大便難腹中
乾胃燥而煩其形相象根本異源
脉濡而弱弱反在關濡反在巔弦反在上微反在下
弦爲陽運微爲陰寒上實下虛意欲得溫微弦爲虛
不可發汗發汗則寒慄不能自還

欬者則劇數吐涎沫咽中必乾小便不利心中飢煩晬時而發其形似瘧有寒無熱虛而寒慄欬而發汗蜷而苦滿腹中復堅

厥脉緊不可發汗發汗則聲亂咽嘶舌萎聲不得前

諸逆發汗病微者難差劇者言亂目眩者死命將難全

欬而小便利若失小便者不可發汗汗出則四肢厥逆冷

傷寒頭痛翕翕發熱形象中風常微汗出自嘔者下之益煩心中懊憹如飢發汗則致痓身強難以屈伸

熏之則發黄不得小便久則發欬吐

辨可發汗證第十一

大法春夏宜發汗

凡發汗欲令手足俱周時出似𣑱𣑱然一時間許益佳不可令如水流漓若病不解當重發汗汗多必亡陽陽虚不得重發汗也

凡服湯發汗中病即止不必盡劑

凡云可發汗無湯者丸散亦可用要以汗出爲解然不如湯隨證良驗

夫病脉浮大問病者言但便鞕耳設利者爲大逆鞕

爲實汗出而解何以故脉浮當以汗解

下利後身疼痛清便自調者急當救表宜桂枝湯發汗

辨發汗後病脉證第十二

發汗多亡陽譫語者不可下與柴胡桂枝湯和其榮衛以通津液後自愈

辨可吐病脉證第十三

大法春宜吐

凡用吐湯中病即止不必盡劑也

病胷上諸實胷中鬱鬱而痛不能食欲使人按之而

反有涎唾下利日十餘行其脉反遲寸口脉微滑此可吐之吐之利即止
宿食在上脘者當吐之
病人手足厥冷脉乍結以客氣在胷中心下滿而煩欲食不能食者病在胷中當吐之
辨不可下病脉證第十四
脉濡而弱弱反在關濡反在巔微反在上濇反在下微則陽氣不足濇則無血陽氣反微中風汗出而反躁煩濇則無血厥而且寒陽微不可下下之則心下痞鞕

動氣在右不可下下之則津液内竭咽燥鼻乾頭眩心悸也
動氣在左不可下下之則腹内拘急食不下動氣更劇雖有身熱臥則欲踡
動氣在上不可下下之則掌握熱煩身上浮冷熱汗自泄欲得水自灌
動氣在下不可下下之則腹脹滿卒起頭眩食則下清穀心下痞也
咽中閉塞不可下下之則上輕下重水漿不下臥則欲踡身急痛下利日數十行

諸外實者不可下下之則發微熱亡脉厥者當臍握
熱
諸虛者不可下下之則大渴求水者易愈惡水者劇
脉濡而弱弱反在關濡反在巔弦反在上微反在下
弦爲陽運微爲陰寒上實下虛意欲得溫微弦爲虛
虛者不可下也
微則爲欬欬則吐涎下之則欬止而利不休利不休
則胷中如蟲齧粥入則出小便不利兩脇拘急喘息
爲難頸背相引臂則不仁極寒反汗出身冷若氷眼
睛不慧語言不休而穀氣多入此爲除中口雖欲言

舌不得前
脉濡而弱弱反在關濡反在巔浮反在上數反在下浮爲陽虚數爲無血浮爲虚數爲熱浮爲虚自汗出而惡寒數爲痛振寒而慄微弱在關胷下爲急喘汗而不得呼吸呼吸之中痛在於脇振寒相摶形如瘧狀醫反下之故令脉數發熱狂走見鬼心下爲痞小便淋瀝小腹甚鞕小便則尿血也
脉濡而緊濡則衛氣微緊則榮中寒陽微衛中風發熱而惡寒榮緊胃氣冷微嘔心内煩醫爲有大熱解肌而發汗亡陽虚煩躁心下苦痞堅表裏俱虚竭卒

起而頭眩客熱在皮膚悵快不得眠不知胃氣冷緊寒在關元技巧無所施汲水灌其身客熱應時罷慄慄而振寒重被而覆之汗出而冒巔體惕而又振小便爲微難寒氣因水發清穀不容間嘔變反腸出顛倒不得安手足爲微逆身冷而內煩遲欲從後救安可復追還

脉浮而大浮爲氣實大爲血虛血虛爲無陰孤陽獨下陰部者小便當赤而難胞中當虛今反小便利而大汗出法應衛家當微今反更實津液四射榮竭血盡乾煩而不得眠血薄肉消而成暴液醫復以毒藥

攻其胃此爲重虚客陽去有期必下如汚泥而死
脉數者久數不止止則邪結正氣不能復正氣却結
於藏故邪氣浮之與皮毛相得脉數者不可下下之
必煩利不止
脉浮大應發汗醫反下之此爲大逆
病欲吐者不可下嘔多雖有陽明證不可攻之
太陽病外證未解不可下下之爲逆
夫陽病多者熱下之則鞕
無陽陰强大便鞕者下之則必清穀腹滿
傷寒發熱頭痛微汗出發汗則不識人熏之則喘不

衎小便心腹滿下之則短氣小便難頭痛背强加溫
針則衄
傷寒脉陰陽俱緊惡寒發熱則脉欲厥厥者脉初來
大漸漸小更來漸漸大是其候也如此者惡寒甚者
翕翕汗出喉中痛熱多者目赤脉多睛不慧醫復發
之咽中則傷若復下之則兩目閉寒多者便清穀熱
多者便膿血若熏之則身發黄若熨之則咽燥若小
便利者可救之小便難者爲危殆
傷寒發熱口中勃勃氣出頭痛目黄衄不可制貪水
者必嘔惡水者厥若下之咽中生瘡假令手足溫者

必下重便膿血頭痛目黄者若下之則兩目閉貪水者脉必厥其聲嚶咽喉塞若發汗則戰慄陰陽俱虚惡水者若下之則裏冷不嗜食大便完穀出若發汗則口中傷舌上白胎煩躁脉數實不大便六七日後必便血若發汗則小便自利也

下利脉大者虚也以其强下之故也設脉浮革因爾腸鳴者屬當歸四逆湯

辨可下病脉證第十五

大法秋宜下

凡服下藥用湯勝丸中病即止不必盡劑也

下利三部脉皆平按之心下鞕者急下之宜大承氣湯

下利脉遲而滑者內實也利未欲止當下之宜大承氣湯

問曰人病有宿食者何以别之師曰寸口脉浮而大按之反澁尺中亦微而澁故知有宿食當下之宜大承氣湯

下利不欲食者以有宿食故也當下之宜大承氣湯

下利差後至其年月日復發者以病不盡故也當下之宜大承氣湯

下利脉反滑當有所去下之乃愈宜大承氣湯
病腹中滿痛者此爲實也當下之宜大承氣湯
傷寒後脉沈沈者內實也下解之宜大柴胡湯
脉雙弦而遲者必心下鞕脉大而緊者陽中有陰也
可以下之宜大承氣湯

傷寒[illegible]論 終

刻金匱要畧緣起

仲景立傷寒論一宗復集雜病謂之金匱錄凡千帙行世惜其失傳今其書乃金匱中之要畧也昔脈經收集他書雖或採取醫流未之讀也此雜病論方之祖特表而出之刻如傷寒論法然其詞氣簡古義味深邃倘從此中透出吐氣足可驚人似與明白顯易顢頇朧胴可以欺世混俗者眞不相侔也任繩甫嗣武好學就問嘗惠酒資欲集吾儕剩飲余以聚頭啖肉莫若援古利生片時作業莫若久遠傳經乃用其酒資刻成願言從此入并可贊朋儕就正胸中也

庚申端午日不遠廬復記

金匱要略論

醫種子

伍

金匱要畧論

漢　仲景張　機述

明　錢塘　盧　復正

△臟腑經絡先後病脉證第一

問曰上工治未病何也師曰夫治未病者見肝之病知肝傳脾當先實脾四季脾王不受邪即勿補之中工不曉相傳見肝之病不解實脾惟治肝也夫肝之病補用酸助用焦苦益用甘味之藥調之酸入肝焦苦入心甘入脾脾能傷腎腎氣微弱則水不行水不行則心火氣盛則傷肺肺被傷則金氣不行金氣不

行則肝氣盛則肝自愈此治肝補脾之要妙也肝虚則用此法實則不在用之經曰虚虚實實補不足損有餘是其義也餘藏準此○夫人禀五常因風氣而生長風氣雖能生萬物亦能害萬物如水能浮舟亦能覆舟若五臟元真通暢人即安和客氣邪風中人多死千般疢難不越三條一者經絡受邪入臟腑爲内所因也二者四肢九竅血脉相傳壅塞不通爲外皮膚所中也三者房室金刃蟲獸所傷以此詳之病由都盡若人能養慎不令邪風干忤經絡適中經絡未流傳腑臟即醫治之四肢纔覺重滯即導引吐納

鍼灸膏摩勿令九竅閉塞更能無犯王法禽獸災傷房室勿令竭乏服食節其冷熱苦酸辛甘不遺形體有衰病則無由入其腠理腠者是三焦通會元眞之處爲血氣所注理者是皮膚臟腑之文理也

問曰病人有氣色見於面部願聞其說師曰鼻頭色青腹中痛苦冷者死鼻頭色微黑者有水氣色黃者胸上有寒色白者亡血也設微赤非時者死其目正圓者痓不治又色青爲痛色黑爲勞色赤爲風色黃者便難色鮮明者有留飲

師曰病人語聲寂然喜驚呼者骨節間病語聲喑喑

然不徹者心膈間病語聲啾啾然細而長者頭中病

師曰息搖肩者心中堅息引胸中上氣者欬息張口短氣者肺痿唾沫

師曰吸而微數其病在中焦實也當下之卽愈虛者不治在上焦者其吸促在下焦者其吸遠此皆難治呼吸動搖振振者不治

師曰寸口脉動者因其王時而動假令肝王色青四時各隨其色肝色青而反色白非其時色脉皆當病

問曰有未至而至有至而不至有至而不去有至而太過何謂也師曰冬至之後甲子夜半少陽起少陽

之時陽始生天得温和以未得甲子天因温和此爲未至而至也以得甲子而天未温和爲至而不至也以得甲子而天大寒不解此爲至而不去也以得甲子而天温如盛夏五六月時此爲至而太過也

師曰病人脉浮者在前其病在表浮者在後其病在裏腰痛背强不能行必短氣而極也

問曰經云厥陽獨行何謂也師曰此爲有陽無陰故稱厥陽

問曰寸脉沈大而滑沈則爲實滑則爲氣實氣相搏血氣入臟卽死入腑卽愈此爲卒厥何謂也師曰唇

口青身冷爲入臟即死如身和汗自出爲入腑即愈
問曰脉脱入臟即死入腑即愈何謂也師曰非爲一
病百病皆然譬如浸淫瘡從口起流向四肢者可治
從四肢流來入口者不可治病在外者可治入裏者
即死

問曰陽病十八何謂也師曰頭痛項腰脊臂脚掣痛
陰病十八何謂也師曰欬上氣喘噦咽腸鳴脹滿心
痛拘急五臟病各有十八合爲九十病人又有六微
微有十八病合爲一百八病五勞七傷六極婦人三
十六病不在其中清邪居上濁邪居下大邪中表小

邪中裏槃飪之邪從口入者宿食也五邪中人各有法度風中於前寒中於暮濕傷於下霧傷於上風令脉浮寒令脉急霧傷皮腠濕流關節食傷脾胃極寒傷經極熱傷絡

問曰病者急當救裏救表者何謂也師曰病醫下之續得下利清穀不止身體疼痛者急當救裏後身體疼痛清便自調者急當救表也○夫病痼疾加以卒病當先治其卒病後乃治其痼疾也師曰五臟病各有得者愈五藏病各有所惡各隨其所不喜者爲病病者素不應食而反暴思之必發熱也○夫諸病在

藏欲攻之當隨其所得而攻之如渴者與猪苓湯餘
皆倣此

△痓濕暍病脉證第二

太陽病發熱無汗反惡寒者名曰剛痓

太陽病發熱汗出而不惡寒名曰柔痓○太陽病發
熱脉沈而細者名曰痓爲難治○太陽病發汗太多
因致痓○夫風病下之則痓復發汗必拘急○瘡家
雖身疼痛不可發汗汗出則痓

病者身熱足寒頸項强急惡寒時頭熱面赤目赤獨
頭動搖卒口噤背反張者痓病也若發其汗者寒濕

相得其表益虛即惡寒甚發其汗已其脉如蛇　暴腹脹大者爲欲觧脉如故反伏弦者痓○夫痓脉按之緊如弦直上下行○痓病有灸瘡難治

太陽病其證備身體强几几然脉反沈遲此爲痓括蔞桂枝湯主之

太陽病無汗而小便反少氣上衝胸口噤不得語欲作剛痓葛根湯主之

痓爲病胸滿口噤臥不着席脚攣急必齘齒可與大承氣湯

太陽病關節疼痛而煩脉沉而細者此名濕痺濕痺之候小便不利大便反快但當利其小便○濕家之爲病一身盡疼發熱身色如熏黄也○濕家其人但頭汗出背强欲得被覆向火若下之早則噦或胸滿小便不利舌上如胎者以丹田有熱胸上有寒渴欲得飲而不能飲則口燥煩也○濕家下之額上汗出微喘小便利者死若下利不止者亦死○風濕相搏一身盡疼痛法當汗出而解值天陰雨不止醫云此可發汗汗之病不愈者何也葢發其汗汗大出者但風氣去濕氣在是故不愈也若治風濕者發其汗但

微微似欲出汗者風濕俱去也○濕家病身疼發熱
面黄而喘頭痛鼻塞而煩其脉大自能飲食腹中和
無病病在頭中寒濕故鼻塞内藥鼻中則愈○濕家
身煩疼可與麻黄加朮湯發其汗爲宜慎不可以火
攻之

病者一身盡疼發熱日晡所劇者名風濕此病傷於
汗出當風或久傷取冷所致也可與麻黄杏仁薏苡
甘草湯

風濕脉浮身重汗出惡風者防巳黄耆湯主之

傷寒八九日風濕相搏身體疼煩不能自轉側不嘔

不渴脉浮虚而濇者桂枝附子湯主之若大便堅小便自利者去桂加白术湯主之

風濕相搏骨節疼煩掣痛不得屈伸近之則痛劇汗出短氣小便不利惡風不欲去衣或身微腫者甘草附子湯主之

太陽中暍發熱惡寒身重而疼痛其脉弦細芤遲小便已洒洒然毛聳手足逆冷小有勞身即熱口前開板齒燥若發其汗則其惡寒甚加溫針則發熱甚數下之則淋甚

太陽中熱者暍是也汗出惡寒身熱而渴白虎加人

參湯主之
太陽中暍身熱疼重而脉微弱此以夏月傷冷水水行皮中所致也一物瓜蒂湯主之
△百合狐惑陰陽毒病證第三
論曰百合病者百脉一宗悉致其病也意欲食復不能食常默默欲臥不能臥欲行不能行欲飲食或有美時或有不用聞食臭時如寒無寒如熱無熱口苦小便赤諸藥不能治得藥則劇吐利如有神靈者身形如和其脉微數每溺時頭痛者六十日乃愈若溺時頭不痛淅然者四十日愈若溺快然但頭眩者二

十日愈其證或未病而預見或病四五日而出或病二十日或一月微見者各隨證治之
百合病發汗後者百合知母湯主之
百合病下之後者滑石代赭湯主之
百合病吐之後者百合雞子湯主之
百合病不經吐下發汗病形如初者百合地黄湯主之
百合病一月不解變成渴者百合洗方主之
百合病渴不差者栝蔞牡蠣散主之
百合病變發熱者百合滑石散主之

百合病見於陰者以陽法救之見於陽者以陰法救之見陽攻陰復發其汗此爲逆見陰攻陽乃復下之此亦爲逆

狐惑之爲病狀如傷寒默默欲眠目不得閉臥起不安蝕於喉爲惑蝕於陰爲狐不欲飲食惡聞食臭其面目乍赤乍黑乍白蝕於上部則聲喝甘草瀉心湯主之○蝕於下部則咽乾苦參湯洗之○蝕於肛者雄黃熏之

病者脉數無熱微煩默默但欲臥汗出初得之三四日目赤如鳩眼七八日目四眥黑若能食者膿巳成

也赤豆當歸散主之
陽毒之爲病面赤斑斑如錦文咽喉痛唾膿血五日可治七日不可治升麻鱉甲湯主之
陰毒之爲病面目青身痛如被杖咽喉痛五日可治七日不可治升麻鱉甲湯去雄黄蜀椒主之

△瘧病脉證第四

師曰瘧脉自弦弦數者多熱弦遲者多寒弦小緊者下之差弦遲者可溫之弦緊者可發汗針灸也浮大者可吐之弦數者風發也以飲食消息止之○病瘧以月一日發當以十五日愈設不差當月盡解如其

不差當云何師曰此結爲癥瘕名曰瘧母急治之宜
鱉甲煎丸
師曰陰氣孤絶陽氣獨發則熱而少氣煩寃手足熱
而欲嘔名曰癉瘧若但熱不寒者邪氣内藏於心外
舍分肉之間令人消鑠脫肉
温瘧者其脉如平身無寒但熱骨節疼煩時嘔白虎
加桂枝湯主之
瘧多寒者名曰牡瘧蜀漆散主之

△中風歷節病脉證第五

夫風之爲病當半身不遂或但臂不遂者此爲痺脉

微而數中風使然○寸口脉浮而緊緊則爲寒浮則爲虛寒虛相搏邪在皮膚浮者血虛絡脉空虛賊邪不瀉或左或右邪氣反緩正氣即急正氣引邪喎僻不遂邪在於絡肌膚不仁邪在於經即重不勝邪入於府即不識人邪入於藏舌即難言口吐涎

寸口脉遲而緩遲則爲寒緩則爲虛榮緩則爲亡血衛緩則爲中風邪氣中經則身痒而癮疹心氣不足邪氣入中則胸滿而短氣

寸口脉沉而弱沉即主骨弱即主筋沉即爲腎弱即爲肝汗出入水中如水傷心歷節即黃汗出故曰歷節

趺陽脉浮而滑滑則穀氣實浮則汗自出
少陰脉浮而弱弱則血不足浮則爲風風血相摶
疼痛如掣○盛人脉濇小短氣自汗出歷節疼不可
屈伸此皆飲酒汗出當風所致
諸肢節疼痛身體尫羸脚腫如脫頭眩短氣温温欲
吐桂枝芍藥知母湯主之
味酸則傷筋筋傷則緩名曰泄鹹則傷骨骨傷則痿
名曰枯枯泄相摶名曰斷泄榮氣不通衛不獨行榮
衛俱微三焦無所御四屬斷絶身體羸瘦獨足腫大
黄汗出脛冷假令發熱便爲歷節也

病歷節不可屈伸疼痛烏頭湯主之

△血痺虛勞病脉證第六

問曰血痺病從何得之師曰夫尊榮人骨弱肌膚盛重困疲勞汗出臥不時動揺加被微風遂得之但以脉自微濇在寸口關上小緊宜鍼引陽氣令脉和緊去則愈○血痺陰陽俱微寸口關上微尺中小緊外證身體不仁如風痺狀黃耆桂枝五物湯主之

夫男子平人脉大爲勞極虛亦爲勞○男子面色薄者主渴及亡血卒喘悸脉浮者裏虛也○男子脉虛沉弦無寒熱短氣裏急小便不利面色白時目瞑兼

衄少腹滿此爲勞使之然○勞之爲病其脉浮大手足煩春夏劇秋冬瘥陰寒精自出酸削不能行○男子脉浮弱而濇爲無子精氣清冷○夫失精家少腹弦急陰頭寒目眩髮落脉極虛芤遲爲清穀亡血失精脉得諸芤動微緊男子失精女子夢交桂枝龍骨牡蠣湯主之

男子平人脉虛弱細微者善盜汗也○人年五六十其病脉大者痺俠背行苦腸鳴馬刀俠癭者皆爲勞得之○脉沈小遲名脫氣其人疾行則喘喝手足逆寒腹滿甚則溏泄食不消化也○脉弦而大弦則爲

減大則爲芤減則爲寒芤則爲虛虛寒相搏此名爲
革婦人則半產漏下男子則亡血失精

虛勞裏急悸衄腹中痛夢失精四肢痠疼手足煩熱
咽乾口燥小建中湯主之

虛勞裏急諸不足黃耆建中湯主之

虛勞腰痛少腹拘急小便不利者八味腎氣丸主之

虛勞諸不足風氣百疾薯蕷丸主之

虛勞虛煩不得眠酸棗湯主之

五勞虛極羸瘦腹滿不能飲食食傷憂傷飲傷房室
傷饑傷勞傷經絡榮衛氣傷內有乾血肌膚甲錯兩

目黯黑緩中補虛大黃䗪蟲丸主之

△肺痿肺癰欬嗽上氣病脉證第七

問曰熱在上焦者因欬爲肺痿肺痿之病何從得之師曰或從汗出或從嘔吐或從消渴小便利數或從便難又被快藥下利重亡津液故得之曰寸口脉數其人欬口中反有濁唾涎沫者何師曰爲肺痿之病若口中辟辟燥欬卽胸中隱隱痛脉反滑數此爲肺癰欬唾膿血脉數虛者爲肺痿數實者爲肺癰○問曰病欬逆脉之何以知此爲肺癰當有膿血吐之則死其脉何類師曰寸口脉微而數微則爲風數則爲

熱微則汗出數則惡寒風中於衛呼氣不入熱過於榮吸而不出風傷皮毛熱傷血脉風舍於肺其人則欬口乾喘滿咽燥不渴時唾濁沫時時振寒熱之所過血爲之凝滯畜結癰膿吐如米粥始萌可救膿成則死○上氣面浮腫肩息其脉浮大不治又加利尤甚○上氣喘而躁者屬肺脹欲作風水發汗則愈

肺痿吐涎沫而不咳者其人不渴必遺尿小便數所以然者以上虛不能制下故也此爲肺中冷必眩多涎唾甘草乾薑湯以温之若服湯已渴者屬消渴

欬而上氣喉中水雞聲射干麻黄湯主之

欬逆上氣時時吐濁但坐不得眠皂莢丸主之
欬而脉浮者厚朴麻黄湯主之
脉沈者澤漆湯主之
大逆上氣咽喉不利者止逆下氣麥門冬湯主之
肺癰喘不得臥葶藶大棗瀉肺湯主之
欬而胸滿振寒脉數咽乾不渴時出濁唾腥臭久久
吐膿如米粥者爲肺癰桔梗湯主之
欬而上氣此爲肺脹其人喘目如脱狀脉浮大者越
婢加半夏湯主之
肺脹欬而上氣煩燥而喘脉浮者心下有水小青龍

加石膏湯主之

肺癰胸滿脹一身面目浮腫鼻塞清涕出不聞香臭

酸辛欬逆上氣喘鳴迫塞葶藶大棗瀉肺湯主之

△奔豘氣病脉證第八

師曰病有奔豚有吐膿有驚怖有火邪此四部病皆

從驚發得之師曰奔豚病從少腹起上衝咽喉發作

欲死復還止皆從驚恐得之

奔豚氣上衝胸腹痛往來寒熱奔豚湯主之

發汗後燒針令其汗針處被寒核起而赤者必發賁

豚氣從小腹上至心灸其核上各一壯與桂枝加桂

湯主之

發汗後臍下悸者欲作賁豚茯苓桂枝甘草大棗湯主之

△胸痺心痛短氣病脉證第九

師曰夫脉當取太過不及陽微陰弦即胸痺而痛所以然者責其極虚也今陽虚知在上焦所以胸痺心痛者以其陰弦故也○平人無寒熱短氣不足以息者實也

胸痺之病喘息欬唾胸背痛短氣寸口脉沈而遲關上小緊數栝蔞薤白白酒湯主之

胸痹不得臥心痛徹背者括蔞薤白半夏湯主之
胸痹心中痞留氣結在胸胸滿脇下逆搶心枳實薤
白桂枝湯主之人參湯亦主之
胸痹胸中氣塞短氣茯苓杏仁甘草湯主之橘枳薑
湯亦主之
胸痹緩急者薏苡附子散主之
心中痞諸逆心懸痛桂枝生薑枳實湯主之
心痛徹背背痛徹心烏頭赤石脂丸主之

△腹滿寒疝宿食病脉證第十

趺陽脉微弦法當腹滿不滿者必便難兩胠疼痛此

虛寒從下上也以温藥服之○病者腹滿按之不痛爲虛痛者爲實可下之舌黄未下者下之黄自去○腹滿時減復如故此爲寒當與温藥○病者痿黄躁而不渴胸中寒實而利不止者死○寸口脉弦者卽脇下拘急而痛其人嗇嗇惡寒也○夫中寒家喜欠其人清涕出發熱色和者善嚏○中寒其人下利以裏虛也欲嚏不能此人肚中寒○夫瘦人繞臍痛必有風冷榖氣不行而反下之其氣必衝不衝者心下則痞也

病腹滿發熱十日脉浮而數飲食如故厚朴七物湯

主之
腹中寒氣雷鳴切痛胸脇逆滿嘔吐附子粳米湯主
之
痛而閉者厚朴三物湯主之
按之心下滿痛者此爲實也當下之宜大柴胡湯
腹滿不減減不足言當須下之宜大承氣湯
心胸中大寒痛嘔不能飲食腹中寒上衝皮起出見
有頭足上下痛而不可觸近大建中湯主之
脇下偏痛發熱其脉緊弦此寒也以温藥下之宜大
黄附子湯

寒氣厥逆赤丸主之

腹痛脉弦而緊弦則衛氣不行卽惡寒緊則不欲食邪正相搏卽爲寒疝遶臍痛若發則白汗出手足厥冷其脉沈弦者大烏頭煎主之

寒疝腹中痛及脇痛裏急者當歸生薑羊肉湯主之

寒疝腹中痛逆冷手足不仁若身疼痛灸刺諸藥不能治抵當烏頭桂枝湯主之

其脉數而緊乃弦狀如弓弦按之不移脉數弦者當下其寒脉緊大而遲者必心下堅脉大而緊者陽中有陰可下之

問曰人病有宿食何以别之師曰寸口脉浮而大按之反濇尺中亦微而濇故知有宿食大承氣湯主之○脉數而滑者實也此有宿食下之愈宜大承氣湯○下利不飲食者有宿食也當下之宜大承氣湯

宿食在上脘當吐之宜瓜蔕散

脉緊如轉索無常者有宿食也○脉緊頭痛風寒腹中有宿食不化也

△五臟風寒積聚病脉證第十一

肺中風者口燥而喘身運而重冒而腫脹○肺中寒吐濁涕○肺死藏浮之虚按之弱如葱葉下無根者

死

肝中風者頭目瞤兩脇痛行常傴令人嗜甘○肝中寒者兩臂不舉舌本燥喜太息胸中痛不得轉側食則吐而汗出也○肝死藏浮之弱按之如索不來或曲如蛇行者死○肝着其人常欲蹈其胸上先未苦時但欲飲熱旋覆花湯主之

心中風者翕翕發熱不能起心中饑食即嘔吐○心中寒者其人苦病心如噉蒜狀劇者心痛徹背背痛徹心譬如蠱注其脉浮者自吐乃愈○心傷者其人勞倦即頭面赤而下重心中痛而自煩發熱當臍跳

其脉弦此爲心藏傷所致也○心死藏浮之實如麻豆按之益躁疾者死○邪哭使魂魄不安者血氣少也血氣少者屬於心心氣虛者其人則畏合目欲眠夢遠行而精神離散魂魄妄行陰氣衰者爲癲陽氣衰者爲狂

脾中風者翕翕發熱形如醉人腹中煩重皮目瞤瞤而短氣○脾死藏浮之大堅按之如覆盃潔潔狀如搖者死○趺陽脉浮而濇浮則胃氣強濇則小便數浮濇相搏大便則堅其脾爲約麻子人丸主之

腎著之病其人身體重腰中冷如坐水中形如水狀

反不渴小便自利飲食如故病屬下焦身勞汗出衣裏冷濕久久得之腰以下冷痛腹重如帶五千錢甘薑苓朮湯主之○腎死藏浮之堅按之亂如轉丸益下入尺中者死

問曰三焦竭部上焦竭善噫何謂也師曰上焦受中焦氣未和不能消穀故能噫耳下焦竭即遺溺失便其氣不和不能自禁制不須治久則愈○師曰熱在上焦者因欬爲肺痿熱在中焦者則爲堅熱在下焦者則尿血亦令淋秘不通大腸有寒者多鶩溏有熱者便腸垢小腸有寒者其人下重便血有熱者必痔

問曰病有積有聚有槃氣何謂也師曰積者藏病也終不移聚者府病也發作有時展轉痛移爲可治槃氣者脇下痛按之則愈復發爲槃氣諸積大法脉來細而附骨者乃積也寸口積在胸中微出寸口積在喉中關上積在臍傍上關上積在心下微下關積在少腹尺中積在氣衝脉出左積在左脉出右積在右脉兩出積在中央各以其部處之

△痰飲欬嗽病脉證第十二

問曰夫飲有四何謂也師曰有痰飲有懸飲有溢飲有支飲問曰四飲何以爲異師曰其人素盛今瘦水

走腸間瀝瀝有聲謂之痰飲飲後水流在脇下欬唾
引痛謂之懸飲飲水流行歸於四肢當汗出而不汗
出身體疼重謂之溢飲欬逆倚息短氣不得臥其形
如腫謂之支飲○水在心心下堅築短氣惡水不欲
飲○水在肺吐涎沫欲飲水○水在脾少氣身重○
水在肝脇下支滿嚏而痛○水在腎心下悸○夫心
下有留飲其人背寒冷如手大○留飲者脇下痛引
缺盆欬嗽則輒已○胸中有留飲其人短氣而
渴四肢歷節痛脉沈者有留飲○膈上病痰滿喘欬
吐發則寒熱背痛腰疼目泣自出其人振振身瞤劇

必有伏飲○夫病人飲水多必暴喘滿凡食少飲多水停心下甚者則悸微者短氣脉雙弦者寒也皆大下後善虛脉偏弦者飲也○肺飲不弦但苦喘短氣○支飲亦喘而不能臥加短氣其脉平也○病痰飲者當以溫藥和之

心下有痰飲胸脇支滿目眩茯桂朮甘湯主之

夫短氣有微飲當從小便去之苓桂朮甘湯主之腎氣丸亦主之

病者脉伏其人欲自利利反快雖利心下續堅滿此爲留飲欲去故也甘遂半夏湯主之

脉浮而細滑傷飲○脉弦數有寒飲冬夏難治○脉沈而弦者懸飲内痛病懸飲者十棗湯主之

病溢飲者當發其汗大青龍湯主之小青龍湯亦主之

膈間支飲其人喘滿心下痞堅面色黧黑其脉沈緊得之數十日醫吐下之不愈木防巳湯主之虚者即愈實者三日復發復與不愈者宜木防巳湯去石膏加茯苓芒硝湯主之

心下有支飲其人苦冒眩澤瀉湯主之

支飲胸滿者厚朴大黄湯主之

支飲不得息亭歷大棗瀉肺湯主之

嘔家本渴渴者爲欲解今反不渴心下有支飲故也

小半夏湯主之

腹滿口舌乾燥此腸間有水氣已椒藶黄丸主之

卒嘔吐心下痞膈間有水眩悸者半夏加茯苓湯主

之

假令瘦人臍下有悸吐涎沫而癲眩此水也五苓散

主之

欬家其脉弦爲有水十棗湯主之

夫有支飲家欬煩胸中痛者不卒死至一百日一歲

宜十棗湯
久欬數歲其脉弱者可治實大數者死其脉虚者必
苦冒其人本有支飲在胸中故也治屬飲家
欬逆倚息不得臥小青龍湯主之
青龍湯下已多唾口燥寸脉沉尺脉微手足厥逆氣
從小腹上衝胸咽手足痹其面翕熱如醉狀因復下
流陰股小便難時復冒者與茯苓桂枝五味甘草湯
治其氣衝○衝氣即低而反更欬胸滿者用桂苓五
味甘草湯去桂加乾薑細辛以治其欬滿○欬滿即
止而更復渴衝氣復發者以細辛乾薑爲熱藥也服

之當遂渴而渴反止者爲支飲也支飲者法當冒冒者必嘔嘔者復内半夏以去其水○水去嘔止其人形腫者加杏仁主之其證應内麻黄以其人遂痺故不内之若逆而内之者必厥所以然者以其人血虚麻黄發其陽故也○若面熱如醉此爲胃熱上衝熏其面加大黄以利之

先渴後嘔爲水停心下此屬飲家小半夏茯苓湯主之

△消渴小便利淋病脉證第十三

厥陰之爲病消渴氣上衝心心中疼熱饑而不欲食

食即吐下之不肯止○寸口脉浮而遲浮即爲虛遲即爲勞虛則衛氣不足勞則榮氣竭趺陽脉浮而數浮即爲氣數即爲消穀而大堅氣盛則溲數溲數即堅堅數相搏即爲消渴

男子消渴小便反多以飲一斗小便一斗腎氣丸主之

脉浮小便不利微熱消渴者宜利小便發汗五苓散主之

渴欲飲水水入則吐者名曰水逆五苓散主之

渴欲飲水不止者文蛤散主之

淋之爲病小便如粟狀小腹弦急痛引臍中○趺陽脉數胃中有熱卽消穀引食大便必堅小便卽數○淋家不可發汗發汗則必便血

小便不利者有水氣其人若渴用括蔞瞿麥丸主之

小便不利蒲灰散滑石白魚散茯苓戎鹽湯並主之

渴欲飲水口乾舌燥者白虎加人參湯主之

脉浮發熱渴欲飲水小便不利者猪苓湯主之

△水氣病脉證第十四

師曰病有風水有皮水有正水有石水有黄汗風水其脉自浮外證骨節疼痛惡風皮水其脉亦浮外證

胕腫按之沒指不惡風其腹如鼓不渴當發其汗正水其脉沈遲外證自喘石水其脉自沈外證腹滿不喘黃汗其脉沈遲身發熱胸滿四肢頭面腫久不愈必致癰膿○脉浮而洪浮則爲風洪則爲氣風氣相搏風強則爲隱疹身體爲癢癢爲泄風久爲痂癩氣強則爲水難以俛仰風氣相擊身體洪腫汗出乃愈惡風則虛此爲風水不惡風者小便通利上焦有寒其口多涎此爲黃汗○寸口脉沈滑者中有水氣面目腫大有熱名曰風水視人之目裹上微擁如蠶新臥起狀其頸脉動時時欬按其手足上陷而不起者

風水○太陽病脉浮而緊法當骨節疼痛反不疼身
體反重而痠其人不渴汗出即愈此爲風水惡寒者
此爲極虛發汗得之渴而不惡寒者此爲皮水身腫
而冷狀如周痺胸中窒不能食反聚痛暮躁不得眠
此爲黄汗痛在骨節欬而喘不渴者此爲脾脹其狀
如腫發汗即愈然諸病此者渴而下利小便數者皆
不可發汗○裏水者一身面目黄腫其脉沈小便不
利故令病水假如小便自利此亡津液故令渴也越
婢加术湯主之○趺陽脉當伏今反緊本自有寒疝
瘕腹中痛醫反下之下之即胸滿短氣○趺陽脉當

伏今反數本自有熱消穀小便數今反不利此欲作
水○寸口脈浮而遲浮脈則熱遲脈則潛熱潛相搏
名曰沈趺陽脈浮而數浮脈卽熱數脈卽止熱止相
搏名曰伏沈伏相搏名曰水沈則絡脈虛伏則小便
難虛難相搏水走皮膚卽爲水矣○寸口脈弦而緊
弦則衛氣不行卽惡寒水不沾流走於腸間○少陰
脈緊而沈緊則爲痛沈則爲水小便卽難脈得諸沈
當責有水身體腫重水病脈出者死○夫水病人目
下有臥蠶面目鮮澤脈伏其人消渴病水腹大小便
不利其脈沈絶者有水可下之

問曰病下利後渴飲水小便不利腹滿因腫者何也
答曰此法當病水若小便自利及汗出者自當愈○
心水者其身重而少氣不得臥煩而躁其人陰腫○
肝水者其腹大不能自轉側脇下腹痛時時津液微
生小便續通○肺水者其身腫小便難時時鴨溏○
脾水者其腹大四肢苦重津液不生但苦少氣小便
難○腎水者其腹大臍腫腰痛不得溺陰下濕如牛
鼻上汗其足逆冷面反瘦○師曰諸有水者腰以下
腫當利小便腰以上腫當發汗乃愈○師曰寸口脉
沈而遲沈則爲水遲則爲寒寒水相搏趺陽脉伏水

穀不化脾氣衰則鶩溏胃氣衰則身腫少陽脉卑少陰脉細男子則小便不利婦人則經水不通經爲血血不利則爲水名曰血分

問曰病者苦水面目身體四肢皆腫小便不利脉之不言水反言胸中痛氣上衝咽狀如炙肉當微欬喘審如師言其脉何類師曰寸口脉沈而緊沈爲水緊爲寒沈緊相搏結在關元始時當微年盛不覺陽衰之後榮衛相干陽損陰盛結寒微動腎氣上衝喉咽塞噎脇下急痛醫以爲留飲而大下之氣擊不去其病不除後重吐之胃家虛煩咽燥欲飲水小便不利

水穀不化面目手足浮腫又與葶藶丸下水當時如小差食飲過度腫復如前胸脇苦痛象若奔㹠其水揚溢則浮咳喘逆當先攻擊衝氣令止乃治欬欬止其喘自差先治新病病當在後

風水脉浮身重汗出惡風者防已黄耆湯主之腹痛加芍藥

風水惡風一身悉腫脉浮不渴續自汗出無大熱越婢湯主之

皮水爲病四肢腫水氣在皮膚中四肢聶聶動者防已茯苓湯主之

裏水越婢加朮湯主之甘草麻黄湯亦主之
水之爲病其脉沈小屬少陰浮者爲風無水虚脹者
爲氣水發其汗卽已脉沈者宜麻黄附子湯浮者宜
杏子湯
厥而皮水者蒲灰散主之
問曰黄汗之爲病身體腫發熱汗出而渴狀如風水
汗沾衣色正黄如蘗汁脉自沈何從得之師曰以汗
出入水中浴水從汗孔入得之宜黄耆芍桂酒湯主
之
黄汗之病兩脛自冷假令發熱此屬歷節食巳汗出

又身常暮盜汗出者此勞氣也若汗出已反發熱者久久其身必甲錯發熱不止者必生惡瘡若身重汗出已輒輕者久久必身瞤瞤即胸中痛又從腰以上必汗出下無汗腰髖弛痛如有物在皮中狀劇者不能食身疼重煩躁小便不利此爲黄汗桂枝加黄耆湯主之

師曰寸口脉遲而濇遲則爲寒濇爲血不足趺陽脉微而遲微則爲氣遲則爲寒寒氣不足則手足逆冷手足逆冷則榮衛不利榮衛不利則腹滿脇鳴相逐氣轉膀胱榮衛俱勞陽氣不通即身冷陰氣不通即

骨疼陽前通則惡寒陰前通則痹不仁陰陽相得其
氣乃行大氣一轉其氣乃散實則失氣虛則遺尿名
曰氣分
氣分心下堅大如盤邊如旋杯水飲所作桂枝去芍
藥加麻辛附子湯主之
心下堅大如盤邊如旋盤水飲所作枳朮湯主之
△黃疸病脉證第十五
寸口脉浮而緩浮則爲風緩則爲痺痺非中風四肢
苦煩脾色必黃瘀熱以行○趺陽脉緊而數數則爲
熱熱則消穀緊則爲寒食卽爲滿尺脉浮爲傷腎趺

陽脉緊爲傷脾風寒相搏食穀即眩穀氣不消胃中苦濁濁氣下流小便不通陰被其寒熱流膀胱身體盡黃名曰穀疸額上黑微汗出手足中熱薄暮即發膀胱急小便自利名曰女勞疸腹如水狀不治心中懊憹而熱不能食時欲吐名曰酒疸○陽明病脉遲者食難用飽飽則發煩頭眩小便必難此欲作穀疸雖下之腹滿如故所以然者脉遲故也○夫病酒黃疸必小便不利其候心中熱足下熱是其證也○酒黃疸者或無熱譫言小腹滿欲吐鼻燥其脉浮者先吐之沉弦者先下之○酒疸心中熱欲嘔者吐之愈

○酒疸下之久久爲黑疸目靑面黑心中如噉蒜虀狀大便正黑皮膚爪之不仁其脉浮弱雖黑微黃故知之○師曰病黃疸發熱煩喘胸滿口燥者以病發時火刦其汗兩熱所得然黃家所得從濕得之一身盡發熱而黃肚熱熱在裏當下之○脉沈渴欲飲水小便不利者皆發黃○腹滿舌痿黃燥不得睡屬黃家○黃疸之病當以十八日爲期治之十日以上瘥反劇爲難治○疸而渴者其疸難治疸而不渴者其疸可治發於陰部其人必嘔陽部其人振寒而發熱也

穀疸之爲病寒熱不食食卽頭眩心胸不安久久發黃爲穀疸茵蔯湯主之

黃家日晡所發熱而反惡寒此爲女勞得之膀胱急少腹滿身盡黃額上黑足下熱因作黑疸其腹脹如水狀大便必黑時溏此女勞之病非水也腹滿者難治用消礬散主之

酒黃疸心中懊憹或熱痛梔子大黃湯主之

諸病黃家但利其小便假令脉浮當以汗解之宜桂枝加黃耆湯主之○諸黃猪膏髮煎主之○黃疸病茵蔯五苓散主之

黃疸腹滿小便不利而赤自汗出此爲表和裏實當下之宜大黃消石湯

黃疸病小便色不變欲自利腹滿而喘不可除熱熱除必噦噦者小半夏湯主之

諸黃腹痛而嘔者宜柴胡湯

男子黃小便自利當與虛勞小建中湯

△驚悸吐衄下血胸滿瘀血病脉證第十六

寸口脉動而弱動卽爲驚弱則爲悸○師曰夫脉浮目睛暈黃衄未止暈黃去目睛慧了知衄今止○又曰從春至夏衄者太陽從秋至冬衄者陽明○衄家

不可汗汗出必額上陷脉緊急直視不能眴不得眠○病人面無色無寒熱脉沈弦者衄浮弱手按之絶者下血煩欬者必吐血○夫吐血欬逆上氣其脉數而有熱不得卧者死○夫酒客欬者必致吐血此因極飲過度所致也○寸口脉弦而大弦則爲減大則爲芤減則爲寒芤則爲虚寒虚相擊此名曰革婦人則半產漏下男子則亡血○亡血不可發其表汗出則寒慄而振○病人胸滿唇痿舌青口燥但欲嗽水不欲嚥無寒熱脉微大來遲腹不滿其人言我滿爲有瘀血○病者如熱狀煩滿口乾燥而渴其脉反無

熱此爲陰狀是瘀血也當下之

火邪者桂枝去芍藥加蜀漆牡蠣龍骨救逆湯主之

心下悸者半夏麻黄丸主之

吐血不止者栢葉湯主之

下血先便後血此遠血也黄土湯主之

下血先血後便此近血也赤小豆當歸散主之

心氣不足吐血衄血瀉心湯主之

△嘔吐噦下利病脉證第十七

夫嘔家有癰膿不可治嘔膿盡自愈○先嘔却渴者此爲欲解先渴却嘔者爲水停心下此屬飲家嘔家

本渴今反不渴者以心下有支飲故也此屬支飲○問曰病人脉數數爲熱當消穀引食而反吐者何也師曰以發其汗令陽微膈氣虛脉乃數數爲客熱不能消穀胃中虛冷故也脉弦者虛也胃氣無餘朝食暮吐變爲胃反寒在於上醫反下之今脉反弦故名曰虛○寸口脉微而數微則無氣無氣則榮虛榮虛則血不足血不足則胸中冷○趺陽脉浮而濇浮則爲虛濇則傷脾脾傷則不磨朝食暮吐暮食朝吐宿穀不化名曰胃反脉緊而濇其病難治○病人欲吐者不可下之

噦而腹滿視其前後知何部不利利之即愈

嘔而胸滿者茱萸湯主之

乾嘔吐涎沫頭痛者茱萸湯主之

嘔而腸鳴心下痞者半夏瀉心湯主之

乾嘔而利者黄芩加半夏生薑湯主之

諸嘔吐穀不得下者小半夏湯主之

嘔吐而病在膈上後思水者解急與之思水者猪苓散主之

嘔而脉弱小便復利身有微熱見厥者難治四逆湯主之

嘔而發熱者小柴胡湯主之

胃反嘔吐者大半夏湯主之

食已即吐者大黃甘草湯主之

胃反吐而渴欲飲水者茯苓澤瀉湯主之

吐後渴欲得水而貪飲者文蛤湯主之兼主微風脈
緊頭痛

乾嘔吐逆吐涎沫半夏乾薑散主之

病人胸中似喘不喘似嘔不嘔似噦不噦徹心中憒
憒然無奈者生薑半夏湯主之

乾嘔噦若手足厥者橘皮湯主之

噦逆者橘皮竹茹湯主之

夫六府氣絶於外者手足寒上氣脚縮五藏氣絶於内者利不禁下甚者手足不仁○下利脉沉弦者下重脉大者爲未止脉微弱數者爲欲自止雖發熱不死○下利手足厥冷無脉者灸之不温若脉不還反微喘者死少陰負趺陽者爲順也○下利有微熱而渴脉弱者今自愈○下利脉數有微熱汗出今自愈設脉緊爲未解○下利脉數而渴者今自愈設不差必圊膿血以有熱故也○下利脉反弦發熱身汗者自愈○下利氣者當利其小便○下利寸脉反浮數

尺中自濇者必圊膿血○下利清穀不可攻其表汗出必脹滿○下利脉沈而遲其人面少赤身有微熱下利清穀者必鬱冒汗出而解病人必微熱所以然者其面戴陽下虚故也○下利後脉絶手足厥冷晬時脉還手足温者生脉不還者死○下利腹脹滿身體疼痛者先温其裏乃攻其表温裏宜四逆湯攻表宜桂枝湯

下利三部脉皆平按之心下堅者急下之宜大承氣湯○下利脉遲而滑者實也利未欲止急下之宜大承氣湯○下利脉反滑者當有所去下乃愈宜大承

氣湯○下利已差至其年月日時復發者以病不盡故也當下之宜大承氣湯

下利讝語者有燥屎也小承氣湯主之

下利便膿血者桃花湯主之

熱利重下者白頭翁湯主之

下利後更煩按之心下濡者爲虚煩也梔子豉湯主之

下利清穀裏寒外熱汗出而厥者通脉四逆湯主之

下利肺痛紫參湯主之

氣利訶梨勒散主之

△瘡癰腸癰浸淫病脉證第十八

諸浮數脉應當發熱而反洒淅惡寒若有痛處當發其癰○師曰諸癰腫欲知有膿無膿以手掩腫上熱者爲有膿不熱者爲無膿

腸癰之爲病其身甲錯腹皮急按之濡如腫狀腹無積聚身無熱脉數此爲腹內有癰膿薏苡附子敗醬散主之

腸癰者少腹腫痞按之卽痛如淋小便自調時時發熱自汗出復惡寒其脉遲緊者膿未成可下之當有血脉洪數者膿已成不可下也大黃牡丹湯主之

問曰寸口脉浮微而澀然當亡血若汗出設不汗者云何荅曰若身有瘡被刀斧所傷亡血故也

病金瘡王不留行散主之

浸淫瘡從口流向四肢者可治從四肢流來入口者不可治○浸淫瘡黄連粉主之

△趺蹶手指臂腫轉筋陰狐疝蚘蟲病脉證第十九

師曰病趺蹶其人但能前不能却刺腨入二寸此太陽經傷也病人常以手指臂腫動此人身體瞤瞤者藜蘆甘草湯主之

轉筋之爲病其人臂脚直脉上下行微弦轉筋入腹者雞屎白散主之
陰狐疝氣者偏有小大時時上下蜘蛛散主之
問曰病腹痛有蟲其脉何以別之師曰腹中痛其脉當沈若弦反洪大故有蚘蟲
蚘蟲之爲病令人吐涎心痛發作有時毒藥不止甘草粉蜜湯主之
蚘厥者當吐蚘令病者靜而復時煩此爲藏寒蚘上入膈故煩須臾復止得食而嘔又煩者蚘聞食臭出其人常自吐蚘○蚘厥者烏梅丸主之

△婦人妊娠病脉證第二十

師曰婦人得平脉陰脉小弱其人渴不能食無寒熱名妊娠桂枝湯主之於法六十日當有此證設有醫治逆者却一月加吐下者則絶之

婦人宿有癥病經斷未及三月而得漏下不止胎動在臍上者爲癥痼害○妊娠六月動者前三月經水利時胎下血者後斷三月不血也所以血不止者其癥不去故也當下其癥桂枝茯苓丸主之

婦人懷娠六七月脉弦發熱其胎愈脹腹痛惡寒者少腹如扇所以然者子藏開故也當以附子湯温其

藏

師曰婦人有漏下者有半產後因續下血都不絶者有妊娠下血者假令妊娠腹中痛爲胞阻膠艾湯主之

婦人懷妊腹中㽲痛當歸芍藥散主之

妊娠嘔吐不止乾薑人參半夏丸主之

妊娠小便難飲食如故歸母苦參丸主之

妊娠有水氣身重小便不利洒淅惡寒起即頭眩葵子茯苓散主之

婦人妊娠宜常服當歸散主之

妊娠養胎白术散主之

婦人傷胎懷身腹滿不得小便從腰以下重如有水瀉勞懷身七月太陰當養不養此心氣實當刺氣狀宮及關元小便微利則愈

△婦人産後病脉證第二十一

問曰新産婦人有三病一者病痓二者病鬱冒三者大便難何謂也○師曰新産血虛多汗出喜中風故令病痓亡血復汗寒多故令鬱冒亡津液胃燥故大便難産婦鬱冒其脉微弱不能食大便反堅但頭汗出所以然者血虛而厥厥而必冒冒家欲解必大汗

出以血虚下厥孤陽上出故頭汗出所以産婦喜汗出者亡陰血虚陽氣獨盛故當汗出陰陽乃復大便堅嘔不能食小柴胡湯主之

病解能食七八日更發熱者此爲胃實大承氣湯主之

産後腹中㽲痛當歸生薑羊肉湯主之并治腹中寒疝虚勞不足

産後腹痛煩滿不得臥枳實芍藥散主之

師曰産婦腹痛法當以枳實芍藥散假令不愈者此爲腹中有乾血着臍下宜下瘀血湯主之亦主經水

不利

產後七八日無太陽證少腹堅痛此惡露不盡不大便煩躁發熱切脈微實再倍發熱日晡時煩躁者不食食則譫語至夜卽愈宜大承氣湯主之熱在裏結在膀胱也

產後風續之數十日不解頭微痛惡寒時時有熱心下悶乾嘔汗出雖久陽旦證續在耳可與陽旦湯

產後中風發熱面正赤喘而頭痛竹葉湯主之

婦人乳中虛煩亂嘔逆安中益氣竹皮大丸主之

產後下利虛極白頭翁加甘草阿膠湯主之

△婦人雜病脉證并治第二十二

婦人中風七八日續來寒熱發作有時經水適斷此爲熱入血室其血必結故使如瘧狀發作有時小柴胡湯主之

婦人傷寒發熱經水適來晝日明了暮則譫語如見鬼狀者此爲熱入血室治之無犯胃氣及上二焦必自愈

婦人中風發熱惡寒經水適來得七八日熱除脉遲身凉和胸脇滿如結胸狀譫語者此爲熱入血室也當刺期門隨其實而取之

陽明病下血譫語者此爲熱入血室但頭汗出當刺期門隨其實而瀉之濈然汗出者愈

婦人咽中如有炙臠半夏厚朴湯主之

婦人藏躁喜悲傷欲哭象如神靈所作數欠伸甘麥大棗湯主之

婦人吐涎沫醫反下之心下即痞當先治其吐涎沫小青龍湯主之涎沫止乃治痞瀉心湯主之

婦人之病因虛積冷結氣爲諸經水斷絶至有歷年血寒積結胞門寒傷經絡凝堅在上嘔吐涎唾久成肺癰形體損分在中盤結繞臍寒疝或兩脇疼痛與

藏相連或結熱中痛在關元脉數無瘡肌若魚鱗時
着男子非止女身在下未多經候不勻冷陰掣痛少
腹惡寒或引腰脊下根氣街氣衝急痛膝脛疼煩奄
忽眩冒狀如厥癲或有憂慘悲傷多嗔此皆帶下非
有鬼神久則羸瘦脉虚多寒三十六病千變萬端審
脉陰陽虚實緊弦行其針藥治危得安其雖同病脉
各異源子當辯記勿謂不然
問曰婦人年五十所病下利數十日不止暮即發熱
少腹裏急腹滿手掌煩熱唇口乾燥何也師曰此病
屬帶下何以故曾經半產瘀血在少腹不去何以知

之其證脣口乾燥故知之當以溫經湯主之

帶下經水不利少腹滿痛經一月再見者土瓜根散主之

寸口脉弦而大弦則爲減大則爲芤減則爲寒芤則爲虛寒虛相搏此名曰革婦人則半產漏下旋覆花湯主之

婦人陷經漏下黑不解膠薑湯主之

婦人少腹滿如敦狀小便微難而不渴生後者此爲水與血俱結在血室也大黃甘遂湯主之

婦人經水不利下抵當湯主之

婦人經水閉不利藏堅癖不止中有乾血下白物礬石丸主之

婦人六十二種風及腹中血氣刺痛紅藍花酒主之

婦人腹中諸疾痛當歸芍藥散主之

婦人腹中痛小建中湯主之

問曰婦人病飲食如故煩熱不得卧而反倚息者何也師曰此名轉胞不得溺也以胞系了戾故致此病但利小便則愈宜腎氣丸主之

少陰脉滑而數者陰中即生瘡陰中蝕瘡爛者狼牙湯洗之

胃氣下泄陰吹而正喧此穀氣之實也膏髮煎導之

金匱要畧論　終

仲景傷寒方

醫種子

六

醫方種子序

上古有醫藥而無醫方至漢末張仲景始立方以傳具載傷寒論及金匱要畧中今與論分刻爲兩論則便于誦讀方則便于揀閱此方書之祖也後世方雖無量無邊不出此中變化而後能有合名醫方種子

傷寒論方　凡一百零五方

金匱要畧　凡一百三十九方

庚申秋分盧復記

仲景傷寒方

太陽篇凡七十三方

桂枝湯　桂枝加葛根湯

桂枝加附子湯　桂枝去芍藥湯

桂枝去芍藥加附子湯

桂枝麻黄各半湯　桂枝二麻黄一湯

白虎加人參湯　桂枝二越婢一湯

桂枝去桂加茯苓白术湯

甘草乾薑湯　芍藥甘草湯

調胃承氣湯　四逆湯

葛根加半夏湯　葛根黃芩黃連湯

麻黃湯　大青龍湯

小青龍湯　桂枝加厚朴杏仁湯

乾薑附子湯

桂枝加芍藥生薑人參新加湯

麻黃杏仁甘草石膏湯

桂枝甘草湯　茯苓桂枝甘草大棗湯

厚朴生薑半夏甘草人參湯

茯苓桂枝白朮甘草湯

芍藥甘草附子湯　茯苓四逆湯

大陷胸丸　大陷胸湯
小陷胸湯　文蛤散
白散　柴胡桂枝湯
柴胡桂枝乾薑湯　半夏瀉心湯
十棗湯　大黃黃連瀉心湯
附子瀉心湯　生薑瀉心湯
甘草瀉心湯　赤石脂禹餘糧湯
旋復代赭湯　桂枝人參湯
瓜蒂散　黃芩湯
黃芩加半夏生薑湯　黃連湯

桂枝附子湯

桂枝附子去桂加白术湯

甘草附子湯　　白虎湯

炙甘草湯

桂枝湯

桂枝三兩去皮　芍藥三兩　甘草二兩炙

生薑三兩切　大棗十二枚劈

右五味㕮咀以水七升微火煮取三升去滓適寒

溫服一升服巳須臾歠熱稀粥一升餘以助藥力

溫覆令一時許遍身漐漐微似有汗者益佳不可

令如水流漓病必不除若一服汗出病差停後服不必盡劑若不汗更服依前法又不汗後服小促其間半日許令三服盡若病重者一日一夜服周時觀之服一劑盡病證猶在者更作服若汗不出乃服至二三劑禁生冷粘滑肉麵五辛酒酪臭惡等物

桂枝加葛根湯即葛根湯

葛根四兩　麻黄三兩去節　芍藥二兩
生薑三兩切　甘草二兩炙　大棗十二枚擘
桂枝二兩去皮

右七味以水一斗先煮麻黄葛根減二升去上沫内諸藥煮取三升去滓溫服一升覆取微似汗不須啜粥餘如桂枝法將息及禁忌諸後方倣此

桂枝加附子湯

桂枝三兩去皮　芍藥三兩　甘草三兩炙

生薑三兩切　大棗十二枚擘　附子一枚炮去皮破八片

右六味以水七升煮取三升去滓溫服一升

桂枝去芍藥湯

桂枝三兩去皮　甘草二兩炙

生薑三兩切　大棗十二枚擘

右四味以水七升煮取三升去滓溫服一升

桂枝去芍藥加附子湯

桂枝三兩去皮　甘草二兩炙　生薑三兩切

大棗十二枚擘　附子一枚炮去皮破八片

右五味以水七升煮取三升去滓溫服一升

桂枝麻黄各半湯

桂枝一兩十六銖去皮　芍藥　生薑

甘草炙　麻黄各一兩去節　大棗四枚

杏仁二十四枚湯浸去皮尖及兩仁者

右七味以水五升先煮麻黄一二沸去上沫內諸

藥煑取一升八合去滓溫服六合本云桂枝湯三

合麻黃湯三合併爲六合頓服將息如上法

桂枝二麻黃一湯

桂枝一兩十七銖去皮　芍藥一兩六銖　麻黃十六銖去節

生薑一兩六銖　杏仁十六箇去皮尖　甘草一兩二銖炙

大棗五枚

右七味以水五升先煑麻黃一二沸去上沫內諸

藥煑取二升去滓溫服一升日再服本云桂枝湯

二分麻黃湯一分合爲二升分再服今合爲一方

白虎加人參湯

知母六兩　石膏一斤碎綿裹　甘草二兩炙

粳米六合　人參三兩

右五味以水一斗煑米熟湯成去滓溫服一升日三服

桂枝二越婢一湯

桂枝去皮　芍藥　麻黄去節

甘草各十八銖炙　大棗四枚　生薑一兩二銖

石膏二十四銖碎綿裹

右七味以水五升煑麻黄一二沸去上沫內諸藥煑取二升去滓溫服一升本云當裁爲越婢湯桂

枝湯合飲一升今合爲一方桂枝二分越婢一分

桂枝去桂加茯苓白术湯

芍藥三兩　甘草炙二兩　生薑

白术　茯苓各三兩　大棗十二枚

右六味以水八升煮取三升去滓溫服一升小便利則愈

甘草乾薑湯

甘草炙四兩　乾薑二兩

右二味以水三升煮取一升五合去滓分溫再服

芍藥甘草湯

芍藥　甘草各四兩炙

右二味以水三升煑取一升五合去滓分溫再服

調胃承氣湯

大黃四兩去皮清酒洗　甘草二兩炙　芒消半升

右三味以水三升煑取一升去滓內芒消更上火微煑令沸少少溫服之

四逆湯

甘草二兩炙　乾薑一兩半　附子一枚生用去皮破八片

右三味以水三升煑取一升二合去滓分溫再服强人可大附子一枚乾薑三兩

葛根加半夏湯

葛根四兩　麻黄三兩去節　甘草二兩炙

芍藥二兩　桂枝二兩去皮　生薑二兩

半夏半升洗　大棗十二枚

右八味以水一斗先煮葛根麻黄減二升去白沫

内諸藥煮取三升去滓温服一升覆取微汗

葛根黄芩黄連湯

葛根半斤　甘草二兩炙　黄芩三兩

黄連三兩

右四味以水八升先煮葛根減二升内諸藥煮取

二升去滓分溫再服

麻黃湯

麻黃三兩去節　桂枝二兩去皮　甘草一兩炙

杏仁七十箇去皮尖

右四味以水九升先煑麻黃減二升去上沫內諸藥煑取二升半去滓溫服八合覆取微似汗不須啜粥餘如桂枝將息法

大青龍湯

麻黃六兩去節　桂枝二兩去皮　甘草二兩炙

杏仁四十枚　大棗十枚　石膏碎如鷄子大

生薑三兩

右七味以水九升先煑麻黄減二升去上沫內諸藥煑取三升去滓溫服一升取微似汗汗出多者溫粉撲之一服汗者停後服汗多亡陽遂虚惡風煩躁不得眠也

小青龍湯

麻黄去節　芍藥　細辛

乾薑　甘草炙　桂枝去皮各三兩

五味子半升　半夏洗半升

右八味以水一斗先煑麻黄減二升去上沫內諸

藥煮取三升去滓溫服一升若渴去半夏加括蔞根三兩若微利去麻黃加蕘花如雞子大熬令赤色若噎者去麻黃加附子一枚炮若小便不利少腹滿者去麻黃加茯苓四兩若喘去麻黃加杏仁半升去皮尖

桂枝加厚朴杏仁湯

桂枝三兩去皮　甘草二兩炙　生薑三兩

芍藥三兩　大棗十二枚　厚朴二兩炙去皮

杏仁五十枚

右七味以水七升微火煮取三升去滓溫服一升

覆取微似汗

乾薑附子湯

乾薑一兩　附子一枚生用去皮切八片

右二味以水三升煑取一升去滓頓服

桂枝加芍藥生薑人參新加湯

桂枝三兩去皮　芍藥四兩　甘草二兩炙

人參三兩　大棗十二枚　生薑四兩

右六味以水一斗二升煑取三升去滓温服一升

麻黄杏仁甘草石膏湯

麻黄四兩去節　杏仁五十箇　甘草二兩炙

石膏半斤

右四味以水七升煑麻黄減二升去上沫內諸藥煑取二升去滓溫服一升

桂枝甘草湯

桂枝四兩去皮　甘草二兩炙

右二味以水三升煑取一升去滓頓服

茯苓桂枝甘草大棗湯

茯苓半斤　桂枝四兩去皮　甘草二兩炙

大棗十五枚

右四味以甘瀾水一斗先煑茯苓減二升內諸藥

煮取三升去滓溫服一升日三服

作甘瀾水法取水二斗置大盆內以杓揚之水上有珠子五六千顆相逐取用之

厚朴生薑半夏甘草人參湯

厚朴半斤炙去皮　生薑半斤　半夏半斤洗

甘草二兩　人參一兩

右五味以水一斗煮取三升去滓溫服一升日三服

茯苓桂枝白朮甘草湯

茯苓四兩　桂枝三兩去皮　白朮

甘草各二兩炙

右四味以水六升煑取三升去滓分溫三服

芍藥甘草附子湯

芍藥　甘草各三兩炙　附子一枚炮去皮破八片

右三味以水五升煑取一升五合去滓分溫三服

茯苓四逆湯

茯苓四兩　人參一兩　附子一枚生用

甘草二兩炙　乾薑一兩半

右五味以水五升煑取三升去滓溫服七合日二

五苓散

猪苓十八銖去皮　澤瀉一兩六銖　白术十八銖

茯苓十八銖　桂枝半兩去皮

右五味擣爲末以白飲和服方寸匕日三服多飲

煖水汗出愈

茯苓甘草湯

茯苓二兩　桂枝二兩去皮　甘草一兩炙

生薑三兩

右四味以水四升煑取二升去滓分溫三服

梔子豉湯

梔子十四枚　香豉四合綿裹

右二味以水四升先煑梔子得二升半內豉煑取升半去滓分爲二服溫進一服得吐止後服

梔子甘草豉湯

梔子十四箇　甘草二兩炙　香豉四合綿裹

右三味以水四升先煑梔子甘草取二升半內豉煑取升半去滓分爲二服溫進一服得吐止後服

梔子生薑豉湯

梔子十四箇　生薑五兩　香豉四合

右三味以水四升先煑梔子生薑取二升半內豉煑取升半去滓分二服溫進一服得吐止後服

梔子厚朴湯

梔子十四箇　厚朴四兩　枳實四枚水浸去穰炒

右三味以水三升半煮取一升半去滓分二服溫進一服得吐止後服

梔子乾薑湯

梔子十四枚　乾薑二兩

右二味以水三升半煮取一升半去滓分二服溫進一服得吐止後服

眞武湯

茯苓　芍藥　生薑各三兩

白术二兩　附子一枚炮

右五味以水八升煮取三升去滓溫服七合日三

服

小柴胡湯

柴胡半斤　黄芩　人參

甘草炙　生薑各三兩　半夏半升

大棗十二枚

右七味以水一斗二升煮取六升去滓再煎取三

升溫服一升日三服若胷中煩而不嘔者去半夏

人參加栝蔞實一枚若渴者去半夏加人參合前

成四兩半加栝蔞根四兩若腹中痛者去黃芩加芍藥三兩若脅下痞鞕去大棗加牡蠣四兩若心下悸小便不利者去黃芩加茯苓四兩若不渴外有微熱者去人參加桂枝三兩溫覆取微汗愈若欬者去人參大棗生薑加五味子半升乾薑二兩

小建中湯

桂枝三兩　甘草二兩炙　大棗十二枚

芍藥六兩　生薑三兩　膠飴一升

右六味以水七升煑取三升去滓內飴更上微火消解溫服一升日三服嘔家不可用建中湯以甜

故也

大柴胡湯

柴胡半斤　半夏半斤　黄芩三兩

芍藥三兩　生薑五兩　枳實四枚炙

大棗十二枚

右七味以水一斗二升煮取六升去滓再煎温服一升日三一方用大黄二兩

柴胡加芒消湯

柴胡二兩十六銖　黄芩　甘草炙

人參　生薑各一兩　半夏二十銖

大棗四枚　芒消二兩

右八味以水四升煑取二升去滓內芒消更煑微沸分溫再服不解更作

桃核承氣湯

桃仁五十箇　大黃四兩　甘草二兩

桂枝二兩　芒消二兩

右五味以水七升煑取二升半去滓內芒消更上火微沸下火先食溫服五合日三服當微利

柴胡加龍骨牡蠣湯

柴胡四兩　龍骨　黃芩

生薑　人參　茯苓

鉛丹　牡蠣熬　桂枝各一兩半

半夏二合　大棗六枚　大黄二兩

右十二味以水八升煮取四升内大黄更煮一二沸去滓溫服一升

桂枝去芍藥加蜀漆牡蠣龍骨救逆湯

桂枝三兩　甘草二兩炙　大棗十二枚

生薑三兩　牡蠣五兩熬　蜀漆三兩洗去腥

龍骨四兩

右七味以水一斗二升先煮蜀漆減二升内諸藥

取三升去滓温服一升

桂枝加桂湯

桂枝五兩去皮　芍藥三兩　生薑三兩

甘草二兩　大棗十二枚

右五味以水七升煑取三升去滓温服一升

桂枝甘草龍骨牡蠣湯

桂枝一兩去皮　甘草二兩炙　牡蠣二兩熬

龍骨二兩

右四味以水五升煑取二升半去滓温服八合

抵當湯

水蛭熬 蝱蟲各三十箇去翅足熬 大黃三兩酒洗
桃仁二十箇
右四味以水五升煮取三升去滓溫服一升不下
再服

抵當丸

水蛭熬 蝱蟲各二十箇去翅足熬 桃仁二十五箇
大黃三兩
右四味擣分爲四丸以水一升煮一丸取七合服
之晬時當下血若不下者更服

大陷胸丸

大黄半斤　葶藶子　芒消

杏仁各半升去皮尖熬黑

右四味擣篩二味內杏仁芒消合研如脂和散取如彈丸一枚別擣甘遂末一錢匕白蜜二合水二升煑取一升温頓服之一宿乃下如不下更服取下爲效禁如藥法

大陷胷湯

大黄六兩　芒消一升　甘遂一錢匕

右三味以水六升先煑大黄取二升去滓內芒消煑一兩沸內甘遂末温服一升得快利止後服

小陷胷湯

黄連一兩　半夏半升　括蔞實大者一枚

右三味以水六升先煮括蔞取三升去滓內諸藥煮取二升去滓分温三服

文蛤散

文蛤五兩

右一味爲散以沸湯和一方寸匕服

白散

桔梗　貝母各三分　巴豆一分去皮心熬黑研如脂

右三味爲散內巴豆更於臼中杵之以白飲和服

強人半錢七羸者減之病在膈上必吐在膈下必利不利進熱粥一杯利過不止進冷粥一杯身熱皮粟不解欲引衣自覆者若以水潠之洗之益令熱却不得出當汗而不汗則煩假令汗出已腹中痛與芍藥三兩如上法

柴胡桂枝湯

柴胡四兩　黃芩　人參各一兩半

半夏二合半　甘草一兩炙　桂枝

芍藥各一兩半　大棗六枚　生薑一兩半

右九味以水七升煑取三升去滓溫服一升

柴胡桂枝乾薑湯

柴胡半斤　桂枝三兩　黄芩三兩

乾薑　牡蠣　甘草各二兩

栝蔞根四兩

右七味以水一斗二升煮取六升去滓再煎取三升溫服一升日三初服微煩復服汗出便愈

半夏瀉心湯

半夏半升　黄芩　乾薑

甘草炙　人參各三兩　黄連一兩

大棗十二枚

右七味以水一斗煑取六升去滓再煎取三升溫

服一升日三

十棗湯

芫花熬　甘遂　大戟

右三味等分各別擣爲散以水一升半先煑大棗

肥者十枚取八合去滓內藥末强人服一錢七羸

人服半錢得快下利後糜粥自養

大黄黄連瀉心湯

大黄二兩　黄連一兩

右以麻沸湯二升漬之須臾絞去滓分溫再服

附子瀉心湯

大黄二兩　黄連　黄芩各一兩

附子一枚炮去皮破别煑取汁

右四味切三味以麻沸湯二升漬之須臾絞去滓内附子汁分溫再服

生薑瀉心湯

生薑四兩　甘草炙　人參各三兩

薑一兩　黄芩三兩　半夏半升

棗十二枚　黄連一兩

右八味以水一斗煑取六升去滓再煎取三升溫

服一升日三

甘草瀉心湯

甘草四兩炙　黄芩　乾薑各三兩

半夏半升　黄連一兩　大棗十二枚

右六味以水一斗煑取六升去滓再煎取三升温

服一升日三

赤石脂禹餘糧湯

赤石脂　太一禹餘糧各一斤

右二味以水六升煑取二升去滓分温三服

旋復代赭湯

旋復花三兩　人參二兩　生薑五兩
代赭石一兩　甘草三兩　半夏半升
大棗十二枚
右七味以水一斗煑取六升去滓再煎取三升溫服一升日三

桂枝人參湯

桂枝四兩　甘草四兩炙　白朮
人參　乾薑各三兩
右五味以水九升先煑四味取五升內桂更煑取三升去滓溫服一升日再夜一服

瓜蔕散

瓜蔕一分熬黃　赤小豆一分

右二味各別擣篩爲散巳合治之取一錢匕以香豉一合用熱湯七合煮作稀糜去滓取汁和散溫頓服之不吐者少少加得快吐乃止諸亡血虛家不可與之

黃芩湯

黃芩三兩　甘草炙　芍藥各二兩

大棗十二枚

右四味以水一斗煮取三升去滓溫服一升日再

夜一服

黄芩加半夏生薑湯

黄芩三兩　甘草炙　芍藥各二兩

半夏半升　生薑三兩　大棗十二枚

右六味以水一斗煑取三升去滓温服一升日再

夜一服

黄連湯

黄連　甘草炙　乾薑各三兩

人參二兩　桂枝三兩　半夏半升

大棗十二枚

右七味以水一斗煑取六升去滓温服一升日三
夜二服
桂枝附子湯
桂枝四兩 附子三枚炮 大棗十二枚
生薑三兩 甘草二兩
右五味以水六升煑取二升去滓分温三服
桂枝附子去桂加白术湯
白术四兩 甘草二兩 附子三枚炮
生薑三兩 大棗十二枚
右五味以水六升煑取二升去滓分温三服初服

其人身如痹半日許復服之三服盡其人如冒狀勿怪此以附子朮併走皮內逐水氣未得除故使之耳法當加桂四兩此本一方二法以大便鞕小便自利去桂也以大便不鞕小便不利當加桂附子三枚恐多也虛弱家及產婦宜減服之

甘草附子湯

甘草炙　白朮各二兩　桂枝四兩

附子二枚炮

右四味以水六升煑取三升去滓溫服一升日三初服得微汗則解能食汗止復煩者服五合

白虎湯

知母六兩　石膏一斤　甘草二兩炙

粳米六合

右四味以水一斗煑米熟湯成去滓溫服一升日三

炙甘草湯

甘草四兩炙　生薑三兩　人參二兩

生地黃一斤　桂枝三兩　麥門冬半斤

阿膠二兩　麻仁半升　大棗三十枚

右九味以清酒七升水八升先煑八味取三升去

滓內膠烊消盡溫服一升日三服一名復脈湯

陽明篇凡十方

大承氣湯

大黃四兩酒洗　厚朴半斤炙去皮　枳實五枚炙

芒消三合

右四味以水一斗先煑二物取五升去滓内大黄煑取二升去滓内芒消更上微火一兩沸分温再服得下餘勿服

小承氣湯

大黄四兩　厚朴二兩　枳實三枚

右三味以水四升煑取一升二合去滓分温二服初服湯當更衣不爾者盡飲之若更衣勿服

猪苓湯

猪苓去皮　茯苓　澤瀉

滑石　阿膠各一兩

右五味以水四升先煮四味取二升去滓內阿膠

烊消溫服七合日三

蜜煎方

蜜七合

右一味於銅器內微火煎凝如飴狀攪之勿令焦

着欲可丸併手捻作梃令頭銳大如指長二寸許

當熱時急作冷則鞕以內穀道中以手急抱欲大

便時乃去之

猪膽汁方

大猪膽一枚瀉汁和醋少許以灌穀道中如一食

頃當大便出宿食惡物甚効

茵陳蒿湯

茵陳蒿六兩　梔子十四枚　大黃二兩

右三味以水一斗先煑茵陳減六升內二味煑取三升去滓分溫三服小便當利尿如皂角汁狀色正赤一宿腹減黃從小便去也

吳茱萸湯

吳茱萸洗一升　人參三兩　生薑六兩

大棗十二枚

右四味以水七升煑取二升去滓溫服七合日三

服

麻仁丸

麻仁二升 芍藥半斤 枳實半斤

大黄一斤 厚朴一斤 杏仁一斤去皮尖熬别研

作脂

右六味爲末煉蜜和丸如梧桐子大飲服十丸漸加以知爲度

梔子蘗皮湯

梔子十五枚 甘草一兩 黄蘗二兩

右三味以水四升煑取一升半去滓分温再服

麻黃連軺赤小豆湯

麻黃二兩去節　連軺二兩　赤小豆一升

生梓白皮一升　杏仁四十枚　大棗十二枚

生薑二兩　甘草二兩

右八味以潦水一斗先煑麻黃再沸去上沫內諸

藥煑取三升去滓分温三服半日服盡

少陽篇一方

小柴胡湯

太陰篇凡二方

桂枝加芍藥湯　桂枝加大黃湯

桂枝加芍藥湯

桂枝三兩　芍藥六兩　甘草二兩

大棗十二枚　生薑三兩

右五味以水七升煑取三升去滓温分三服

桂枝加大黄湯

桂枝三兩　芍藥六兩　大黄二兩

生薑三兩　甘草二兩　大棗十二枚

右六味以水七升煑取三升去滓温服一升日三

服

少陰篇凡十三方眞武加減一條

麻黄附子細辛湯	麻黄附子甘草湯
黄連阿膠湯	附子湯
桃花湯	猪膚湯
甘草湯	桔梗湯
苦酒湯	半夏散及湯
白通湯	白通加猪膽汁湯
眞武湯加減	通脉四逆湯
四逆散	

麻黄附子細辛湯

麻黄去節　細辛各二兩　附子一枚炮

右三味以水一斗先煑麻黄减二升去上沫内諸藥煑取三升去滓温服一升日三服

麻黄附子甘草湯

麻黄去節　甘草炙各二兩　附子一枚炮

右三味以水七升先煑麻黄一兩沸去上沫内諸藥煑取三升去滓温服一升日三服

黄連阿膠湯

黄連四兩　黄芩二兩　芍藥二兩

阿膠三兩　雞子黄二枚

右五味以水六升先煑三物取二升去滓内膠烊

盡小冷內雞子黃攪令相得溫服七合日三服

附子湯

附子二枚炮　茯苓三兩　人參二兩

白朮四兩　芍藥三兩

右五味以水八升煑取三升去滓溫服一升日三服

桃花湯

赤石脂一斤一半全用一半篩末　乾薑一兩　粳米一升

右三味以水七升煑米令熟去滓內赤石脂末方寸匕溫服七合日三服若一服愈餘勿服

猪膚湯

猪膚一斤

右一味以水一斗煑取五升去滓加白蜜一升白粉五合熬香和令相得溫分六服

甘草湯

甘草二兩

右一味以水三升煑取一升半去滓溫分再服

桔梗湯

桔梗一兩　甘草二兩

右二味以水三升煑取一升去滓溫分再

苦酒湯

半夏十四枚　雞子一枚去黄

右二味內半夏着苦酒中以雞子殼置刀環中安火上令三沸去滓少少含嚥之不差更作三劑

半夏散及湯

半夏洗　桂枝去皮　甘草炙

右三味等分各別擣篩已合治之白飲和服方寸匕日三若不能散服者以水一升煎七沸內散兩方寸匕更煮三沸下火令小冷少少嚥之

白通湯

葱白四莖　乾薑一兩　附子一枚生用

右三味以水三升煮取一升去滓分温再服

白通加猪膽汁湯

葱白四莖　乾薑一兩　附子一枚生用

人尿五合　猪膽汁一合

右五味以水三升煮取一升去滓内膽汁人尿和令相得分温再服無膽汁亦可

真武湯加減法

若欬者前方中加五味子半升細辛一兩乾薑一兩若小便利者去茯苓若下利者去芍藥加乾薑

二兩若嘔者去附子加生薑足前成半斤

通脉四逆湯

甘草炙二兩　乾薑三兩強人四兩　附子一枚生用

右三味以水三升煑取一升二合去滓分溫再服

其脉即出者愈面色赤者加葱九莖腹中痛者去

葱加芍藥二兩嘔者加生薑二兩咽痛者去芍藥

加桔梗一兩利止脉不出者去桔梗加人參二兩

四逆散

甘草炙　枳實　柴胡

芍藥

右四味各十分擣篩白飲和服方寸匕日三服欬者加五味子乾薑各五分并主下利悸者加桂枝五分小便不利者加茯苓五分腹中痛者加附子一枚炮令坼泄利下重者先以水五升煮薤白三升煮取三升去滓以散方寸匕內湯中煮取一升半分溫再服

厥陰篇凡六方

烏梅丸　當歸四逆湯

當歸四逆加吳茱萸生薑湯

麻黄升麻湯　乾薑黄連黄芩人參湯

白頭翁湯

烏梅丸

烏梅三百枚　細辛六兩　乾薑十兩

當歸四兩　黃連一斤　附子六兩炮去皮

蜀椒四兩去汗　桂枝六兩去皮　人參六兩

黃蘗六兩

右十味異擣篩合治之以苦酒浸烏梅一宿去核蒸之五升米下飯熟擣成泥和藥令相得內臼中與蜜杵二千下圓如梧桐子大先食飲服十圓日三服稍加至二十圓禁生冷滑物臭食等

當歸四逆湯

當歸三兩　桂枝三兩　芍藥

細辛各三兩　大棗二十五枚　甘草

通草各二兩

右七味以水八升煮取三升去滓溫服一升日三

服

當歸四逆加吳茱萸生薑湯

當歸二兩　芍藥三兩　甘草

通草各二兩　桂枝　細辛各三兩

生薑半斤　大棗二十五枚　吳茱萸二升

右九味以水六升清酒六升和煮取五升去滓溫

分五服

麻黃升麻湯

麻黃二兩半去節　升麻一兩一分　當歸一兩一分

知母　黃芩　萎蕤各十八銖

石膏　白朮　乾薑

芍藥　天門冬去心　桂枝

茯苓　甘草各六銖

右十四味以水一斗先煮麻黃一兩沸去上沫內

諸藥煮取三升去滓分溫三服相去如炊三斗米

須令盡汗出愈

乾薑黃芩黃連人參湯

乾薑　黃連　黃芩

人參各三兩

右四味以水六升煮取二升去滓分溫再服

白頭翁湯

白頭翁二兩　黃連　黃檗

秦皮各三兩

右四味以水七升煑取二升去滓溫服一升

霍亂篇凡三方

四逆加人參湯　　理中圓

四逆加猪膽汁湯

四逆加人參湯

於四逆湯方内加人參一兩餘依四逆湯法服

理中圓

人參　　甘草　　白朮

乾薑各三兩

右四味擣篩爲末蜜和爲丸如雞子黄大以沸湯

數合和一丸研碎溫服之日三四服夜二服腹中

未熱益至三四丸然不及湯湯法以四物依兩數

切用水八升煮取三升去滓溫服一升日三服若臍上築者腎氣動也去朮加桂四兩吐多者去朮加生薑三兩下多者還用朮悸者加茯苓二兩渴欲得水者加朮足前成四兩半腹中痛者加人參足前成四兩半寒者加乾薑足前成四兩半腹滿者去朮加附子一枚服湯後如食頃飲熱粥一升許微自溫勿揭衣被

陰陽易差後勞復篇 凡四方

燒裩散　寸豉湯

牡蠣澤瀉散　竹[illegible]膏湯

燒裩散

右取婦人中裩近隱處剪燒灰以水和服方寸匕日三服小便即利陰頭微腫則愈婦人病取男子裩當燒灰

枳實梔子豉湯

枳實三枚　梔子十四枚　豉一升

右三味以清漿水七升空煑取四升內枳實梔子煑取二升下豉更煑五六沸去滓溫分再服覆令微似汗

牡蠣澤瀉散

牡蠣　澤瀉　蜀漆洗去腥

栝蔞根　葶藶子　商陸根熬

海藻洗去鹹已上各等分

右七味異擣下篩爲散更入臼中治之白飲和服方寸匕小便利止後服

竹葉石膏湯

竹葉二把　石膏一斤　半夏半升

人參三兩　甘草二兩　麥門冬一升

粳米半升

右七味以水一斗煑取六升去滓內粳米煑米熟

湯成去米温服一升日三服

芝仙陳俶
仲脩朱竹　仝校正

仲景傷寒方　完

中華醫藏

第三編

叢書卷

芷園醫種

2

（明）盧　復　輯

《中華醫藏》編委會　編
江凌圳　主編

國家圖書館出版社

第二册目録

（明）盧復 輯

芷園醫種不分卷（二）

明萬曆四十八年（1620）刻本

金匱要略方

醫種子　七

仲景金匱要畧方　凡一百三十八方

麻黄杏仁薏苡甘草湯

括蔞桂枝湯　麻黄加术湯

防巳黄耆湯　桂枝附子湯

白术附子湯　一物瓜蒂湯

百合知母湯　滑石代赭湯

百合雞子湯　百合地黄湯

百合洗方　括蔞牡蠣散

百合滑石散　甘草瀉心湯

雄黄薰法　赤豆當歸散

升麻鱉甲湯　鱉甲煎丸
白虎加桂枝湯　蜀漆散
桂枝芍藥知母湯　烏頭湯
黄耆桂枝五物湯　桂枝加龍骨牡蠣湯
天雄散　薯蕷丸
酸棗湯　大黄䗪蟲丸
射干麻黄湯　皂莢丸
厚朴麻黄湯　澤漆湯
麥門冬湯　葶藶大棗瀉肺湯
越婢加半夏湯　小青龍加石膏湯

奔豚湯　栝蔞薤白白酒湯

栝蔞薤白半夏湯　枳實薤白桂枝湯

人參湯　茯苓杏仁甘草湯

橘枳薑湯　薏苡附子散

桂枝枳實湯　赤石脂丸

九痛丸　厚朴七物湯

附子粳米湯　厚朴三物湯

大建中湯　大黃附子湯

赤丸　烏頭煎

當歸生薑羊肉湯　烏頭桂枝湯

甘草乾薑茯苓白朮湯

木防己湯　木防己加茯苓芒硝湯

澤瀉湯　厚朴大黃湯

小半夏湯　己椒藶黃湯

小半夏加茯苓湯　桂枝五味甘草湯

苓甘五味薑辛湯　茯苓甘草五味薑辛湯

茯苓薑味辛夏仁黃湯

栝蔞瞿麥丸　蒲灰散

滑石白魚散　茯苓戎鹽湯

防己黃耆湯　越婢湯

防己茯苓湯　甘草麻黃湯

黃耆芍藥苦酒湯　桂枝加黃耆湯

桂薑草棗黃辛附子湯

滑石礬石散　梔子大黃湯

猪膏髮煎　茵蔯五苓散

大黃硝石湯　半夏麻黃丸

栢葉湯　黃土湯

瀉心湯　猪苓散

大半夏湯　大黃甘草湯

茯苓澤瀉湯　文蛤湯

半夏乾薑湯　生薑半夏湯

橘皮湯　橘皮竹茹湯

紫參湯　訶梨勒散

薏苡附子敗醬散　大黃牡丹湯

王不留行散　排膿散

排膿湯　雞屎白散

蜘蛛散　甘草粉蜜湯

桂枝茯苓丸　芎歸膠艾湯

當歸芍藥散　乾薑人參半夏丸

當歸貝母苦參丸　葵子茯苓散

當歸散　白朮散
枳實芍藥散　下瘀血湯
竹葉湯　竹皮大丸
白頭翁加甘草阿膠湯
半夏厚朴湯　甘草小麥大棗湯
温經湯　土瓜根散
旋覆花湯　大黄甘遂湯
礬石丸　紅藍花酒
腎氣丸　蛇床子散
狼牙湯　甘遂半夏湯

茯苓五味甘草去桂加薑辛夏湯

枳术湯　　四時加減柴胡飲子

三物備急丸　　紫石寒食散

還魂湯

麻黃杏人薏苡甘草湯

麻黃半兩　甘草一兩炙　薏苡仁半兩

杏仁十箇去皮尖

右剉每服四錢七水盞半煮八分去滓温服有微

汗避風

括蔞桂枝湯

即桂枝湯方加括蔞根三

麻黄加术湯

即麻黄湯方加白术四兩

防已黄耆湯

防已一兩　甘草半兩炒　白术七錢半

黄耆一兩一分去蘆

右剉每抄五錢七生薑四片大棗一枚水盞半煎

八分去滓温服良久再服○喘者加麻黄半兩○

胃中不和者加芍藥三分○氣上衝者加桂枝三

分○下有陳寒者加細辛三分○服後當如蟲行

皮中從腰下如氷後坐被上又以一被繞腰以下
温令微汗差

桂枝附子湯

卽桂枝湯方去芍藥加附子三枚

白术附子湯

白术二兩　附子一枚半炮去皮　甘草一兩炙
生薑一兩半切　大棗六枚

右五味以水三升煑取一升去滓分温三服一服
覺身痺半日許再服三服都盡其人如冒狀勿恠
卽是术附並走皮中逐水氣未得除故耳

一物瓜蒂湯

瓜蒂二十箇

右剉以水一升煑取五合去滓頓服

百合知母湯

百合七枚　知母三兩

右先以水洗百合漬一宿當白沫出去其水更以泉水二升煎取一升去滓別煎知母取一升後合煎一升五合分温再服

滑石代赭湯

百合七枚　滑石三兩　代赭石如彈丸大

右先以水洗百合煎取一升别煎滑石代赭取一升後合重煎分服

百合雞子湯

百合七枚　雞子黄一枚

右先以水洗百合以泉水二升煎取一升去滓内雞子黄攪勻煎五分温服

百合地黄湯

百合七枚　生地黄汁一升

右以水洗百合煎取一升去滓内地黄汁煎取一升五合分温再服中病勿更服大便當如漆

百合洗方

右以百合一升以水一斗漬之一宿以洗身洗已食煑餅勿以鹽豉也

括蔞牡蠣散

括蔞根　牡蠣熬等分

右爲細末飲服方寸七日三服

百合滑石散

百合一兩　滑石三兩

右爲散飲服方寸七日三服當微利者止服熱則除

甘草瀉心湯

甘草四兩　黄芩三兩　人參三兩

乾薑三兩　黄連一兩　大棗十二枚

半夏半斤

右七味水一斗煮取六升去滓再煎温服一升日三服

雄黄燻法

右一味爲末筒瓦二枚合之燒向肛熏之

赤豆當歸散

赤小豆三升浸令芽出曝乾　當歸

右二味杵爲散漿水服方寸匕日三服

升麻鱉甲湯

升麻二兩　當歸一兩　蜀椒炒去汗一兩

甘草二兩　雄黃半兩研　鱉甲手指大一片炙

右六味以水四升煮取一升頓服之老小再服取汗

鱉甲煎丸

鱉甲十二分炙　烏扇三分燒　黃芩三分

柴胡六分　鼠婦三分熬　乾薑三分

大黃三分　芍藥五分　桂枝三分

葶藶一分熬　石韋三分去毛　厚朴三分
牡丹五分去心　瞿麥二分　紫威三分
半夏一分　人參一分　䗪蟲五分熬
阿膠三分炙　蜂窠四分炙　赤消十二分
蜣蜋六分炙　桃仁二分
右二十三味爲末取鍛竈下灰一斗清酒一斛五斗浸灰候酒盡一半着鱉甲於中煮令泛爛如膠漆絞取汁内諸藥煎爲丸空心服七丸日三服
白虎加桂枝湯

卽白虎湯方加桂枝三兩

蜀漆散

蜀漆燒去腥　雲母燒二日夜　龍骨等分

右三味杵爲散未發前以漿水服半錢○溫瘧加蜀漆半分臨發時服一錢七

桂枝芍藥知母湯

桂枝四兩　芍藥三兩　甘草二兩

麻黃二兩　生薑五兩　白朮五兩

知母四兩　防風四兩　附子二枚炮

右九味以水七升煑取二升溫服七合日三服

烏頭湯

麻黄　芍藥　黄芪各三兩

甘草炙　川烏五枚㕮咀以蜜二升煎取一升即出烏頭

右五味㕮咀四味以水三升煮取一升去滓内蜜煎中更煎之服七合不知盡服之

黄耆桂枝五物湯

即桂枝湯方去甘草加黄耆三兩

桂枝加龍骨牡蠣湯

即桂枝湯方加龍骨牡蠣

天雄散

天雄三兩炮　白术八兩　桂枝六兩

龍骨三兩

右四味杵爲散酒服半錢七日三服不知稍增之

薯蕷丸

薯蕷三十分　當歸　桂枝

乾地黃　麴　豆黃卷各十分

甘草二十八分　芎窮　麥門冬

芍藥　白术　杏仁各六分

人參七分　柴胡　桔梗

茯苓各五分　阿膠七分　乾薑三分

白斂二分　防風六分　大棗百枚爲膏

右二十一味末之煉蜜和丸如彈子大空腹酒服一丸一百丸爲劑

酸棗湯

酸棗仁二升　甘草一兩　知母二兩

茯苓二兩　芎藭二兩

右五味以水八升煮酸棗仁得六升内諸藥煮取三升分温三服

大黄䗪蟲丸

大黄十分蒸　黄芩二兩　甘草三兩

桃仁一升　杏仁一升　芍藥四兩

乾地黄十兩　乾漆一兩　䖟蟲一升

水蛭百枚　蠐螬一升　䗪蟲半升

右十二味末之煉蜜和丸小豆大酒飲服五丸日

三服

射干麻黄湯

射干十三枚　麻黄四兩　生薑四兩

細辛三兩　紫菀三兩　欵冬花三兩

五味子半升　大棗七枚　半夏大者八枚洗

右九味以水一斗二升先煑麻黄兩沸去上沫内

諸藥煑取三升分温三服

皂莢丸

皂莢八兩刮去皮用酥炙

右一味末之蜜丸梧子大以棗膏和湯服三丸日三夜一服

厚朴麻黄湯

厚朴五兩　麻黄四兩　石膏如雞子大

杏仁半升　半夏半升　乾薑二兩

細辛二兩　小麥一升　五味子半升

右九味以水一斗二升先煑小麥熟去滓内諸藥

煑取三升温服一升日三服

澤漆湯

半夏半升　紫參五兩　澤漆三斤以東流水五斗煑取一斗五升

生薑五兩　白前五兩

甘草　黄芩　人參

桂枝各三兩

右九味㕮咀内澤漆汁中煑取五升温服五合至夜盡

麥門冬湯

麥門冬七升　半夏一升　人參三兩

甘草二兩　粳米三合　大棗十二枚

右六味以水一斗二升煮取六升温服一升日三

夜一服

葶藶大棗瀉肺湯

葶藶熬令黄色搗丸如彈子大　大棗十二枚

右先以水三升煮棗取二升去棗内葶藶煮取一

升頓服

越婢加半夏湯

即越婢湯方加半夏半升

小青龍加石膏湯

即小青龍湯方加石膏二兩

奔豚湯

甘草　芎藭　當歸各二兩

半夏四兩　黃芩二兩　生葛五兩

芍藥二兩　生薑四兩　甘李根白皮一升

右九味以水二斗煑取五升溫服一升日三夜一服

括蔞薤白白酒湯

括蔞實一枚搗　薤白半升　白酒七升

右三味同煑取二升分溫再服

栝蔞薤白半夏湯

栝蔞實一枚　薤白三兩　半夏半升

白酒一斗

右四味同煑取四升温服一升日三服

枳實薤白桂枝湯

枳實四枚　厚朴四兩　薤白半斤

桂枝一兩　栝蔞一枚搗

右五味以水五升先煑枳實厚朴取二升去滓内

諸藥煑數沸分温三服

人參湯

即理中湯

茯苓杏仁甘草湯

茯苓三兩　杏仁五十箇　甘草一兩

右三味以水一斗煑取五升温服一升日三服

橘枳薑湯

橘皮一斤　枳實三兩　生薑半斤

右三味以水五升煑取二升分温再服

薏苡附子散

薏苡仁十五兩　大附子十枚炮

右二味杵爲散服方寸七日三服

桂枝枳實湯

桂枝三兩　生薑三兩　枳實五枚

右三味以水六升煮取三升分温三服

赤石脂丸

蜀椒一兩　烏頭一分炮　附子半兩炮

乾薑一兩　赤石脂一兩

右五味末之蜜丸如桐子大先食服一丸日三服

九痛丸治九種心痛

附子三兩炮　生狼牙一兩炙香　巴豆一兩去皮心熬研如脂

人參　乾薑　吴茱萸各一兩

右六味末之煉蜜丸如桐子大酒下强人初服三
丸日三服弱者二丸○兼治卒中惡腹脹痛口不
能言又治連年積冷流注心胸痛并冷腫上氣落
馬墜車血疾等皆主之忌口如常法

厚朴七物湯

厚朴半斤　甘草三兩　大黄三兩

大棗十枚　枳實五枚　桂枝二兩

生薑五兩

右七味以水一斗煮取四升温服八合日三服○
嘔者加半夏五合○下利去大黄○寒多者加生

薑至半斤

附子粳米湯

附子一枚炮　半夏半升　甘草一兩

大棗十枚　粳米半升

右五味以水八升煮米熟湯成去滓温服一升日

三服

厚朴三物湯

卽小承氣湯

大建中湯

蜀椒二合去汗　乾薑四兩　人參二兩

右三味以水四升煑取二升去滓内膠飴一升微火煎取一升半分温再服如炊頃可飲粥二升後更服當一日食糜温覆之

大黄附子湯

大黄三兩　附子三枚炮　細辛二兩

右三味以水五升煑取二升分温三服若强人煑取二升半分温三服服後如人行四五里進一服

赤丸

茯苓四兩　烏頭二兩炮　半夏四兩洗

細辛一兩

右四味末之内眞朱爲色煉蜜爲丸如麻子大先食酒飲下三丸日再夜一服不知稍增以知爲度

烏頭煎

烏頭大者五枚熬去皮不㕮咀

右以水三升煮取一升去滓内蜜二升煎令水氣盡取二升强人服七合弱人服五合不差明日更服不可日再服

當歸生薑羊肉方

當歸三兩　生薑五兩　羊肉一斤

右三味以水八升煮取三升温服七合日三服若

寒多者加生薑成一斤痛多而嘔者加橘皮二兩
白术一兩加生薑者亦加水五升煮取三升二合
服之
烏頭桂枝湯
烏頭
右一味以蜜二斤煎減半去滓以桂枝湯五合解
之得一升後初服二合不知卽服三合又不知復
加至五合其知者如醉狀得吐者爲中病
甘草乾薑茯苓白术湯
甘草二兩　白术二兩　乾薑四兩

茯苓

右四味以水五升煮取三升分温三服腰中卽温

木防巳湯

木防巳三兩　石膏十二枚雞子大　桂枝二兩

人參四兩

右四味以水六升煮取二升分温再服

木防巳加茯苓芒硝湯

木防巳二兩　桂枝二兩　人參四兩

芒硝三合　茯苓四兩

右五味以水六升煮取二升去滓内芒硝再微煎

分温再服微利則愈

澤瀉湯

澤瀉五兩　白术二兩

右二味以水二升煑取一升分温再服

厚朴大黃湯

即小承氣湯

小半夏湯

半夏一升　生薑半斤

右二味以水七升煑取一升半分温再服

巳椒歷黃丸

防已　椒目　亭歷熬

大黄各一兩

右四味末之蜜丸如梧子大先食飲服一丸日三服稍增口中有津液渴者加芒硝半兩

小半夏加茯苓湯

即小半夏湯方加茯苓三兩

桂苓五味甘草湯

茯苓四兩　桂枝四兩去皮　甘草三兩炙

五味子半斤

右四味以水八升煮取三升去滓分三温服

苓甘五味薑辛湯

茯苓四兩　甘草三兩　乾薑三兩

細辛三兩　五味半升

右五味以水八升煮取三升去滓温服半升日三

茯苓甘草五味薑辛湯

即前方加半夏杏仁各半升

茯甘薑味辛夏仁黄湯

即前方加大黄三兩

栝蔞瞿麥丸

栝蔞根二兩　茯苓三兩　薯蕷三兩

附子一枚炮　瞿麥一兩

右五味末之煉蜜爲丸梧子大飲服三丸日三服不知增至七八丸以小便利腹中温爲知

蒲灰散

蒲灰七分　滑石三分

右二味杵爲散飲服方寸匕日三服

滑石白魚散

滑石二分　亂髮二分燒　白魚二分

右三味杵爲末飲服方寸匕日三服

茯苓戎鹽湯

茯苓半斤　白朮二兩　戎鹽彈丸大一枚

右三味以水六升煎取三升分温三服

防己黄耆湯

防己一兩　黄耆一兩一分　白朮三分

甘草半兩炙

右剉每服五錢匕生薑四片棗一枚水盞半煎取八分去滓温服良久再服

越婢湯

麻黄六兩　石膏半斤　生薑三兩

大棗十五枚　甘草二兩

右五味以水六升先煑麻黄去上沫内諸藥煑取三升分温三服○惡風者加附子一枚炮○風水加术四兩

防巳茯苓湯

防巳三兩　黄耆三兩　桂枝三兩

茯苓六兩　甘草二兩

右五味以水六升煑取二升分温三服

甘草麻黄湯

甘草二兩　麻黄四兩

右二味以水五升先煑麻黄去上沫内甘草煑取

三升溫服一升重覆汗出不汗再服慎風寒

黃耆芍桂苦酒湯

黃耆五兩　芍藥三兩　桂枝三兩

右三味以苦酒一升水七升相和煮取三升溫服一升當心煩服至六七日乃解若心煩不止者以苦酒阻故也一方用美酒醯代苦酒

桂枝加黃耆湯

即桂枝湯方加黃耆三兩

桂薑草棗黃辛附子湯

桂枝三兩　生薑三兩　甘草二兩

大棗十二枚　麻黃二兩　細辛二兩

附子一枚炮

右七味以水七升煮麻黃去上沫內諸藥煮取二升分温三服當汗出如蟲行皮中即愈

消石礬石散

消石　礬石燒等分

右二味爲散以大麥粥汁和服方寸匕日三服病隨大小便去小便正黄大便正黑是候也

梔子大黃湯

梔子十四枚　大黃一兩　枳實五枚

豉一升

右四味以水六升煮取二升分温三服

猪膏髮煎

猪膏半斤　亂髮如雞子大三枚

右二味和膏中煎之髮消藥成分再服病從小便出

茵蔯五苓散

茵蔯蒿末十分　五苓散五分

右二味和先食飲方寸匕日三服

大黃消石湯

大黃　黃蘗　消石各四兩

梔子十五枚

右四味以水六升煑取二升去滓内消更煑取一升頓服

半夏麻黃丸

半夏　麻黃等分

右二味末之煉蜜和丸小豆大飲服三丸日三服

栢葉湯

栢葉　乾薑各三兩　艾三把

右三味以水五升取馬通汁一升合煑取一升分

溫再服

黃土湯

甘草　乾地黃　白朮

附子炮　阿膠　黃芩各三兩

竈中黃土半斤

右七味以水八升煮取三升分溫二服

瀉心湯

大黃二兩　黃連一兩　黃芩一兩

右三味以水三升煮取一升頓服之

猪苓散

猪苓　茯苓　白术各等分

右三味杵爲散飲服方寸七日三服

大半夏湯

半夏二升洗完用　人參三兩　白蜜一升

右三味以水一斗二升和蜜揚之二百四十遍煑取二升半温服一升餘分再服

大黄甘草湯

大黄四兩　甘草一兩

右二味以水三升煑取一升分温再服

茯苓澤瀉湯

茯苓半斤　澤瀉四兩　甘草二兩

桂枝二兩　白朮三兩　生薑四兩

右六味以水一斗煮取三升內澤瀉再煮取二升半温服八合日三服

文蛤湯

文蛤五兩　麻黄三兩　甘草三兩

生薑三兩　石膏五兩　杏仁五十枚

大棗十二枚

右七味以水六升煮取二升温服一升汗出即愈

半夏乾薑散

半夏　乾薑等分

右二味杵爲散取方寸匕漿水一升半煎取七合頓服之

生薑半夏湯

半夏半斤　生薑汁一升

右二味以水三升煑半夏取二升内生薑汁煑取一升半小冷分四服日三夜一服止停後服

橘皮湯

橘皮四兩　生薑半斤

右二味以水七升煑取三升温服一升下咽即愈

橘皮竹茹湯

橘皮二升　竹茹二升　大棗三十枚

生薑半斤　甘草五兩　人參一兩

右六味以水一斗煮取三升温服一升日三服

紫參湯

紫參半斤　甘草三兩

右二味以水五升先煮紫參取二升内甘草煮取

一升半分温三服

訶梨勒散

訶梨勒十枚煨

右一味爲散粥飲和頓服

薏苡附子敗醬散

薏苡仁十分　附子二分　敗醬五分

右三味杵爲末取方寸匕以水二升煎減半頓服

大黄牡丹湯

大黄四兩　牡丹一兩　桃仁五十枚

瓜子半升　芒消三合

右五味以水六升煑取一升去滓内芒消再煎沸

頓服之有膿當下如無膿當下血

王不留行散

王不留行十分八月八日採　蒴藋細葉十分七月七日採

桑東南根白皮十分三月三日採　甘草十八分

川椒三分除目及閉口者汗　黄芩二分

乾薑二分　芍藥　厚朴各二分

右九味桑根皮以上三味燒灰存性勿令灰過各

別杵篩合治之爲散服方寸匕小瘡卽粉之大瘡

但服之産後亦可服如風寒桑東根勿取之前三

物皆陰乾百日

排膿散

枳實十六枚　芍藥十六分　桔梗二分

右三味杵爲散取雞子黄一枚以藥散與雞黄相等揉和令相得飲和服之日一服

排膿湯

甘草二兩　桔梗三兩　生薑一兩

大棗十枚

右四味以水三升煑取一升温服五合日再服

雞屎白散

雞屎白

右一味爲散取方寸匕以水六合和温服

蜘蛛散

蜘蛛十四枚熬焦　桂枝半兩

右二味爲散取八分一匕飲和服日再服蜜丸亦可

甘草粉蜜湯

甘草二兩　粉一兩　蜜四兩

右三味以水三升先煑甘草取二升去滓内粉蜜攪令和煎如薄粥温服一升差即止

桂枝茯苓丸

桂枝　茯苓　牡丹去心

桃仁去皮尖熬　芍藥各等分

右五味末之煉蜜和丸如兎屎大每日食前服一丸不知加至三丸

芎歸膠艾湯

芎藭二兩　阿膠二兩　甘草二兩

艾葉三兩　當歸三兩　芍藥四兩

乾地黄

右七味以水五升清酒三升合煑取三升去滓内膠令消盡温服一升日三服不差更作

當歸芍藥散

當歸三兩　芍藥一斤　茯苓四兩

白术四兩　澤瀉半斤　芎藭半斤一作三兩

右六味杵爲散取方寸匕酒和日三服

乾薑人參半夏丸

乾薑一兩　人參一兩　半夏二兩

右三味末之以生薑汁和爲丸如梧子大飲服十丸日三服

當歸貝母苦參丸

當歸　貝母　苦參各四兩

右三味末之煉蜜丸如小豆大飲服三丸加至十丸

葵子茯苓散

葵子一斤　茯苓三兩

右二味杵爲散飲服方寸匕日三服小便利則愈

當歸散

當歸　黄芩　芍藥

芎藭各一斤　白术半斤

右五味杵爲散酒飲服方寸匕日再服姙娠常服

即易產胎無苦疾產後百病悉主之

白术散

白术　芎藭　蜀椒三分汗

牡蠣

右四味杵爲散酒服一錢七日三服夜一服但苦痛加芍藥心下毒痛倍加芎藭心煩吐痛不能食飲加細辛一兩半夏大者二十枚服之後更以醋漿水服之若嘔以醋漿水服之復不解者小麥汁服之已後渴者大麥粥服之病雖愈服之勿置

枳實芍藥散

枳實燒令黑勿太過　芍藥等分

右二味杵爲散服方寸匕日三服并主癰膿以麥粥下之

下瘀血湯

大黄二兩　桃仁二十枚　䗪蟲二十枚熬去足

右三味末之煉蜜和爲四丸以酒一升煎一丸取八合頓服之新血下如豚肝

竹葉湯

竹葉一把　葛根三兩　防風

桔梗　桂枝　人參

甘草各一兩　附子一枚炮　大棗十五枚

生薑五兩

右十味以水一斗煑取二升半分温三服温覆使

汗出○頸項强用大附子一枚破之如豆大煎藥
揚去沫嘔者加半夏半升洗

竹皮大丸

生竹茹二分　石膏二分　桂枝一分
甘草七分　白薇一分
右五味末之棗肉和丸彈子大以飲服一丸日三
夜二服有熱者倍白薇煩喘者加柏實一分

白頭翁加甘草阿膠湯

白頭翁　甘草　阿膠各二兩
秦皮　黃連　蘗皮各三兩

右六味以水七升煑取二升半内膠令消盡分温三服

半夏厚朴湯

半夏一升　厚朴三兩　茯苓四兩

生薑五兩　乾蘇葉二兩

右五味以水七升煑取四升分温四服日三夜一服

甘草小麥大棗湯

甘草三兩　小麥一升　大棗十枚

右三味以水六升煑取三升温分三服亦補脾氣

溫經湯

吳茱萸三兩　當歸二兩　芎藭二兩

芍藥二兩　人參二兩　桂枝二兩

阿膠二兩　生薑二兩　牡丹皮二兩去心

甘草二兩　半夏半升　麥門冬一升去心

右十二味以水一斗煮取三升分溫三服○亦主婦人少腹寒久不受胎兼取崩中去血或月水來過多及至期不來

土瓜根散

土瓜根　芍藥　桂枝

䗪蟲各三兩

右四味杵爲散每服方寸匕日三服

旋覆花湯

旋覆花三兩　葱十四莖　新絳少許

右三味以水三升煑取一升頓服之

大黄甘遂湯

大黄四兩　甘遂二兩　阿膠二兩

右三味以水三升煑取一升頓服之其血當下

礬石丸

礬石三分燒　杏仁一分

右二味末之煉蜜和丸棗核大內藏中劇者再內之

紅藍花酒

紅藍花一兩

右一味以酒一大升煎減半頓服一半未止再服

腎氣丸

乾地黃八兩　薯蕷四兩　山茱萸四兩

澤瀉三兩　茯苓三兩　牡丹皮三兩

桂枝一兩　附子一兩炮

右八味末之煉蜜和丸梧子大酒下十五丸加至

二十五九日再服

蛇床子散

蛇床子仁

右一味末之以白粉少許和令相得如棗大綿裹内之自然溫

狼牙湯

狼牙三兩

右一味以水四升煮取半升以綿纏筯如繭浸湯瀝陰中日四遍

甘遂半夏湯

甘遂大者三枚　半夏十二枚以水一升煮取半升去滓

芍藥五枚　甘草如指大一枚炙

右四味以水二升煮取半升去滓以蜜半斤和汁煎取八合頓服之

茯苓五味甘草去桂加薑辛夏湯

即苓甘五味薑辛湯加半夏半升

枳术湯

枳實七枚　白术三兩

右二味以水五升煮取三升分溫三服腹中耎即當散也

四時加減柴胡飲子退五藏虛熱

柴胡各三分八 白术八分 陳皮五分

大腹檳郎四枚并皮子用 生薑五分

桔梗七分 春三月加枳實 減白术共六味

生薑夏三月加三分 枳實五分 甘草三分共八味

陳皮秋三月加三分共六味

右各㕮咀分爲三貼一貼以水三升煑取二升分

温三服如人行四五里進一服如四體壅添甘草

少許每貼分作三小貼每小貼以水一升煑取七

合温服再合滓爲一服重煑都成四服

三物備急丸

大黃一兩　乾薑一兩

巴豆一兩去皮心熬外研如脂

右藥各須精新先擣大黃乾薑爲末研巴豆內中合治一千杵用爲散蜜和丸亦佳密器中貯之莫令歇○主心腹諸卒暴百病若中惡客忤心腹脹滿卒痛如錐刺氣急口禁停尸卒死者以煖水若酒服大豆許三四丸或不下捧頭起灌令下咽須臾當差如未差更與三丸當腹中鳴即吐下便差若口噤亦須折齒灌之

紫石寒食散治傷寒，令愈不復

紫石英　白石英　赤石脂

鍾乳碓鍊　栝蔞根　防風

桔梗　文蛤　鬼臼各十分

太一餘糧十分燒　乾薑

附子炮去皮　桂枝去皮各四分

右十三味杵爲散，酒服方寸匕

還魂湯救卒死客忤死

麻黄三兩去節一方四兩　杏仁七十箇去皮尖

甘草一兩炙

右三味以水八升煑取三升去滓分令咽之通治
諸感忤
出傷寒論中者不復重刻宋人有以千金外臺諸
方附者原非論本之義亦不詳載

仲景金匱要畧方　終

薛立齋醫按方

金鏡舌法

醫種子

八

薛立齋先生醫按方

凡五十三方隨按次第本書外錄十五方皆立齋日用餘不及詳

三生飲　補中益氣湯

八味地黄丸　秦艽升麻湯

地黄飲子　六君子湯

六味地黄丸　參术膏

加減八味丸　八珍湯

四君子湯　四物湯

愈風丹　歸脾湯

逍遥散
升陽益胃湯
十全大補湯
滋腎丸
還少丹
左金丸
濟生腎氣丸
參附湯
當歸六黃湯
花蕊石散
獨參湯
小柴胡湯
四神丸
二神丸
五味子散
人參理中湯
越鞠丸
異功散
葛花解酲湯
二陳湯

香連丸
芍藥湯
調中益氣湯
藿香正氣散
人參養胃湯
七味白朮散
參蘇飲
麥門冬湯
桔梗湯
生脉散
竹葉石膏湯
清氣化痰丸
大蘆會丸
桃仁承氣湯
黃芩清肺飲
當歸補血湯
竹葉黃耆湯
清胃散
五淋散
外錄
人參養榮湯

清燥湯　清暑益氣湯

香茹飲　益黄散

當歸龍薈丸　選奇湯

參苓白术散　半夏湯

犀角地黄湯　人參平肺散

潤腸丸　清心蓮子飲

龍膽瀉肝湯　茯苓補心湯

三生飲　治卒中昏不知人，口眼喎斜，半身不遂，并

痰厥氣厥

南星生用，一兩　川烏去皮生用，五錢　附子去皮生用，五錢

木香二錢

右每服五錢薑水煎服

補中益氣湯　治勞役過度飲食失節四肢倦怠口乾身熱手心蒸熱手背不熱時或頭痛微惡風寒自常汗出或氣高而喘身熱而煩其脈洪大無力或脈微細軟弱或惟右脈虛大凡中氣虛弱而不能攝血或中氣不足而誤用尅伐或飲食勞倦而患瘧痢脾胃氣虛而久不能愈或腠理不密易傷風寒微邪湊肺而咳嗽不已或病久元氣下陷或傷恐元氣不升或元氣虛弱感冒風寒不勝發表

或入房之後勞役感冒或勞役感冒而後入房或陽氣不升而頭暈作眩額上喜温而漸愈等症不論内外病候審是因于勞役者以之爲主治之法能生長身中胃氣而行春夏之令亦能使脾土以生肺金爲肝心脾肺滋化源之劑

黄耆一錢　炙甘草五分　人參

白术　當歸　陳皮

柴胡　升麻各三分

用薑棗煎空心午前服

八味地黄丸　治命門火衰不能生土以致脾胃虚

寒飲食少思大便不實久服補脾之藥不効或下元冷傷臍腹疼痛夜多漩溺或久服陰寒藥食後隱疼旋至溏泄或婦女失[illegible][illegible]胞喘急或陰氣乘陽血衄妄行或敗精塞道愈便愈急二陰牽痛或真火不降愈寒愈熾兩足常冷啟玄子云益火之源以消陰翳即此藥也

六味地黃丸全料　加附子製熟　肉桂各一兩

秦艽升麻湯　治風寒客于手足陽明經脈以致口眼喎斜惡見風寒四肢拘急其脈浮緊

秦艽　升麻　乾葛

白芷　防風　桂枝

白芍　人參　甘草各三錢

每服一兩葱白二根煎服

地黄飲子　治腎氣虚弱舌瘖不能言足痿不能行

熟地黄　肉蓯蓉酒浸去鱗　山茱萸去核

巴戟天去骨　石斛　遠志

附子炮　肉桂　麥門冬

五味子　白茯苓　石菖蒲等分

每服三錢入薄荷少許薑棗煎服

六君子湯　治脾胃虚弱飲食少思或不能攝涎生

痰致吐或久患瘧痢若見內熱或飲食難化作酸乃屬虛火須加炮薑其功甚速

即四君子湯加半夏陳皮

六味地黄丸　治腎經不足口乾消渴腎陰不足潮熱夜熱小便淋秘氣壅痰嗽頭目眩暈耳聾咽燥舌痛齒長腰疼足痿心懸如饑神恐如失自汗盜汗亡血失音水泛爲痰氣不歸元及腎不能藏五液無主敗濁爲飲以致咳喘氣逆或小便不禁精神虛脱或卒不得便久無生息爲養陰氣滋化源制火導水能生肝木使機關利而脾土健實啟玄

子云壯水之主以鎮陽光此劑也

熟地黄酒浸八兩　山茱萸去核四兩　山藥四兩

牡丹皮去骨　白茯苓去皮　澤瀉各三兩

蜜和丸如梧桐子空心白湯送服

參术膏　治一切脾胃虚損中氣餒弱諸藥不應或

因用藥失宜耗傷元氣虚症蜂起但用此藥諸症

自愈

白术一斤　人參四兩

泉水煎五次熬成膏白湯調服一二錢

加減八味丸　治腎水不足虚火炎上不歸元發熱

無定處往來不常作渴足冷口舌生瘡牙齦潰爛咽喉作痛形體憔悴寢汗發熱五蔵齊損等症

即八味丸減附子加五味子四兩

八珍湯　治肝脾傷損氣血虛弱惡寒發熱煩躁作渴或不時寒熱眩暈昏憒或大便不實小便赤淋或飲食少思小腹脹痛等症

即四君四物合方

四君子湯　治脾胃虛弱飲食少進或肢體腫脹肚腹作疼或大便不實體瘦面黃或胸膈虛痞痰嗽吞酸或脾胃傷損善患瘧痢等症諸病屬氣虛者

以此爲主治之法若因脾胃虚寒而致前症宜香砂六君子湯若因脾氣鬱結而致前症宜歸脾湯若因肝木侮脾土而致前症宜六君加芍藥木香若命門火衰而致前症宜八味丸

人參　白术　白茯苓各二錢

甘草炙一錢

右加薑棗煎服

四物湯　治肝脾腎血虚發熱或寒熱往來或日晡熱甚頭目不清或煩躁不寐胸膈作脹脇肋疼痛等症凡血虚諸病以此爲主治若脾氣虚而不能

生血宜四君子若脾氣鬱而血虛宜歸脾若腎水涸而不生肝血宜六味丸

當歸三錢　白芍藥二錢　熟地黄三錢

川芎錢半

右水煎服

愈風丹　治諸風肢體麻木手足不隨等症

天麻　牛膝　萆薢

玄參各六兩　杜仲七兩　羌活十四兩

當歸　熟地黄　生地黄各一斤

獨活五兩　肉桂三兩

蜜和丸如梧子常服五七十丸至百丸空心白湯或酒送服

歸脾湯　治因思氣結因憂抑鬱以致脾傷而心下痞悶痞不得寐右關脉結而大或思慮傷脾不能統血而血衄妄行或健忘怔忡驚悸盜汗或心脾作痛嗜臥少食大便不調或肢體重痛月經不調赤白帶下或思傷脾而患瘧痢等症

人參　白术　白茯苓

黄耆　龍眼肉　酸棗仁各二錢

遠志　當歸各一錢　木香

甘草各五分

右加薑棗煎服

逍遥散　治肝脾血虚發熱或潮熱晡熱或自汗盜汗或頭痛目澁或怔忡不寧或頰赤口苦或月水不調肚腹作痛或小腹重墜水道澁痛或耳内腫痛出膿或内熱作渴渾身酸疼頭眩虚痛飲食少思手足心熱發熱必先寒一陣乃熱脉弦而虚左關獨甚

當歸　白芍藥　白茯苓

白术　柴胡各一錢　甘草五分

加牡丹皮山梔名加味逍遥散水煎服

升陽益胃湯　治脾胃虚弱怠惰嗜臥四肢不收時值秋燥令行濕熱少退體重節疼口乾舌燥飲食無味大便不調小便頻數不欲飲食食亦不消兼見肺病洒淅惡寒慘慘不樂面色不和乃陽氣不伸也

黄耆二錢　半夏　人參

甘草各一錢　獨活　防風

白芍藥　羌活各五分　陳皮

茯苓　柴胡　澤瀉

白术各二分　黄連一分

用薑棗煎服。服藥後如小便罷而病加增劇，是不宜利小便也。當少去茯苓、澤瀉。若喜食，一二日不可飽食，恐胃再傷，以藥力尚少，胃氣不得轉運升發也。須薄味之食，或美食助其藥力，益升浮之氣而滋其胃氣。慎不可淡食以損藥力，而助邪氣之降沉也。可以小役形體，使胃與藥得轉運升發。慎勿太勞役，使氣復傷。脾胃得安静尤佳。若胃氣稍强，少食五果以助穀之力。

十全大補湯　治氣血俱虚，發熱惡寒，自汗盗汗，肢體倦怠或頭痛眩暈口乾作渴喉痛舌裂及久病虛損口乾食少欬而下利驚悸發熱或寒熱往來晡熱內熱遺精白濁二便見血小腹作痛小便短少大便乾澁或大便滑泄肛門下墜小便頻數陰莖痒痛或臍腹陰冷便溺遺瀝或心神不寧寤而不寐或形容不充肢體作痛或鼻吸氣冷急趨氣促等症皆是無根虛火但服此藥諸症悉除凡元氣素弱起居失宜飲食勞倦用心太甚以此爲主

即八珍湯加黄耆肉桂

滋腎丸 治熱在血分不渴而小便不利或腎虛足

熱腿膝無力不能履地

知母　黄蘗各酒炒二兩　肉桂二錢

水丸如梧子每服二百丸白湯送服

還少丹　治脾腎虚寒飲食少思發熱盗汗遺精白濁又真氣虧損肌體瘦弱等症

肉蓯蓉　遠志　茴香

巴戟　山藥　枸杞

熟地黄　石菖蒲　山茱萸

牛膝　杜仲　楮實子

五味子　白茯苓各一兩　棗肉百枚

蜜和丸如梧子每七十丸空心温酒或鹽湯送服

左金丸　治肝火脇肋刺痛或發寒熱或頭目作肩

或大便不實小便淋秘或小腹疼痛一切肝火之

症以此主治

黄連六兩　吴茱萸湯煮片時一兩

粥和丸陳皮白术湯送服

濟生腎氣丸　治腎虚脾弱腰重脚腫小便不利或

肚腹腫脹或喘急痰盛已成蠱症其效如神此症

多因脾胃虚弱治失其宜元氣復傷而變症者非

此不能救

熟地黄四兩　白茯苓三兩　附子五錢
牛膝　肉桂　澤瀉
車前子　山茱萸　山藥
牡丹皮各一兩
蜜和丸如梧子每七八十丸空心米飲送服
參附湯、治真陽不足上氣喘急自汗盜汗氣短頭
暈等症
人參五錢　附子炮一兩
分三服薑水煎服
當歸六黄湯

當歸　黄耆　生地黄

熟地黄各一錢　黄芩　黄連

黄蘗各炒焦五分

右水煎服

花蕊石散

硫黄上色明净者四兩　花蕊石一兩

右各爲末拌匀先用紙筋和鹽泥固濟瓦罐一個泥乾入藥仍用泥封口候乾用炭周疊煆赤罐冷取出爲細末每服一錢童便酒下

獨參湯　治氣虚陽絕脉散大無倫喘急頭汗自汗

不止昏遲不知人或精神慌亂小便遺失或惡寒發熱作渴煩躁等症凡房室過度傷寒壞病大失血後見前症者主之

人參二兩　大棗十枚

水煎漸服

小柴胡湯　治肝胆經風熱或寒熱晡熱或濕熱身重默默不欲食或惱怒動火口苦耳聾咳嗽發熱脇下作痛甚者轉側不便兩胠痞滿或泄瀉或吐酸食苦水或因怒而發瘧痢或傷寒中風往來寒熱胸脇苦滿心煩喜嘔或胸中煩而不嘔或渴或

腹中痛或脇下痞鞕或心下悸小便不利或不渴身有微熱等症加生地黃治血虛大勞大怒火動熱入血室或婦人經行感冒發熱寒熱如瘧夜間熱甚晝日明了夜則譫語如見鬼狀方見傷寒方

四神丸　治脾腎虛弱大便不實飲食少思

即二神丸五味子散合丸空心食前服

二神丸　治脾腎虛弱侵晨五更作瀉全不思食或食而不化大便不實神効

破故帋四兩炒　肉豆蔻二兩生用

用紅棗四十九枚生薑四兩同煑熟去薑及皮核取肉和藥丸如梧子每服五七十丸空心鹽湯

五味子散　治腎泄在侵晨五更作瀉或大便不實不時去後

五味子炒二兩　吳茱萸炒五錢

爲末每二錢白湯調服爲丸尤効

人參理中湯　治脾胃虛弱飲食少思或去後無度或飲食難化胸膈不利或瘧疾中氣虛損久不能愈或中氣虛弱痰氣不利口舌生瘡加附子名附子理中湯治中氣虛寒而患前症及入房腹痛手

足逆冷或身犯寒氣口食冷物腸鳴切痛嘔逆泄

瀉等症

方見傷寒方

越鞠丸　治六鬱胸膈痞滿或吞酸嘔吐飲食不化

蒼术　神麴　撫芎

麥芽　香附　山查

山梔等分

右末水調神麴麥芽作糊丸如梧子每七八十丸

白湯下

異功散　治久咳不已或腹痛少食面腫氣逆又治

脾胃虛弱飲食少思

即四君子方加陳皮

葛花解酲湯　治酒積上下分消

白豆蔻　砂仁　葛花各五錢

木香五分　青皮三錢　陳皮

白茯苓　猪苓　人參各錢半

白术　神麯　澤瀉

乾薑各二錢

每服五錢湯調服得微汗酒病去矣

二陳湯　治脾胃虛弱中脘停痰或嘔吐惡心或頭

目不清飲食少思等症

陳皮　　半夏　　白茯苓

甘草

加薑煎服

香連丸　治痢疾并水瀉暑瀉甚効

黃連十二兩另用吳茱萸十兩為末二味熱水拌和入磁器置熱湯中頓一日同炒至黃連紫色去茱用連為末每四兩

配朮香末一兩醋打米糊為丸如梧子每服三十丸湯送服久痢中氣下陷以補中益氣湯下中氣虛者。四君子加薑桂湯下。

芍藥湯　治便血後重經曰溲而便膿血知氣行而血止也行血則便膿自愈調氣則後重自除

芍藥二兩　當歸　黃連各五錢

檳榔　木香　甘草各二錢

桂二錢半　黃芩五錢

每服半兩水煎服痢不減加大黃

調中益氣湯　治濕熱所傷體重煩悶口失滋味二便清數或痰嗽稠粘熱壅頭目體倦少食等症

黃耆一錢　人參　甘草

蒼朮各五分　柴胡　陳皮

升麻　木香各二分

水煎空心服

藿香正氣散　治外感風寒內停飲食頭痛寒熱或

霍亂泄瀉或作瘧疾

桔梗　大腹皮　紫蘇

茯苓　厚朴製各一錢　甘草炙五分

藿香一錢五分

右薑棗水煎熱服

人參養胃湯　治外感風寒內傷飲食寒熱頭痛或

作瘧疾

半夏　厚朴薑製　橘紅各八分

藿香葉　草菓　茯苓

人參各五分　甘草炙三分　蒼朮一錢

右薑七片烏梅一箇水煎服

七味白朮散　治中氣虧損津液短少口舌乾渴或口舌生瘡不喜飲冷或吐瀉後口乾最宜服

人參　白朮　木香

白茯苓　甘草　藿香各五分

乾葛一錢

右水煎服

參蘇飲　治痰積中脘暈眩嘈雜怔忡噦逆或痰停關節手足𨅫曳口眼喎斜半身不遂嘔吐惡心頭疼發熱及感冒風邪鼻塞增寒咳嗽等症

人參　紫蘇　前胡

半夏　葛根各一錢　茯苓

枳殼　桔梗　陳皮各八分

甘草四分　木香四分

加葱白生薑煎服

麥門冬湯　治火熱乘肺咳唾有血

麥門冬去心　防風　白茯苓各一錢

人參一錢

右水煎服

生脉散　治熱傷元氣肢體倦怠氣短懶言口乾作渴汗出不止或濕熱大行金爲火制絕寒水生化之源致肢體痿軟脚攲眼黑及肺虚氣弱汗出息短而脉數或散代者

人參五錢　麥門冬三錢　五味子三錢

水煎服千金加黄檗夏月常服令人氣力湧出

桔梗湯　治咳嗽吐膿痰中有血已成肺癰

桔梗　貝母　當歸

瓜蔞仁　枳殼　薏苡仁
桑白皮　百合各五錢　五味子五分
葶藶　地骨皮　知母
甘草節　防巳　黄耆
杏仁各五分
水煎食後服

竹葉石膏湯　治胃火盛而作渴
淡竹葉　石膏煅　桔梗
木通　薄荷葉　甘草各一錢
右水煎服

法製清氣化痰丸　順氣快脾化痰消食

半夏　南星各四兩外以白礬皂角乾薑各四兩水煎三碗同煮至半夏南星無心製

陳皮　青皮去穰　蘇子炒　杏仁

蘿蔔子　葛根　神麯炒　麥芽炒

山查　香附各二兩

右末蒸餅糊和桐子大每五七十丸茶湯任服

大蘆薈丸一名九味蘆薈　治大人小兒下疳潰爛或作痛

又治肝疳食積口臭生瘡牙齦蝕爛頸腋結核等

症

胡黃連　黃連　蘆薈

木香　白蕪荑炒　青皮

白雷丸　鶴虱草各一兩　麝香三錢

右爲末，蒸餅糊丸如麻子大，每服一錢，空心米飲下。

桃仁承氣湯　治血結胸中，手不可近，或中焦蓄血，寒熱胸滿，漱水不欲嚥，善忘昏迷，其人如狂。

桃仁半兩　大黄一兩　甘草二錢

桂三錢　芒硝三錢

右每服一兩，薑水煎。

黄芩清肺飲　治肺熱，小便不利，宜用此藥清之。

黄芩一錢　山梔二錢

右水煎服不利加鹽豉二十粒

當歸補血湯　治氣血俱虛肌熱惡寒面目赤色煩渴引飲脉洪大而虛重按似無此脉虛血虛也此病多有得於饑飽勞役者

黄芪炙一兩　當歸二錢酒製

右水煎服

竹葉黄芪湯　治胃虛火盛而作渴

淡竹葉二錢　黄芪　生地黄

麥門冬　當歸　川芎

甘草　黃芩炒　芍藥
人參　石膏煅各一錢
右水煎服

清胃散　治醇酒厚味唇齒作痛或齒齦潰爛或連頭面頸項作痛
黃連炒一錢五分　當歸　生地黃
牡丹皮各一錢　升麻二錢
右水煎服

五淋散　治膀胱有熱水道不通淋澁不出或尿如豆汁或成砂石或如膏汁或熱怫便血

赤茯苓一錢五分　赤芍藥　山梔各一錢

當歸　甘草各一錢二分

右入燈心水煎服

人參養榮湯外錄　治脾肺俱虛發熱惡寒四肢倦怠肌肉消瘦面黃短氣食少作瀉若氣血虛而變見諸症莫能名狀勿論其証勿論其脉但用此藥其病悉退

白芍藥一錢五分　人參　陳皮

黃芪蜜炙　桂心　當歸

白朮　甘草炙各一錢　熟地黃

五味子炒杵 茯苓各七分半 遠志五分

右薑棗水煎服

清燥湯 治元氣虛濕熱乘之遍身酸軟或肺金受邪絶寒水生化之源腎無所養小便赤少大便不調腿腰痿軟或口乾作渴體重麻木頭目眩暈飲食少思或自汗盜汗肢體倦怠胸滿氣促

黃芪一錢五分 五味子九粒炒杵 黃連

神麯炒 猪苓 柴胡

甘草炙各二分 蒼术 白术

麥門冬 陳皮 生地黄

澤瀉各五分　白茯苓　人參

當歸　升麻各三分　黃柏酒拌一分

右水煎服

清暑益氣湯　治元氣弱暑熱乘之精神困倦胸滿氣促肢節疼痛或小便黃數大便溏頻爲暑熱瀉痢瘧疾之良劑

升麻　黃芪炒去汗各一錢　蒼朮一錢五分

人參　白朮　陳皮

神麯炒各五分　甘草炙　乾葛各二分

五味子九粒炒杵

右水煎服

香茹飲加黄連名黄連香茹飲　治一切暑毒腹痛霍亂吐瀉

或頭痛昏憒

香薷　茯苓　白扁豆

厚朴　甘草各一錢

右水煎服

益黄散　治脾土虛寒寒水反來侮土而嘔吐不食

或肚腹作痛或大便不實手足逆冷等症

陳皮一兩　青皮　河子肉

甘草炙　丁香各二錢

右每服四錢水煎服

當歸龍薈丸　治肝經實火大便秘結小便澁滯或胸膈作痛陰囊腫脹凡屬肝經實火皆宜用之

當歸　龍膽草　梔子仁

黃連　黃芩各一兩　大黃

蘆薈　青黛各五錢　木香二錢五分

麝香五分另研

右爲末炒神麯糊丸每服二十九薑湯下

選奇湯　治風熱上壅眉稜骨痛或頭目眩暈

羌活　防風各三錢　甘草二錢夏生冬炒

黄芩酒製冬去之熱甚用

右每服三錢水煎時時服

參苓白术散○○○○○治脾胃不和飲食少進或嘔吐泄瀉凡病後宜此調理

人參　茯苓　白扁豆去皮薑汁拌炒

白术炒　蓮肉去心皮　砂仁炒

薏苡仁炒　桔梗炒　山藥

甘草炙各二

右爲末每服二三錢用石菖蒲湯下或作丸

半夏湯○○○○治膽腑實熱精神恍惚寒熱泄瀉或寢汗

增風善太息目不得瞑

半夏一錢五分　黃芩　遠志各一錢

生地黃二錢　秫米一合　酸棗仁三錢炒

宿薑一錢五分

右長流水煎服

犀角地黃湯　治血虛火盛血妄行吐衄便下若因忿怒而致加山梔柴胡

犀角鎊末　生地黃　白芍藥

牡丹皮各一錢半

右水煎傾出入犀末服之

人參平肺散　治心火刑肺金患肺痿咳嗽喘嘔痰涎壅盛胸膈痞滿咽嗌不利

人參　青皮各四分　茯苓七分

天門冬四分　陳皮五分　地骨皮

甘草五分　知母七分　五味子十粒杵碎

桑皮一錢

右薑水煎服

潤腸丸　治伏火風熱大腸乾燥若因失血或因腎不足當滋腎最忌此丸

麻子仁　桃仁去皮尖另研各一兩　羌活

當歸尾　大黃炒　皂角仁

秦艽各五錢

右另研爲末煉蜜丸猪膽汁丸丸如每服三十丸食前滚湯下若燥在直腸用猪膽汁導之亦忌前藥

清心蓮子飲　治熱在氣分口乾作渴小便白濁夜安晝熱或治口舌生瘡咽乾煩躁作渴小便赤淋

黃芩炒　麥門冬　地骨皮

車前子炒　甘草各一錢半　石蓮肉

茯苓　黃芪　柴胡

人參各一錢

右每服五錢水煎服

龍膽瀉肝湯　治肝經濕熱兩拗腫痛或腹中疼痛或小便澁滯等症

草龍膽　澤瀉各一錢　生地黄

木通　甘草　黄芩

山梔　車前子　當歸各五分

水煎空心服

茯苓補心湯　治心氣虛耗不能主血且不能制伏肺金漸致精血枯涸或月事不調此方專補心氣

刻敖氏傷寒金鏡錄緣起

敖氏不知何許人有舌法十二首以驗傷寒表裏杜清碧又增定焉薛立齋再加潤色流行於世卷帙单薄雖傳不能久存也此法大裨傷寒家乃識傷寒之捷法人身傷寒氣從同類則腎水有餘而凌犯心火矣所謂人傷於寒則爲病熱者此也故色見微於心之苗苗者其舌也欲辨内外風寒者非舌不可爲據敖與杜雖能傳之似尚未達其所以然而予姑妄擬之如此傷寒唯視舌識病則風暑濕恐亦有定法當俟後之作者圖後取所載方出傷寒論故不復刻今

特取嚏一方耳

萬曆丁巳清明日錢塘盧復記

外傷金鏡録序

夫人之受病傷寒爲甚傷寒之治仲景爲詳人皆知之而未必能行之者豈非以其法浩繁有難卒貫者乎舊有敖氏金鏡録一篇專以舌色視病旣圖其狀復著其情而後別其方藥開卷昭然一覽具在雖不期乎仲景之書而自悉合乎仲景之道可謂深而通約而要者矣予昔承乏　留都嘗刻之大醫官舍本皆繪以五采恐其久而色渝因致謬誤乃分注其色於上使人得以意會焉遂命工登梓名之曰外傷金鏡録盖寒之所傷本自外至見傷於内外有徵焉所

以然者人之一身皆受生於天心名天君故獨爲此身之主舌乃心之苗凡身之病豈有不見於此者尚何内外之間哉特患人之不化耳

嘉靖丙辰秋日姑蘇薛己撰

敖氏傷寒金鏡録

凡傷寒熱病傳經之邪比雜病不同必辨其脉癥舌表裏汗下之候不有悞况脉者血之府屬陰當其得病之初正氣相搏若真氣未衰脉必滑數而有力病久熱甚氣衰脉必微細而無力方數甚也但可養陰退陽此識脉之要也或初病即惡寒發熱後必有渴水燥熱之證或逆厥而利此熱癥傳經之邪也若始終皆熱癥惟熱而不惡寒故傷寒爲病初則頭痛必無發熱惡寒渴水之癥一病便有逆厥泄利或但惡寒而無發熱此寒癥也此識癥之妙也如舌本者乃

心之竅於舌心屬火主熱象離明人得病初在表則舌自紅而無白胎等色表邪入於半表半裏之間其舌色變爲白胎而滑見矣切不可不明表證故邪傳於裏未罷則舌必見黃胎乃邪已入於胃急宜下之胎黃自去而疾安矣至此醫之不依次候用湯丸失於遲下其胎必黑變症蜂起此爲難治若見舌胎如漆黑之光者十無一生此心火自炎與邪熱二火相乘熱極則有兼化水象故色從黑而應水化也若乃臟腑皆受邪毒日深爲證必作熱證雖宜下之乃去胃中之熱否則其熱散入絡臟之中鮮有不死者譬

如火之自炎初則紅過則薪爲黑色炭矣此亢則害
承乃制令以前十二舌明著猶恐未盡諸症復作二
十四圖并方治列於左則區區推源尋流實可決生
死之妙也

清碧學士杜先生著

敖氏傷寒金鏡録圖

杜清碧增定

薛立齋潤圖

驗證舌法

白胎舌

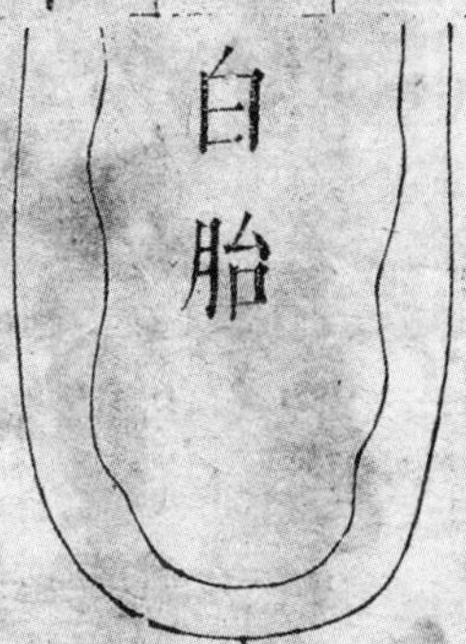

舌見白胎滑者邪初入裏也丹田有熱胷中有寒乃少陽半表半裏之證宜用小柴胡湯梔子豉湯治之

將瘟舌

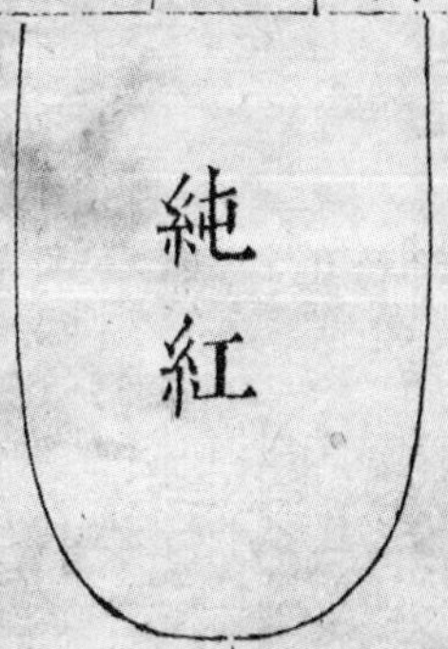

舌見紅色熱蓄於內而將發也不問何經宜用透頂清神散治之

透頂清神散

猪牙皂角　細辛　白芷　當歸

爲末各等分先噙水一口以藥少許吹鼻取嚏如未嚏仍用凡瘟疫之家皆宜用之

中焙舌

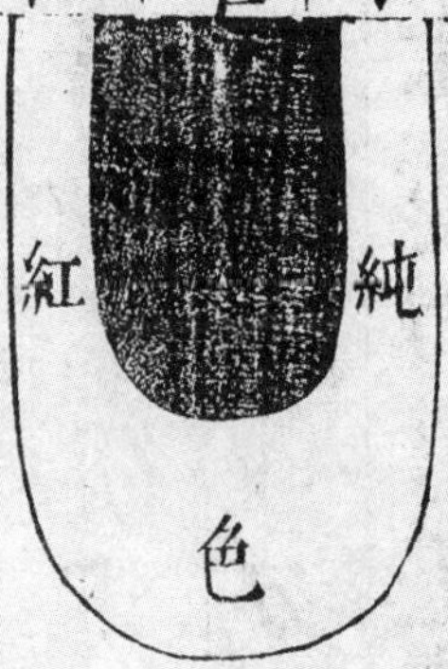

舌見純紅内有黑形如小舌者乃邪熱結於裏也君火熾盛反兼水化宜凉膈散大柴胡湯下之

生瘡舌

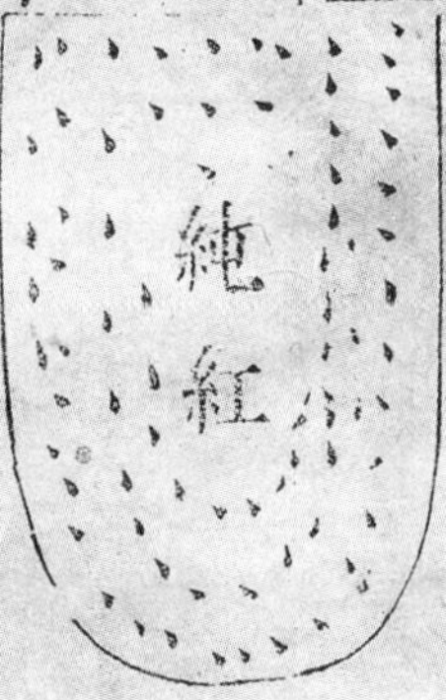

舌見紅色而有小黑色者熱毒乘虚入胃蓄熱則發癍矣宜用玄參升麻葛根湯化癍湯解之

紅星舌

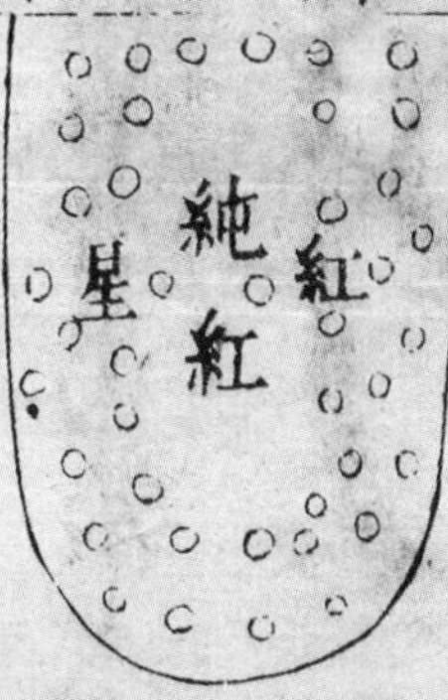

舌見淡紅中有大紅星者乃少陰君火熱之盛也以傷脾土將欲發黄之候也宜用茵蔯五苓散治之

黑尖舌

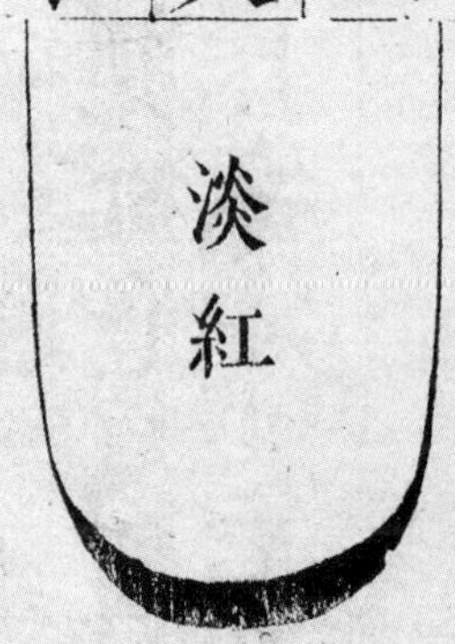

舌見紅色尖見青黑者水虛火實腎熱所致宜用竹葉石膏湯治之

裏圈舌

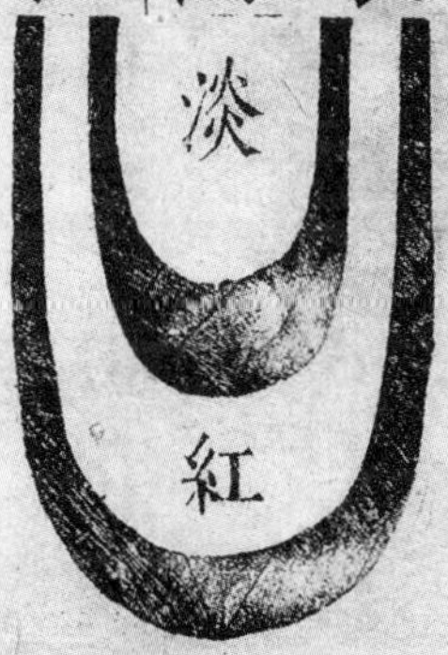

舌見淡紅色而中有一紅暈沿皆純黑乃餘毒遺於心胞絡之間與邪火鬱結二火亢極故有是證也以承氣湯解之

人裂舌

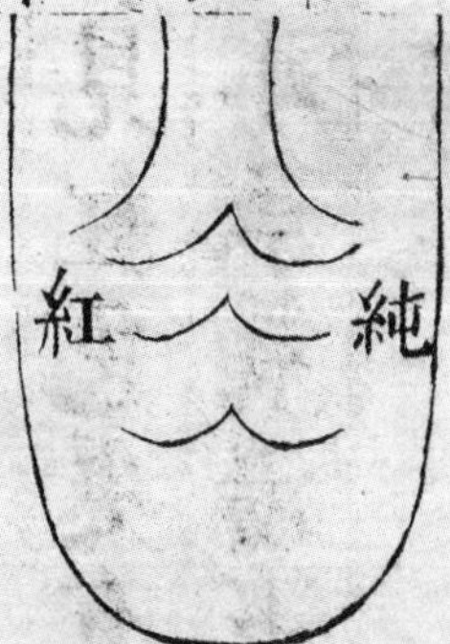

舌亦有此形

舌見紅色更有裂紋如人字形者乃君火燔灼熱毒炎上故發裂也宜用涼膈散

蟲碎舌

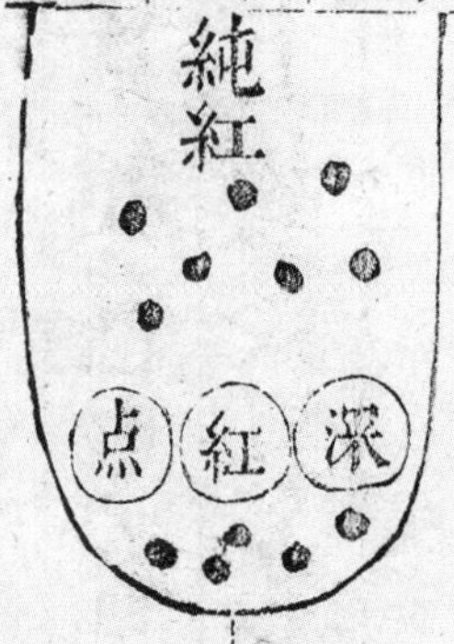

舌見紅色更有紅點如蟲蝕之狀者乃熱毒熾甚宜用小承氣湯下之

裏黑舌

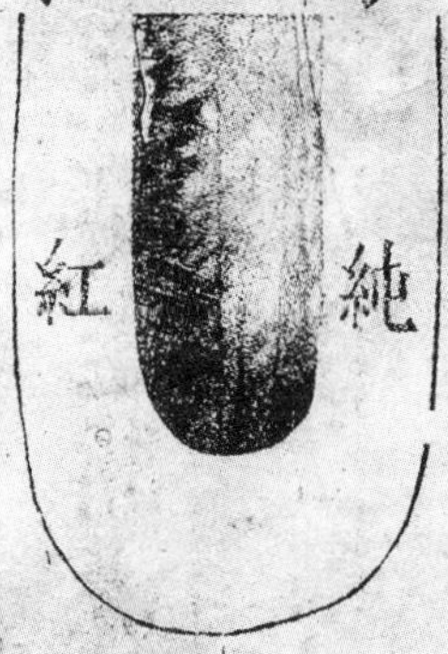

舌見紅色內有乾硬黑色形如小長舌有刺者此熱毒熾甚堅結大腸急用調胃承氣湯下之

厥陰舌

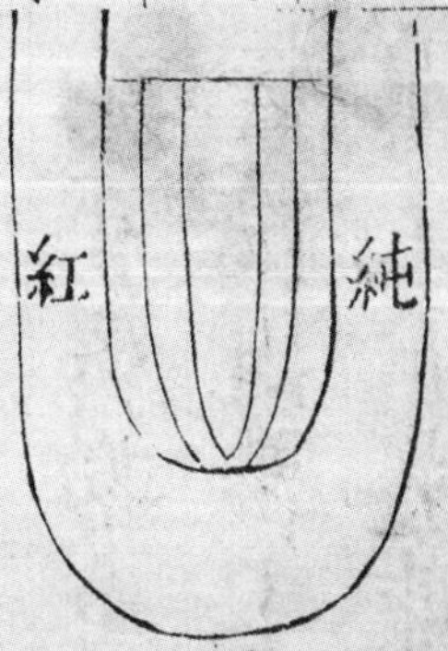

舌見紅色內有黑紋者乃陰毒厥于肝經肝主筋故舌見如絲形也用理中合四逆湯溫之

死現舌

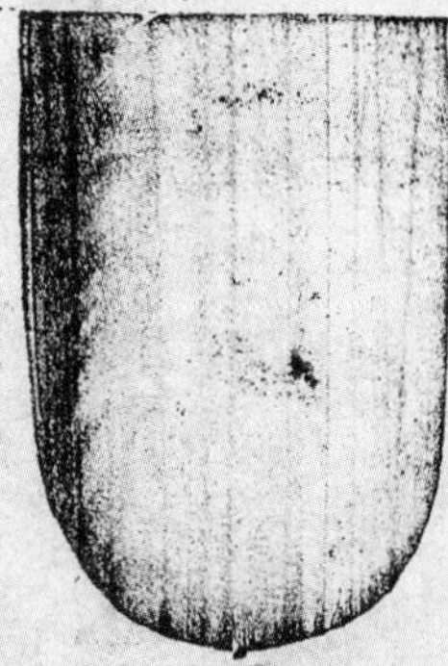

舌見黑色水尅火明矣患此者百無一治治者審之

余在留都時地官主事鄭汝東妹壻患傷寒得此舌院内醫士曾禧謂當用附子理中湯人咸驚駭遂止亦莫能療困甚治棺曾與之鄰往視之謂用前藥猶有生理其家既待以死拚從之數劑而愈大抵舌黑之症有火極似水者即杜學士所謂薪

爲黑炭之意也宜涼膈散之類以瀉其陽有水來剋火者即曾醫士所療之人是也宜理中湯以消陰翳又須以老生姜切平擦其舌色稍退者可治堅不退者不可治

弘治辛酉金臺姜夢輝患傷寒亦得此舌手足厥冷吃逆不止衆醫猶作火治幾致危殆判院吳仁齋用附子理中湯而愈夫醫之爲道有是病必用是藥附子療寒其效可數柰何世皆以爲必不可用之藥寧視人之死而不救不亦哀哉至於火極似水之症用藥得宜效應不異不可便謂爲百無

一治而棄之也

黃胎舌

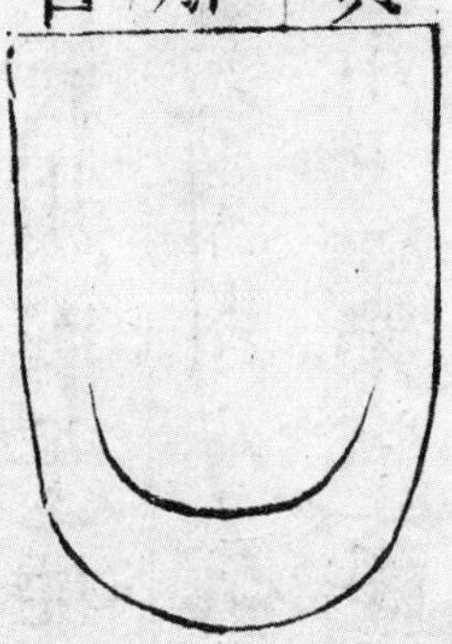

舌見尖白根黃其表證未罷也須宜解表然後方可攻之如大便秘者用涼膈散加硝黃泡服小便澁者用五苓散加木通合益元散加薑汁少許以白滾湯調服

黑心舌

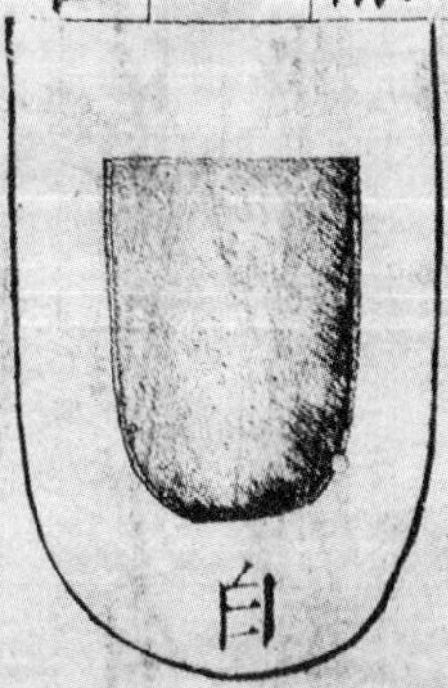

舌見弦白心黑而脉沉微者難治脉浮滑者可汗沉實者可下始病即發此色乃危殆之甚也速進調胃承氣湯下之

十五舌

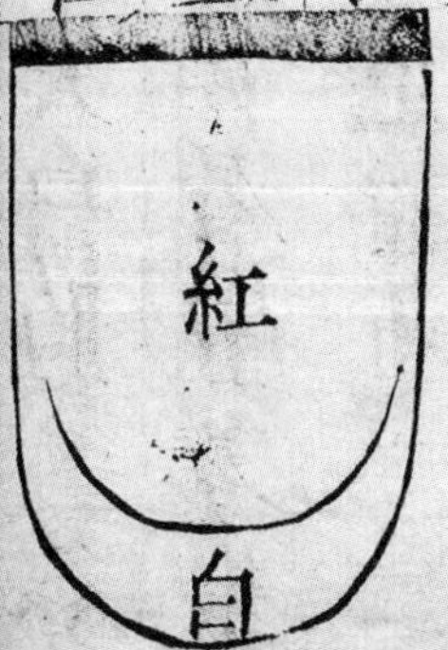

舌尖白胎二分根黑一分必有身痛惡寒如飲水不至甚者五苓散自汗渴者白虎湯下利者解毒湯此亦危證也

十六舌

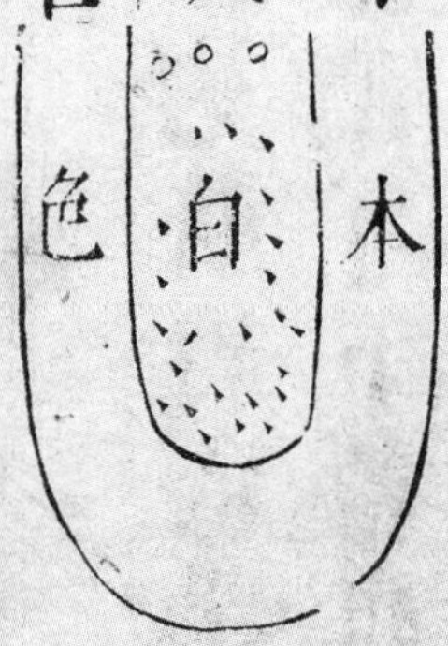

舌見白胎中有黑小點亂生者尚有表證其病來之雖惡宜涼膈散微表之表退即當下之下用調胃承氣湯

十七舌

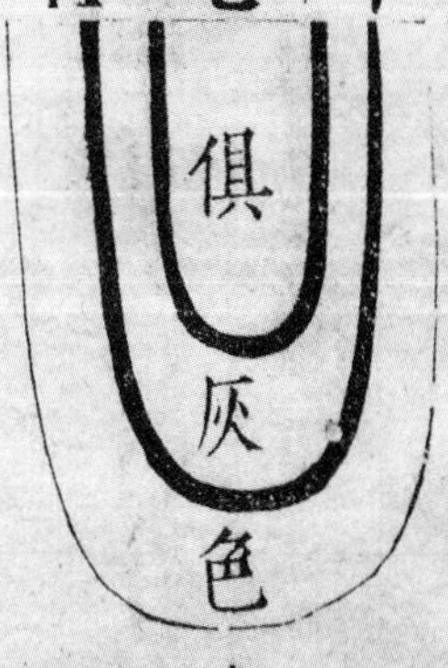

舌見如灰色中間更有黑暈兩條此熱乘腎與命門也宜急下之服解毒湯下三五次遲則難治如初服量加大黃酒浸炮

十八舌

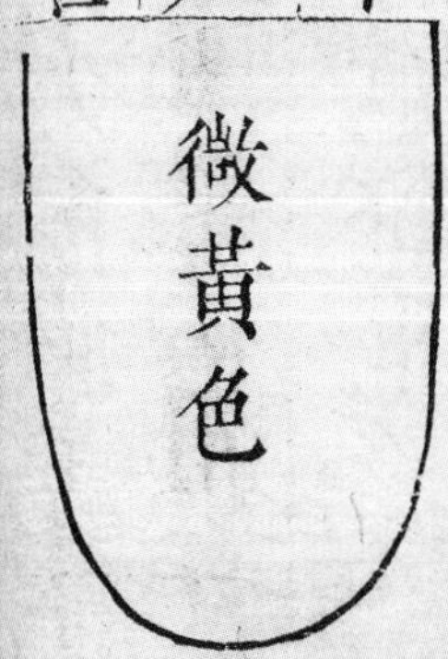

舌見微黄色者初病即得之發譫語者由失汗表邪入裏也必用汗下兼行以雙解散加解毒湯兩停主之

十九舌

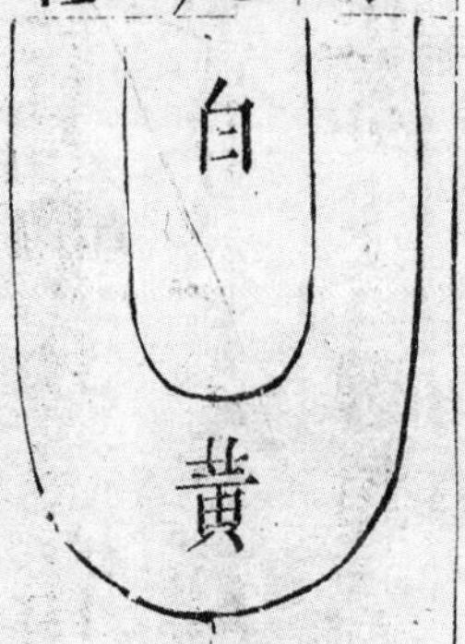

舌中見白胎外有微黄者必作泄宜服解毒湯惡寒者五苓散

二十舌

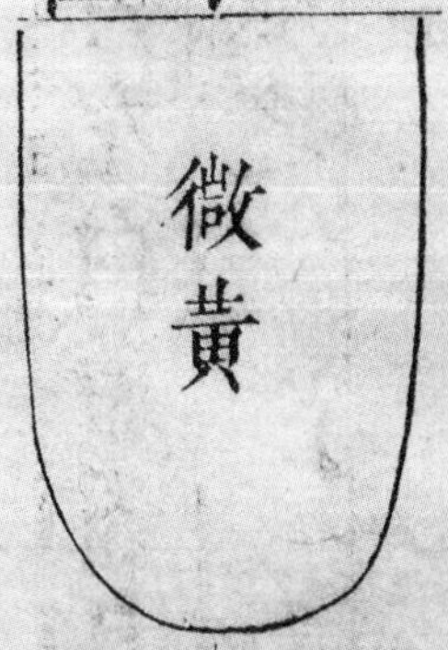

舌見微黃色者，表證未罷，宜用小柴胡湯合天水散主之。可下者，大柴胡湯下之。

二十一舌

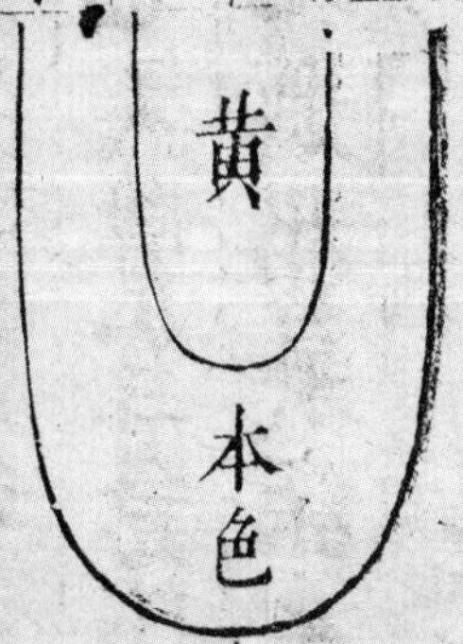

舌見黃色者必初白胎而變黃色也皆表邪傳裏熱

已入胃宜急下之若下遲必變黑色爲惡證爲亢害

鬼賊邪氣深也不治宜用調胃承氣湯下之

二十二舌

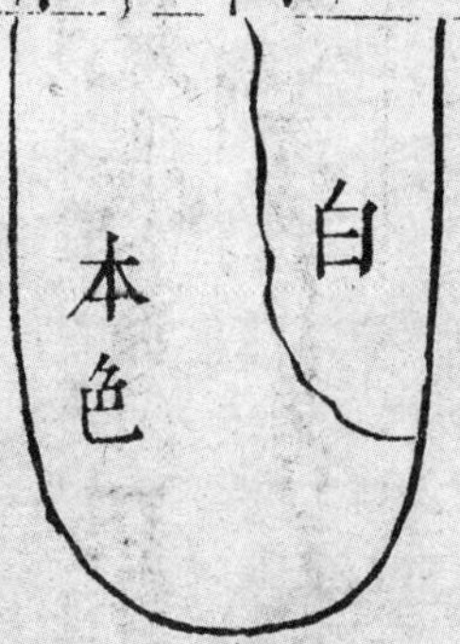

舌左白胎而自汗者不可下宜白虎湯加人參三錢

服之

二十三舌

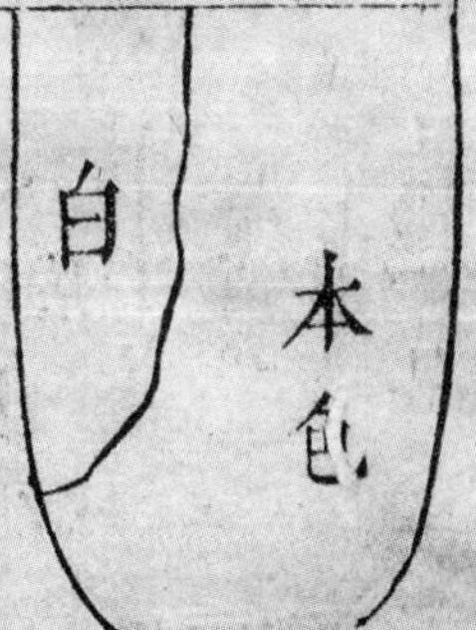

舌右白胎滑者病在肌肉爲邪在半表半裏必往來寒熱宜小柴胡湯和解之

二十四舌

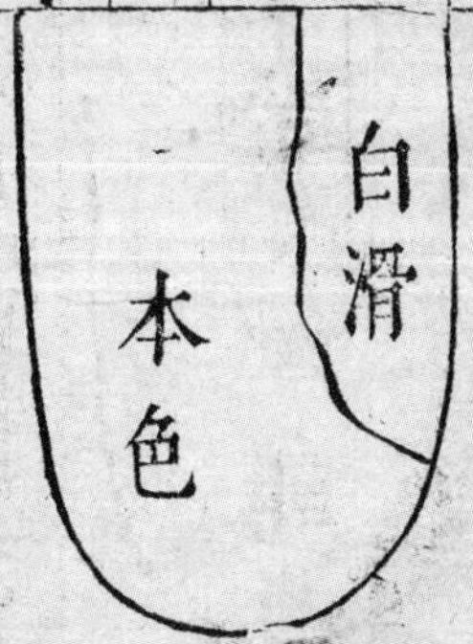

舌左見白胎滑此臟結之證邪併入臟難治

二十五舌

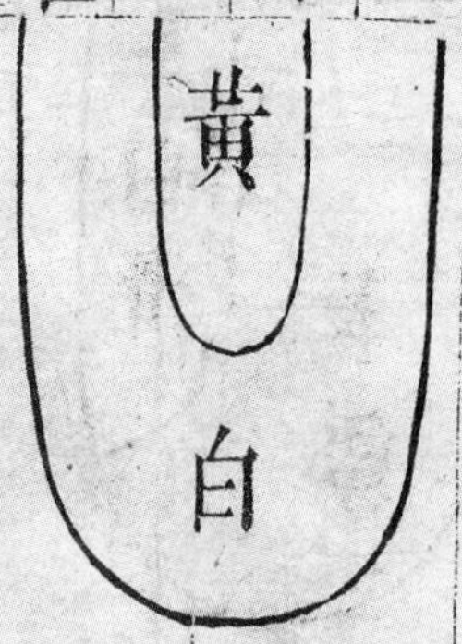

舌見四圍白而中黃者必作煩渴嘔吐之證兼有表者五苓散益元散兼服方可下也

二十六舌

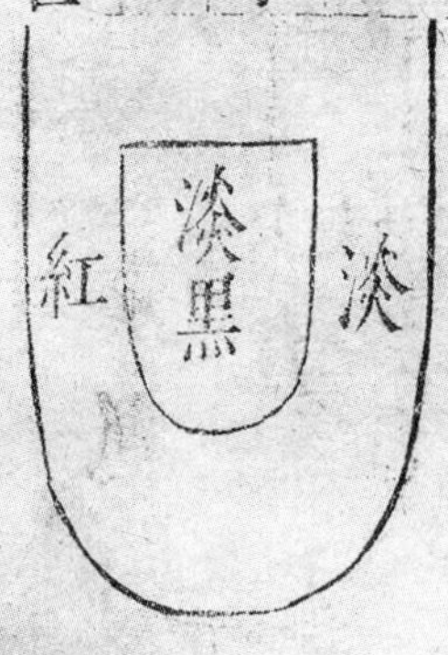

舌見外淡紅心淡黑者如惡風表未罷用雙解加解毒湯相半微汗之汗罷急下之如結胸煩躁目直視者不治非結胸者可治

二十七舌

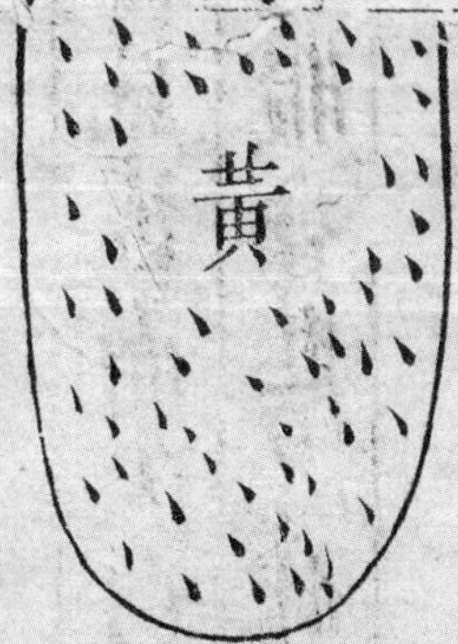

舌見黄而有小黑點者邪遍六腑將入五臟也急服調胃承氣湯下之次進解和散十救四五也

二十八舌

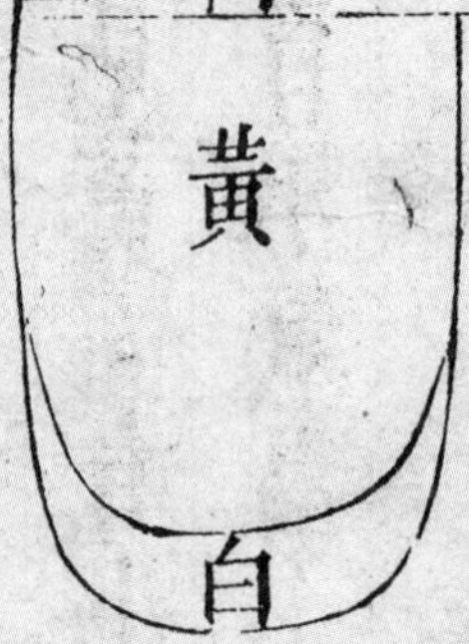

舌見黃而尖白者表少裏多宜天水散一服凉膈散二服合進之脉弦者宜防風通聖散

二十九舌

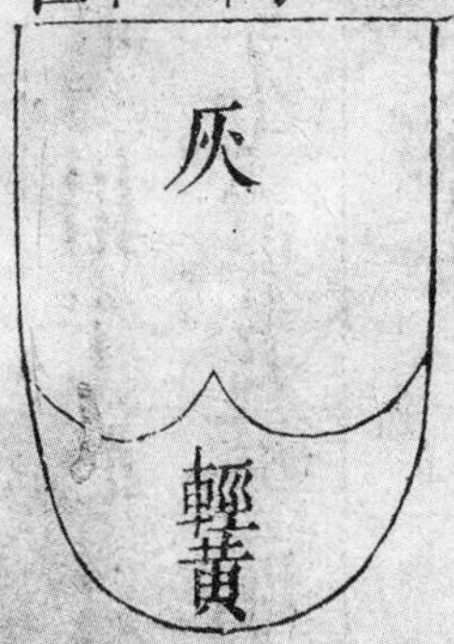

舌見灰色尖黃不惡風寒脉浮者可下之若惡風惡寒者用雙解散加解毒湯主之三四下之見糞黑不治

三十舌

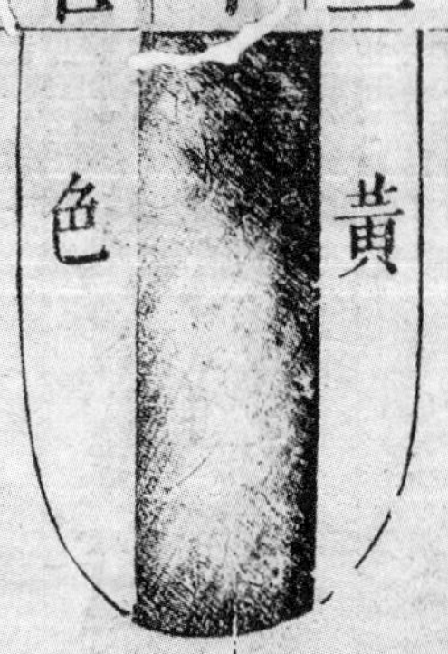

舌見黃中黑至尖者熱氣已深兩感見之十當九死惡寒甚者亦死不惡寒而下利者可治宜用調胃承氣湯主之

三十一舌

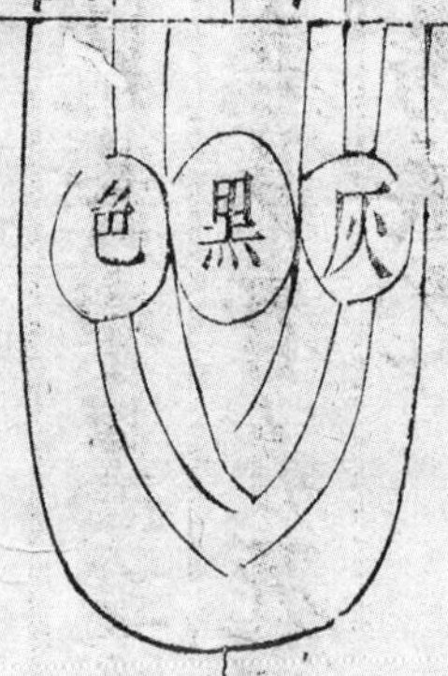

舌見灰黑色而有黑紋者脉實急用大承氣湯下之
脉浮渴飲水者用凉膈散解之十可救其二三

三十二舌

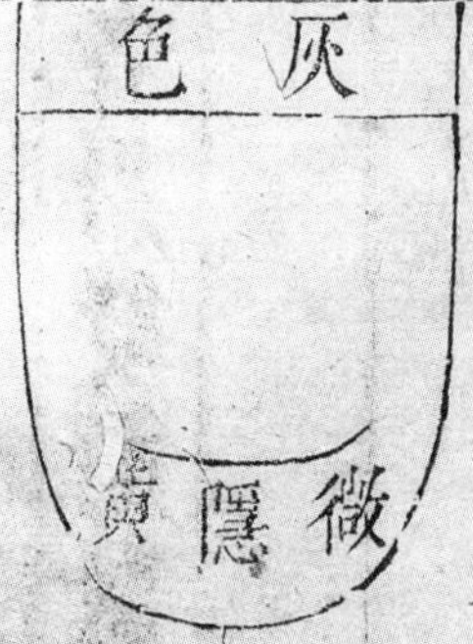

舌根微黑尖黄隱見或有一紋者脉實急用大承氣湯下之脉浮渴飲水者用凉膈散解之十可救淇十

三

三十三舌

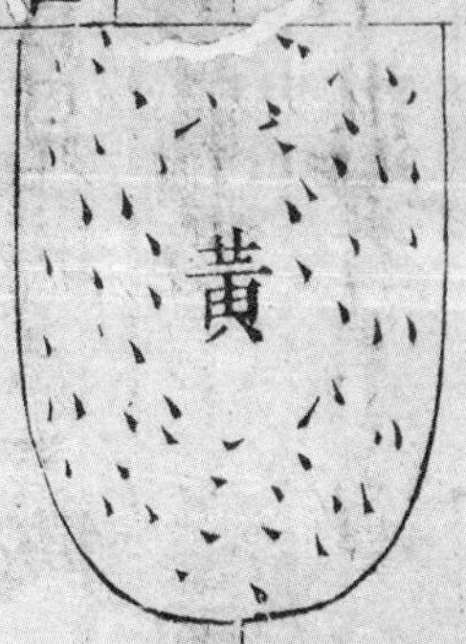

舌見黄而黑點亂生者其證必渴譫語脉實者生脉濇者死循衣摸床者不治若下之見黑糞亦不治下宜大承氣湯

三十四舌

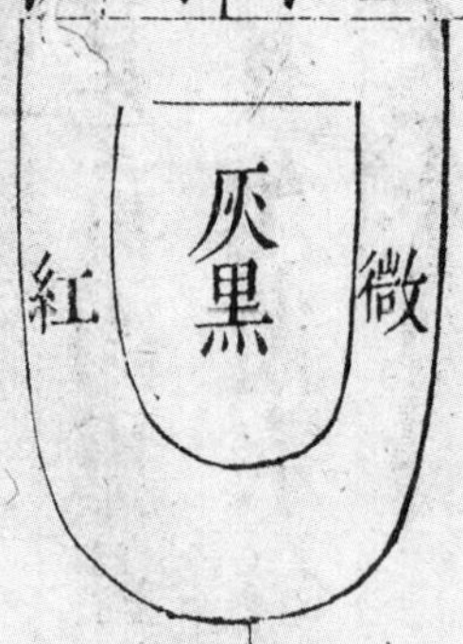

舌見四邊微紅中央灰黑色者此由失下而致用大承氣湯下之熱退可愈必三四下方退五次下之而不退者不治

三十五舌

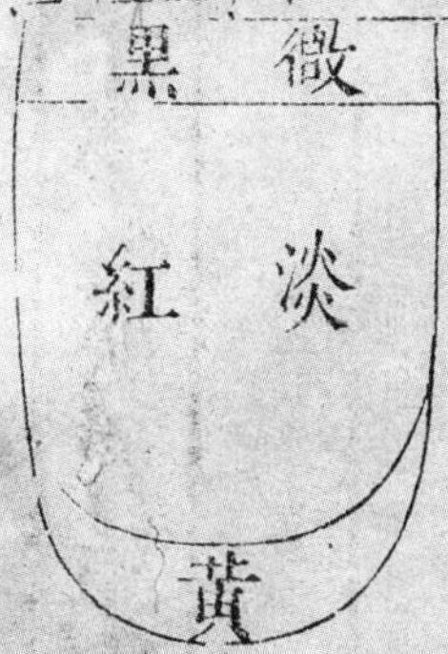

舌根微黑尖黃脉滑者可下之脉浮
若惡風寒者微汗之用雙解散若下利用解毒
生七八也

三十六舌

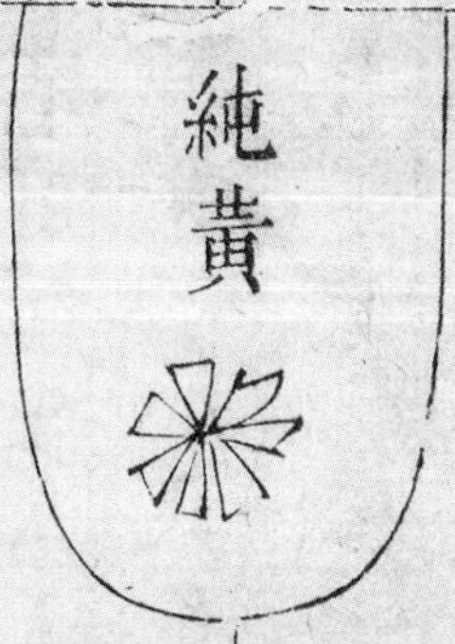

舌見黃而澁有隔瓣者熱已入胃邪毒深矣心火煩
渴急宜大承氣湯下之若身發黃者用茵蔯湯下血
用抵當湯水在脇內十棗湯結胸甚者大陷胸湯痞

用大黄瀉心湯

已上三十六舌乃傷寒驗証之捷臨証用心處之百無一失

金鏡録圖終

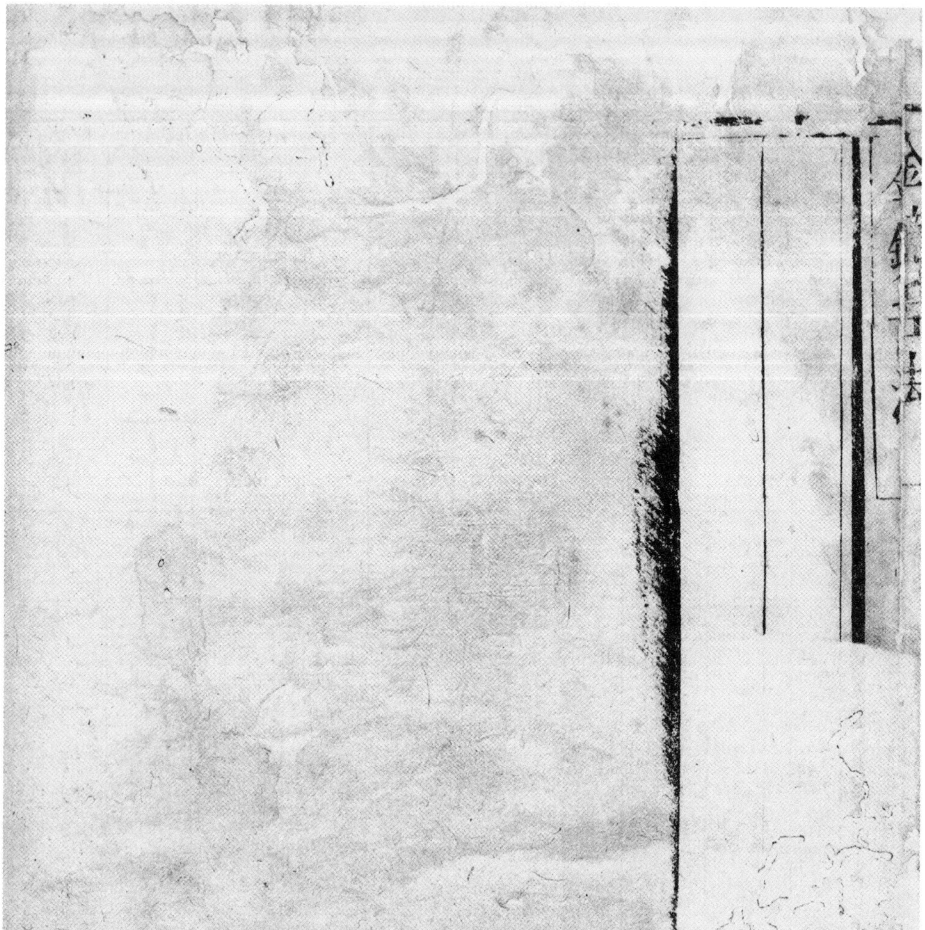

扁鵲傳

倉公傳

醫種子

九

刻扁鵲倉公傳緣起

太史公倉扁傳爲萬世醫按祖儒家目爲技術而不觀不特不觀如焌公讀趙簡子傳見鈞天夢語且削之矣此無足怪道不同耳乃醫家者流亦莫肯顧之何也嗟嗟斯傳泄露禁方之秘文字古拙義理深奥驟讀之未卽解不知讀難解書如掘山取鑛未有不先之力者知有至寶深入磨煉久必獲之矣刻扁鵲倉公傳

萬曆丁巳春分錢塘盧復記

扁鵲倉公列傳

漢太史公遷著　匡廬福一畢公甫校

扁鵲者勃海郡鄭人也姓秦氏名越人少時爲人舍長舍客長桑君過扁鵲獨奇之常謹遇之長桑君亦知扁鵲非常人也出入十餘年乃呼扁鵲私坐間與語曰我有禁方年老欲傳與公公毋泄扁鵲曰敬諾乃出其懷中藥予扁鵲飲是以上池之水三十日當知物矣乃悉取其禁方書盡與扁鵲忽然不見殆非人也扁鵲以其言飲藥三十日視見垣一方人以此視病盡見五藏癥結特以診脉爲名耳爲醫或在齊

或在趙在趙者名扁鵲當晉昭公時諸大夫彊而公族弱趙簡子爲大夫專國事簡子疾五日不知人大夫皆懼於是召扁鵲扁鵲入視病出董安于問扁鵲扁鵲曰血脉治也而何怪昔秦穆公嘗如此七日而寤寤之日告公孫支與子輿曰我之帝所甚樂吾所以久者適有所學也帝告我晉國且大亂五世不安其後將霸未老而死霸者之子且令而國男女無別公孫支書而藏之秦策於是出夫獻公之亂文公之霸而襄公敗秦師於殽而歸縱淫此子之所聞今主君之病與之同不出三日必間間必有言也居二日

半簡子寤語諸大夫曰我之帝所甚樂與百神游於
鈞天廣樂九奏萬舞不類三代之樂其聲動心有一
熊欲援我帝命我射之中熊熊死有羆來我又射之
中羆羆死帝甚喜賜我二笥皆有副吾見兒在帝側
帝屬我一翟犬曰及而子之壯也以賜之帝告我晉
國且世衰七世而亡嬴姓將大敗周人於范魁之西
而亦不能有也董安于受言書而藏之以扁鵲言告
簡子簡子賜扁鵲田四萬畝其後扁鵲過虢虢太子
死扁鵲至虢宮門下問中庶子喜方者曰太子何病
國中治穰過於衆事中庶子曰太子病血氣不時交

錯而不得泄暴發於外則爲中害精神不能止邪氣邪氣畜積而不得泄是以陽緩而陰急故暴蹷而死扁鵲曰其死何如時曰雞鳴至今曰收乎曰未也其死未能半日也言臣齊渤海秦越人也家在於鄭未甞得望精光侍謁於前也聞太子不幸而死臣能生之中庶子曰先生得無誕之乎何以言太子可生也臣聞上古之時醫有俞跗治病不以湯液醴灑鑱石撟引案杌毒熨一撥見病之應因五藏之輸乃割皮解肌決脉結筋搦髓腦揲荒爪幕湔浣腸胃漱滌五藏練精易形先生之方能若是則太子可生也不能

若是而欲生之曾不可以告孩嬰之兒終日扁鵲仰天歎曰夫子之爲方也若以管窺天以郄視文越人之爲方也不待切脉望色聽聲寫形言病之所在聞病之陽論得其陰聞病之陰論得其陽病應見於大表不出千里决者至衆不可曲止也子以吾言爲不誠試入診太子當聞其耳鳴而鼻張循其兩股以至於陰當尚溫也中庶子聞扁鵲言目眩然而不瞚舌撟然而不下乃以扁鵲言入報虢君虢君聞之大驚出見扁鵲於中闕曰竊聞高義之日久矣然未嘗得拜謁於前也先生過小國幸而舉之偏國寡臣幸甚

有先生則活無先生則棄捐塡溝壑長終而不得反
言未卒因嘘唏服臆寃精泄横流涕長潸忽忽承睞
悲不能自止容貌變更扁鵲曰若太子病所謂尸蹷
者也夫以陽入陰中動胃繵縁中經維絡別下於三
焦膀胱是以陽脉下遂陰脉上爭會氣閉而不通陰
上而陽内行下内鼓而不起上外絶而不爲使上有
絶陽之絡下有破陰之紐破陰絶陽之色已廢脉亂
故形靜如死狀太子未死也夫以陽入陰支蘭藏者
生以陰入陽支蘭藏者死凡此數事皆五藏蹷中之
時暴作也良工取之拙者疑殆扁鵲乃使弟子子陽

厲鍼砥石以取外三陽五會有間太子蘇乃使子豹爲五分之熨以八減之齊和煮之以更熨兩脇下太子起坐更適陰陽但服湯二旬而復故故天下盡以扁鵲爲能生死人扁鵲曰越人非能生死人也此自當生者越人能使之起耳扁鵲過齊齊桓侯客之入朝見曰君有疾在腠理不治將深桓侯曰寡人無疾扁鵲出桓侯謂左右曰醫之好利也欲以不疾者爲功後五日扁鵲復見曰君有疾在血脉不治恐深桓侯曰寡人無疾扁鵲出桓侯不悅後五日扁鵲復見曰君有疾在腸胃間不治將深桓侯不應扁鵲出桓

侯不悦後五日扁鵲復見望見桓侯而退走桓侯使人問其故扁鵲曰疾之居腠理也湯熨之所及也在血脉鍼石之所及也其在腸胃酒醪之所及也其在骨髓雖司命無柰之何今在骨髓臣是以無請也後五日桓侯體病使人召扁鵲扁鵲已逃去桓侯遂死使聖人預知微能使良醫得蚤從事則疾可已身可活也人之所病病疾多而醫之所病病道少故病有六不治驕恣不論於理一不治也輕身重財二不治也衣食不能適三不治也陰陽幷藏氣不定四不治也形羸不能服藥五不治也信巫不信醫六不治也

有此一者則重難治也扁鵲名聞天下過邯鄲聞貴
婦人卽爲帶下醫過雒陽聞周人愛老人卽爲耳目
痺醫來入咸陽聞秦人愛小兒卽爲小兒醫隨俗爲
變秦太醫令李醯自知伎不如扁鵲也使人刺殺之
至今天下言脉者由扁鵲也
太倉公者齊太倉長臨菑人也姓淳于氏名意少而
喜醫方術高后八年更受師同郡元里公乘陽慶慶
年七十餘無子使意盡去其故方更悉以禁方予之
傳黄帝扁鵲之脉書五色診病知人死生決嫌疑定
可治及藥論甚精受之三年爲人治病決死生多驗

然左右行游諸侯不以家爲家或不爲人治病病家
多怨之者文帝四年中人上書言意以刑罪當傳西
之長安意有五女隨而泣意怒罵曰生子不生男緩
急無可使者於是少女緹縈傷父之言乃隨父西上
書曰妾父爲吏齊中稱其廉平今坐法當刑妾切痛
死者不可復生而刑者不可復續雖欲改過自新其
道莫由終無可得妾願入身爲官婢以贖父刑罪使
得改行自新也書聞上悲其意此歲中亦除肉刑法
意家居詔召問所爲治病死生驗者幾何人主名爲
誰詔問故太倉長臣意方伎所長及所能治病者有

其書無有皆安受學受學幾何歲嘗有所驗何縣里人也何病醫藥已其病之狀皆何如具悉而對臣意對曰自意少時喜醫藥醫藥方試之多不驗者至高后八年得見師臨菑元里公乘陽慶慶年七十餘意得見事之謂意曰盡去而方書非是也慶有古先道遺傳黃帝扁鵲之脈書五色診病知人生死決嫌疑定可治及藥論書甚精我家給富心愛公欲盡以我禁方書悉教公臣意即曰幸甚非意之所敢望也臣意即避席再拜謁受其脈書上下經五色診奇咳術揆度陰陽外變藥論石神接陰陽禁書受讀解驗之

可一年所明歲即驗之有驗然尚未精也要事之三
年所即嘗巳爲人治診病决死生有驗精良今慶巳
死十年所臣意年盡三年年三十九歲也
齊侍御史成自言病頭痛臣意診其脉告曰君之病
惡不可言也即出獨告成弟昌曰此病疽也内發於
腸胃之閒後五日當癰腫後八日嘔膿死成之病得
之飲酒且内成即如期死所以知成之病者臣意切
其脉得肝氣肝氣濁而静此内關之病也脉法曰脉
長而弦不得代四時者其病主在於肝和即經主病
也代則絡脉有過經主病和者其病得之筋髓裏其

代絕而脈貴者病得之酒且內所以知其後五日而癰腫八日嘔膿死者切其脈時少陽初代代者經病病去過尺尺則去絡脈主病當其時少陽初關一分故中熱而膿未發也及五分則至少陽之界及八日則嘔膿死故上二分而膿發至界而癰腫盡泄而死熱上則熏陽明爛流絡流絡動則脈結發脈結發則爛解故絡交熱氣已上行至頭而動故頭痛

齊王中子諸嬰兒小子病召臣意診切其脈告曰氣鬲病病使人煩懣食不下時嘔沫病得之少憂數忔食飲臣意即爲之作下氣湯以飲之一日氣下二日

能食三日即病愈所以知小子之病者診其脉心氣也濁躁而經也此絡陽病也脉法曰脉來數疾去難而不一者病主在心周身熱脉盛者爲重陽重陽者遏心主故煩懣食不下則絡脉有過絡脉有過則血上出血上出者死此悲心所生也病得之憂也

齊郎中令循病衆醫皆以爲蹷入中而刺之臣意診之曰湧疝也令人不得前後溲循曰不得前後溲三日矣臣意飲以火齊湯一飲得前溲再飲大溲三飲而疾愈病得之内所以知循病者切其脉時右口氣急脉無五藏氣右口脉大而數數者中下熱而湧左

爲下右爲上皆無五藏應故曰湧疝中熱故溺赤也脣中御府長信病臣意入診其脉告曰熱病氣也然暑汗脉少衰不死曰此病得之當浴流水而寒甚已則熱信曰唯然往冬時爲王使於楚至莒縣陽周水而莒橋梁頗壞信則擥車轅未欲渡也馬驚卽墮信身入水中幾死吏卽來救信出之水中衣盡濡有閒而身寒已熱如火至今不可以見寒臣意卽爲之液湯火齊逐熱一飲汗盡再飲熱去三飲病已卽使服藥出入二十日身無病者所以知信之病者切其脉時幷陰脉法曰熱病陰陽交者死切之不交幷陰幷

陰者脉順清而愈其熱雖未盡猶活也腎氣有時間
濁在太陰脉口而希是水氣也腎固主水故以此知
之失治一時即轉爲寒熱
齊王太后病召臣意入診脉曰風癉客脬難於大小
溲溺赤臣意飲以火齊湯一飲即前後溲再飲病已
溺如故病得之流汗出滫滫者去衣而汗晞也所以
知齊王太后病者臣意診其脉切其太陰之口溼然
風氣也脉法曰沉之而太堅浮之而太緊者病主在
腎腎切之而相反也脉大而躁大者膀胱氣也躁者
中熱而溺赤

齊章武里曹山跗病臣意診其脉曰肺消癉也加以寒熱卽告其人曰死不治適其供養此不當醫治法曰後三日而當狂妄起行欲走後五日死卽如期死山跗病得之盛怒而以接内所以知山跗之病者臣意切其脉肺氣熱也脉法曰不平不鼓形弊此五藏高之遠數以經病也故切之時不平而代不平者血不居其處代者時參擊並至乍躁乍大也此兩絡脉絕故死不治所以加寒熱者言其人尸奪尸奪者形弊形弊者不當關灸鑱石及飲毒藥也臣意未往之時齊太醫先診山跗病灸其足少陽脉口而飲之半

夏九病者即泄注腹中虚又灸其少陽脉是壞肝剛絕深如是重損病者氣以故加寒熱所以後三日而當狂者肝一絡連屬結絕乳下陽明故絡絕開陽明脉陽明脉傷即當狂走後五日死者肝與心相去五分故曰五日盡盡即死矣

齊中尉潘滿如病少腹痛臣意診其脉曰遺積瘕也臣意即謂齊太僕臣饒内史臣繇曰中尉不復自止於内則三十日死後二十餘日溲血死病得之酒且内所以知潘滿如病者臣意切其脉深小弱其卒然合合也是脾氣也右脉口氣至緊小見瘕氣也以次

相乘故三十日死三陰俱摶者如法不俱摶者決在
急期一摶一代者近也故其三陰摶溲血如前
陽虚侯相趙章病召臣意衆醫皆以爲寒中臣意診
其脉曰迵風迵風者飲食下嗌而輙出不留法曰五
日死而後十日乃死病得之酒所以知趙章之病者
臣意切其脉脉來滑是内風氣也飲食下嗌而輙出
不留者法五日死皆爲前分界法後十日乃死所以
過期者其人嗜粥故中藏實中藏實故過期師言曰
安穀者過期不安穀者不及期
濟北王病召臣意診曰風蹶胸滿卽爲藥酒盡三石

病已得之汗出伏地所以知濟北王病者臣意切其脉時風氣也心脉濁病法過入其陽陽氣盡而陰氣入陰氣入張則寒氣上而熱氣下故胸滿汗出伏地者切其脉氣陰陰氣者病必入中出必漉水也

齊北宫司空命婦出於病衆醫皆以爲風入中病主在肺刺其足少陽脉臣意診其脉曰病氣疝客於膀胱難於前後溲而溺赤病見寒氣則遺溺使人腹腫出於病得之欲溺不得因以接内所以知出於病者切其脉大而實其來難是厥陰之動也脉來難者疝氣之客于膀胱也腹之所以腫者言厥陰之絡結小

腹也厥陰有過則脉結動動則腹腫臣意即灸其足厥陰之脉左右各一所即不遺溺而溲清小腹痛止即更爲火齊湯以飲之三日而疝氣散即愈

故濟北王阿母自言足熱而懣臣意告曰熱蹶也則刺其足心各三所按之無出血病旋已病得之飲酒大醉

濟北王召臣意診脉諸女子侍者至女子豎豎無病臣意告永巷長曰豎傷脾不可勞法當春嘔血死臣意言王曰才人女子豎何能王曰是好爲方多伎能爲所是案法新往年市之民所四百七十萬曹偶四人王曰得毋有病乎臣意對曰豎病重在死法中

王召視之其顏色不變以爲不然不賣諸侯所至春
豎奉劍從王之廁王去豎後王令人召之即仆於側
嘔血死病得之流汗流汗者同法病内重毛髮而色
澤脉不衰此亦關内之病也

齊中大夫病齲齒臣意灸其左大陽明脉即爲苦參
湯日漱三升出入五六日病已得之風及卧開口食
而不漱

菑川王美人懷子而不乳來召臣意臣意往飲以莨
礍藥一撮以酒飲之旋乳臣意復診其脉而脉躁躁
者有餘病即飲以消石一齊出血血如豆比五六枚

齊丞相舍人奴從朝入宮臣意見之食閨門外望其色有病氣臣意即告宦者平平好爲脈學臣意所臣意即示之舍人奴病告之曰此傷脾氣也當至春鬲塞不通不能食飲法至夏泄血死宦者平即往告相曰君之舍人奴有病病重死期有日相君曰卿何以知之曰君朝時入宮君之舍人奴盡食閨門外平與倉公立即示平曰病如是者死相即召舍人奴而謂之曰公奴有病不舍人曰奴無病身無痛者至春果病至四月泄血死所以知奴病者脾氣周乘五藏傷部而交故傷脾之色也望之殺然黄察之如死青之

滋衆醫不知以爲大蟲不知傷脾所以至春死病者
胃氣黄黄者土氣也土不勝木故至春死所以至夏
死者脉法曰病重而脉順清者曰内關内關之病人
不知其所痛心急然無苦若加以一病死中春一愈
順及一時其所以四月死者診其人時愈順愈順者
人尚肥也奴之病得之流汗數出灸於火而以出見
大風也
菑川王病召臣意診脉曰蹶上爲重頭痛身熱使人
煩懣臣意即以寒水拊其頭刺足陽明脉左右各三
所病旋已病得之沐髪未乾而卧診如前所以蹶頭

熱至肩

齊王黃姬兄黃長卿家有酒召客召臣意諸客坐未上食臣意望見王后弟宋建告曰君有病往四五日君腰脊痛不可俛仰又不得小溲不亟治病即入濡腎及其未舍五藏急治之病方今客腎濡此所謂腎痺也宋建曰然建故有腰脊痛往四五日天雨黃氏諸倩見建家京下方石即弄之建亦欲效之效之不能起即復置之暮腰脊痛不得溺至今不愈建病得之好持重所以知建病者臣意見其色太陽色乾腎部上及界腰以下者枯四分所故以往四五日知其

發也臣意卽爲柔湯使服之十八日所而病愈

濟北王侍者韓女病腰背痛寒熱衆醫皆以爲寒熱也臣意診脉曰内寒月事不下也卽竄以藥旋下病已病得之欲男子而不可得也所以知韓女之病者診其脉時切之腎脉也嗇而不屬嗇而不屬者其來難堅故曰月不下肝脉弦出左口故曰欲男子不可得也

臨菑氾里女子薄吾病甚衆醫皆以爲寒熱篤當死不治臣意診其脉曰蟯瘕蟯瘕爲病腹大上膚黄麤循之戚戚然臣意飲以芫花一撮卽出蟯可數升病

已三十日如故病蟯得之於寒溼寒溼氣宛篤不發化爲蟲臣意所以知韓薄吾病者切其脉循其尺其尺索刺麤而毛美奉髮是蟲氣也其色澤者中藏無邪氣及重病

齊淳于司馬病臣意切其脉告曰當病迵風迵風之狀飲食下嗌輒後之病得之飽食而疾走淳于司馬曰我之王家食馬肝食飽甚見酒來即走去驅疾至夜即泄數十出臣意告曰爲火齊米汁飲之七八日而當愈時醫秦信在旁臣意去信謂左右閣都尉曰意以淳于司馬病爲何曰以爲迵風可治信即笑曰

是不知也淳于司馬病法當後九日死即後九日不
死其家復召臣意臣意往問之盡如意診臣即爲一
火齊米汁使服之七八日病已所以知之者診其脈
時切之盡如法其病順故不死
齊中郎破石病臣意診其脈告曰肺傷不治當後十
日丁亥溲血死即後十一日溲血而死破石之病得
之墮馬僵石上所以知破石之病者切其脈得肺陰
氣其來散數道至而不一也色又乘之所以知其墮
馬者切之得番陰脈番陰脈入虛裏乘肺脈肺脈散
者固色變也乘之所以不中期死者師言曰病者安

穀即過期不安穀則不及期其人嗜黍黍主肺故過期所以溲血者診脉法曰病喜養陰處者順死喜養陽處者逆死其人喜自靜不躁又久安坐伏几而寐故血下泄

齊王侍醫遂病自練五石服之臣意往過之遂謂意曰不肖有病幸診遂也臣意即診之告曰公病中熱論曰中熱不溲者不可服五石石之爲藥精悍公服之不得數溲亟勿服色將發臃遂曰扁鵲曰陰石以治陰病陽石以治陽病夫藥石者有陰陽水火之齊故中熱即爲陰石柔齊治之中寒即爲陽石剛齊治

之臣意曰公所論逵矣扁鵲雖言若是然必審診起
度量立規矩稱權衡合色脉表裏有餘不足順逆之
法參其人動靜與息相應乃可以論論曰陽疾處内
陰形應外者不加悍藥及鑱石夫悍藥入中則邪氣
辟矣而菀氣愈深診法曰二陰應外一陽接内者不
可以剛藥剛藥入則動陽陰病益衰陽病益著邪氣
流行爲重困於俞忿發爲疽意告之後百餘日果爲
疽發乳上入缺盆死此謂論之大體也必有經紀拙
工有一不習文理陰陽失矣
齊王故爲陽虚侯時病甚衆醫皆以爲蹷臣意診脉

以爲痺根在右脇下大如覆杯令人喘逆氣不能食臣意即以火齊粥且飲六日氣下即令更服丸藥出入六日病已病得之內診之時不能識其經解大識其病所在

臣意常診安陽武都里成開方開方自言以爲不病臣意謂之病苦沓風三歲四支不能自用使人瘖瘖即死今聞其四支不能用瘖而未死也病得之數飲酒以見大風氣所以知成開方病者診之其脉法奇咳論曰藏氣相反者死切之得腎反肺法曰三歲死也

安陵阪里公乘項處病臣意診脉曰牡疝牡疝在膈下上連肺病得之內臣意謂之愼毋爲勞力事爲勞力事則必嘔血死處後蹴踘要蹷寒汗出多即嘔血臣意復診之曰當旦日日夕死即死病得之內所以知項處病者切其脉得番陽番陽入虛裏處旦日死一番一絡者牡疝也臣意曰他所診期決死生及所治已病衆多久頗忘之不能盡識不敢以對

問臣意所診治病病名多同而診異或死或不死何也對曰病名多相類不可知故古聖人爲之脉法以起度量立規矩縣權衡案繩墨調陰陽別人之脉各

名之與天地相應參合於人故乃別百病以異之有數者皆異之無數者同之然脉法不可勝驗診疾人以度異之乃可別同名命病主在所居今臣意所診者皆有診籍所以別之者臣意所受師方適成師死以故表籍所診期決死生觀所失所得者合脉法以故至今知之

問臣意曰所期病決死生或不應期何故對曰此皆飲食喜怒不節或不當飲藥或不當鍼灸以故不中期死也

問臣意曰方能知病死生論藥用所宜諸侯王大臣

有嘗問意者不及文王病時不求意診治何故對曰趙王膠西王濟南王吳王皆使人來召臣意臣意不敢往文王病時臣意家貧欲爲人治病誠恐吏以除拘臣意也故移名數左右不修家生出行游國中問善爲方數者事之久矣見事數師悉受其要事盡其方書意及解論之身君陽虚侯國因事侯侯入朝臣意從之長安以故得診安陵項處等病也

問臣意知文王所以得病不起之狀臣意對曰不見文王病然竊聞文王病喘頭痛目不明臣意心論之以爲非病也以爲肥而蓄精身體不得揺骨肉不相

任故喘不當醫治脈法曰年二十脈氣當趨年三十當疾步年四十當安坐年五十當安臥年六十已上氣當大董文王年未滿二十方脈氣之趨也而徐之不應天道四時後聞醫灸之卽篤此論病之過也臣意論之以爲神氣爭而邪氣入非年少所能復之也以故死所謂氣者當調飲食擇晏日車步廣志以適筋骨肉血脈以瀉氣故年二十是謂易貿法不當砭灸砭灸至氣逐

問臣意師慶安受之聞於齊諸侯不對曰不知慶所師受慶家富善爲醫不肯爲人治病當以此故不聞

慶又告臣意曰慎毋令我子孫知若學我方也
問臣意師慶何見於意而愛意欲悉教意方對曰臣
意不聞師慶爲方善也意所以知慶者意少時好諸
方事臣意試其方皆多驗精良臣意聞菑川唐里公
孫光善爲古傳方臣意即往謁之得見事之受方化
陰陽及傳語法臣意悉受書之臣意欲盡受他精方
公孫光曰吾方盡矣不爲愛公所吾身已衰無所復
事之是吾年少所受妙方也悉與公毋以教人臣意
曰得見事侍公前悉得禁方幸甚意死不敢妄傳人
居有間公孫光間處臣意深論方見言百世爲之精

也師光喜曰公必爲國工吾有所善者皆疏同産處
臨菑善爲方吾不若其方甚奇非世之所聞也吾年
中時嘗欲受其方楊中倩不肯曰若非其人也胥與
公往見之當知公喜方也其人亦老矣其家結富時
者未往會慶子男殷來獻馬因師光奏馬王所意以
故得與殷善光又屬意於殷曰意好數公必謹遇之
其人聖儒即爲書以意屬陽慶以故知慶臣意事慶
謹以故愛意也
問臣意曰吏民嘗有事學意方及畢盡得意方不何
縣里人對曰臨菑人宋邑邑學臣意教以五診歳餘

濟北王遣太醫高期王禹學臣意教以經脉高下及
奇絡結當論俞所居及氣當上下出入邪逆順以宜
鑱石定砭灸處歲餘菑川王時遣太倉馬長馮信正
方臣意教以案法逆順論藥法定五味及和齊湯法
高永侯家丞杜信喜脉來學臣意教以上下經脉五
診二歲餘臨菑召里唐安來學臣意教以五診上下
經脉奇咳四時應隂陽重未成除爲齊王侍醫
問臣意診病决死生能全無失乎臣意對曰意治病
人必先切其脉乃治之敗逆者不可治其順者乃治
之心不精脉所期死生視可治時時失之臣意不能

全也

太史公曰女無美惡居宫見妬士無賢不肖入朝見疑故扁鵲以其伎見殃倉公乃匿迹自隱而當刑緹縈通尺牘父得以後寧故老子曰美好者不祥之器豈謂扁鵲等邪若倉公者可謂近之矣

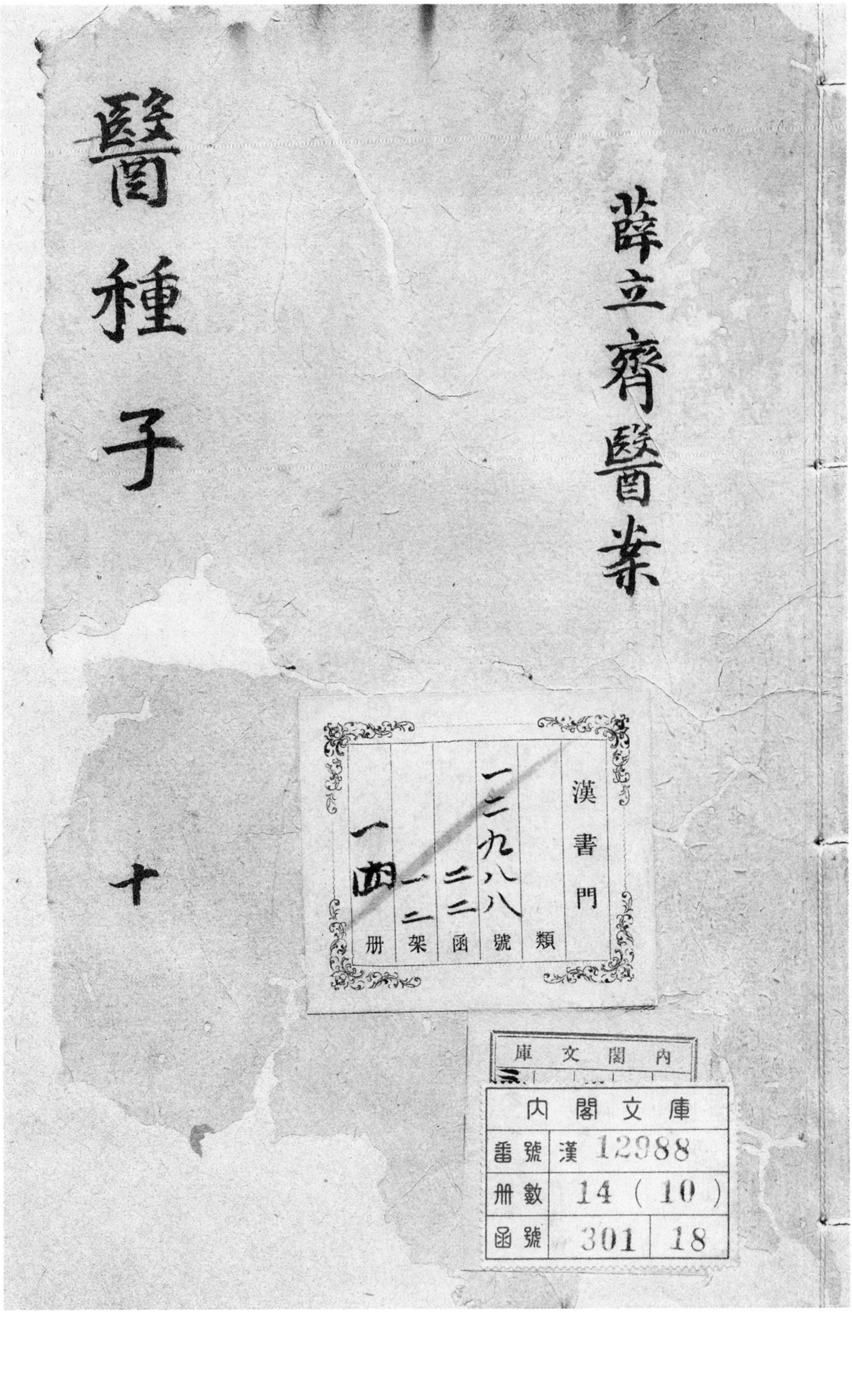

醫種子

薛立齋醫案

十

漢書門 類
一二九八八 號
二二 函
一二 架
一四 冊

刻薛按緣起

庚子暮春素社再集友人蔡生甫讚嘆立齋先生功德之美始欲求其全書次日過瑞石山房胗唐青來文學從架上見白下新刻乃盛言其妙青來即舉贈之持歸得以繼觀其書雖多種肯歸易簡內科摘要中主腦都具在矣大約薛氏妙在求病之因得因然後審症因症參合據脉定方可以按期克効試之莫不響應醫種子成附載茲帙用之爲種以觀全書便可迎刄而解雖語意重複莫非滿藪之旃檀左多總作點爐之霏雪矣

庚申改元立冬錢唐不遠盧復記于芷園蒲室

元氣虧損内傷外感等症

飲食勞倦虧損元氣等症

脾胃虧損心腹作痛等症

脾胃虛寒陽氣脫陷等症

命門火衰不能生土等症

腎虛火不歸經發熱等症

脾胃虧損吞酸噯腐等症

脾腎虧損停食泄瀉等症

脾胃虧損停食痢疾等症

脾胃虧損瘧疾寒熱等症
脾肺虧損咳嗽痰喘等症
脾腎虧損頭眩痰氣等症
肝腎虧損血燥結核等症
脾腎虧損小便不利肚腹膨脹等症
脾胃虧損暑濕所傷等症附食生冷入房
肝脾腎虧損頭目耳鼻等症
脾肺腎虧損小便自遺淋澁等症
脾肺腎虧損虛勞怯弱等症
脾肺腎虧損遺精吐血便血等症

肝脾腎虧損下部瘡腫等症

脾肺腎虧損大便秘結等症

薛立齋醫按內科摘要

錢塘後學盧　復校閱
男之頤同校

元氣虧損內傷外感等症 一

車駕王用之卒中（火不及）昏憒口眼喎斜（望形）痰氣上湧咽喉有聲（聞聲）六脉沈伏（切脉）此真氣虛而風邪所乘（推深）以三生飲一兩加人參一兩煎服即甦若遺尿手撒口開鼾睡為不治（酌定）用前藥亦有生者夫前飲有斬關奪旗之功必用人參兩許駕驅其邪而補助真氣否則不惟無益適足取敗觀（引証）先哲芪附參附等湯其義可見

州判蔣大用形體魁偉中滿吐痰勞則頭暈所服皆清痰理氣余曰中滿者脾氣虧損也痰盛者脾氣不能運也頭暈者脾氣不能升也指麻者脾氣不能周也遂以補中益氣加茯苓半夏以補脾土用八味地黃以補土母而愈後惑於乾坤生意凡人手指麻軟三年後有中風之疾可服搜風天麻二丸以預防之乃朝餌暮服致大便不禁飲食不進而殁愚謂預防之理當養氣血節飲食戒七情遠幃幙可也若服前丸以預防適所以招風取中

是綱 三者是目

一男子卒中口眼喎斜不能言語遇風寒四肢拘急

脈浮而緊此手足陽明經虛風寒所乘用秦艽升麻湯治之稍愈乃以補中益氣加山梔而痊若舌瘖不能言足痿不能行屬腎氣虛弱名曰痱症宜用地黃飲子治之〔檢　別〕

一男子體肥善飲舌本硬强語言不清口眼喎斜痰氣湧盛肢體不遂余以爲脾虛濕熱用六君加煨葛根山梔神麴而痊〔是脾經　是濕象　涎是　脾液　脾主四肢〕

僉憲高如齋兩腿逸則痿軟無力勞則作痛如鍼刺脈洪數有力余曰此肝腎陰虛火盛而致痿軟無力眞病之形作痛如錐邪火之象用壯水益腎之劑而

愈前症往往以爲風疾徹用發散而促其危者多
大尹劉孟春素有痰兩臂作麻兩目流淚服祛風化
痰藥痰愈甚臂反痛不能伸手指俱攣余曰麻屬氣
虛因前藥而復傷肝火盛而筋攣耳況風自火出當
補脾肺滋腎水則風自息熱自退痰自清遂用六味
地黃補中益氣三月而痊

一儒者素勤苦惡風寒鼻流清涕寒禁嚏噴余曰此
脾肺氣虛不能實腠理彼不信服祛風之藥肢體麻
倦痰涎自出殊類中風余曰此因風劑耗散元氣陰
火乘其土位遂以補中益氣加麥門五味治之愈

外舅年六十餘素善飲兩臂作痛恪服袪風治痰之藥更加麻木發熱體軟痰湧腿膝拘痛口禁語澁頭目暈重口角流涎身如蟲行搔起白屑余曰臂麻體軟脾無用也痰涎自出脾不能攝也口斜語澁脾氣傷也頭目暈重脾氣不能升也癢起白屑脾氣不能營也遂用補中益氣加神麴半夏茯苓三十劑諸症悉退又用參术膏愈

秀才劉允功形體魁偉不慎酒色因勞怒頭暈仆地痰涎上湧手足麻痺口乾引飲六脉洪數而虛有陽無陰之象余以爲腎經虧損不能納氣歸源而頭暈不能攝水歸源

而爲痰陽虛不行而麻痺虛火炎上而作渴用補中益氣合六味丸料治愈

憲慕顧斐齋飲食起居失宜左半身不遂汗出神昏痰涎上湧用參芪大補之劑汗止而神思漸清頗能步履後不守禁左腿自膝至足腫脹甚大重墜如石痛不能忍其痰甚多肝脾腎脉洪大而數重按則軟濇余朝用補中益氣加黃栢知母麥門五味煎送地黃丸晚用地黃丸料加黃栢知母數劑諸症悉退但自弛禁不能全愈耳

庠生陳時用素勤苦因勞怒口斜痰盛脉滑數而虛

此勞傷中氣怒動肝火用補中益氣加山梔茯苓半夏桔梗數劑而愈

錦衣楊永典形體豐厚筋骨軟痛痰盛作渴喜飲冷水或用愈風湯天麻丸等藥痰熱益甚服牛黃清心丸更加肢體麻痺余以為脾腎俱虛用補中益氣湯加減八味丸三月餘而痊

先母七十有五遍身作痛筋骨尤甚不能伸屈口乾目赤頭暈痰壅胸膈不利小便短赤夜間殊甚遍身作痒如蟲行用六味地黃丸料加山梔柴胡治愈

一老人兩臂不遂語言蹇澁服祛風之藥筋攣骨痛

此風藥虧損肝血益增其病也余用八珍湯補其氣血用地黃丸補其腎水佐以愈風丹而愈

一婦人脾胃虛弱飲食素少忽痰湧氣喘頭搖目劄手揚足擲難以候脈視其面色黃中見青此肝木乘脾土用六君加柴胡升麻治之而甦更以補中益氣加半夏調理而痊

有次序得緊

一婦人懷抱鬱結筋攣骨痛喉間似有一核服烏藥順氣散口眼歪斜臂難伸舉痰涎愈甚內熱晡熱食少體倦余以爲鬱火傷脾血燥生風所致用加味歸脾湯二十餘劑形體漸健飲食漸加又服加味逍遙

先治鬱　後治血燥有次序

散十餘劑痰熱少退喉核少利更用升陽益胃湯數（鬱者升之亦精）劑諸症漸愈但臂不能伸此肝經血少用地黃丸而（補肝）愈○

一產婦兩手麻木服愈風丹天麻丸遍身皆麻神思倦怠晡熱作渴自汗盜汗此氣血俱虛用十全大補加炮薑數劑諸症悉退但有內熱用加味逍遙散而痊○

同一舌病○因不同則異治

一男子善飲舌本強硬語言不清余曰此脾虛濕熱當用補中益氣加神麴麥芽乾薑澤瀉治之○一婦人善怒舌本強手臂麻余曰舌本屬土被木尅制故

耳當用六君加柴胡芍藥治之○一男子舌下牽强手大指次指不仁或大便秘結或皮膚赤暈余曰大腸之脉散舌下此大腸血虛風熱當用逍遥散加槐角秦艽治之○一男子足痿軟日晡熱余曰此足三陰虛當用六味滋腎二丸補之（同一足病証不同而藥別）○一婦人腿足無力勞則倦怠余曰四肢者土也此屬脾虛當用補中益氣及還少丹主之俱執搜風天麻二丸并愈風丹而不治

飲食勞倦虧損元氣等症（因）二

進士王汝和因勞役失於調養忽然昏憒此元氣虛（症）（斷）

火妄動挾痰而作急令灌童便神思漸爽更用參芪
五錢芎歸三錢玄參柴胡山梔炙草各一錢服之稍
定察其形倦甚又以十全大補湯加五味麥門治之（推深）
而安凡人元氣素弱或因起居失宜或因飲食勞倦（擴充）
或因用心太過致遺精白濁自汗盜汗或內熱晡熱
潮熱發熱或口乾作渴喉痛舌裂或胸乳膨脹脇肋
作痛或頭頸時痛眩暈目花或心神不寧寤而不寐
或小便赤澁莖中作痛或便溺餘滴臍腹陰冷或形
容不充肢體畏寒或鼻氣急促或更有一切熱症皆（定見）
是無根虛火但服前湯固其根本諸症自息若攻其

風熱則悞。

光祿高署丞脾胃素虛因飲食勞倦腹痛胸痞誤用大黃等藥下之譫語煩躁頭痛喘汗吐瀉頻頻時或昏憒脈大無倫次用六君子加炮薑四劑而安但倦怠少食口乾發熱六脈浮數欲用瀉火之藥余曰不時發熱是無火也脈浮大是血虛也脈虛浮是氣虛也此因胃虛五臟虧損虛症發見服補胃之劑諸症悉退。

大尹徐克明因飲食失宜日晡發熱口乾體倦小便赤澀兩腿酸痛余用補中益氣湯治之彼知醫自用

四物黄栢知母之劑反頭眩目赤耳鳴唇燥寒熱痰
湧大便熱痛小便赤濇一人用四物連芩枳實之類胸
膈痞滿飲食少思汗出如水再用二陳芩連黄柏知
母麥門五味言語譫妄兩手舉拂屢治反甚余用參
芪各五錢歸术各三錢遠志茯神酸棗仁炙草各一
錢服之熟睡良久四劑稍安又用八珍湯調補而愈
夫陰（原因）虛乃脾虛也脾爲至陰因脾虛而致前症蓋脾
稟於胃故用甘溫之劑以生發胃中元氣而除大熱
胡乃反用苦寒復傷脾血耶若前症果屬腎經陰虛
亦因腎經陽虛不能生陰耳經云無陽則陰無以生

薛按

無陰則陽無以化。又云虛則補其母。當用補中益氣六味地黃以補其母。尤不宜用苦寒之藥。世以脾虛誤爲腎虛。轍用黃柏知母之類。反傷胃中生氣。害人多矣。大凡足三陰虛。多因飲食勞役。以致腎不能生肝。肝不能生火而害脾土。不能滋化。但補脾土。則金旺水生。木得平而自相生矣。

一男子每遇勞役。食少胸痞。發熱頭痛。吐痰作渴。脉浮大。余曰此脾胃血虛病也。脾屬土。爲至陰而生血。故曰陰虛。彼不信。服二陳黃連枳實厚朴之類。諸症益甚。又服四物黃柏知母麥門。更腹痛作嘔。脉洪數。

無倫次余先用六君加炮薑痛嘔漸愈又用補中益氣全愈

秀才劉貫卿勞役失宜飲食失節肢體倦怠發熱作渴頭痛惡寒誤用人參敗毒散痰喘昏憒揚手擲足胸間發瘢如蚊所吶余用補中益氣加薑桂麥門五味補之而愈

一儒者素勤苦因飲食失節大便下血或赤或黯半載之後非便血則盜汗非惡寒則發熱血汗二藥用之無効六脉浮大心脾則濇此思傷心脾不能攝血歸源然血即汗汗即血其色赤黯便血盜汗皆火之

升降微甚耳惡寒發熱氣血俱虛也午前用補中益氣以補脾肺之源舉下陷之氣午後用歸脾加麥門五味以補心脾之血收耗散之液不兩月而愈

馬生發熱煩渴時或頭痛服發散藥反加喘急腹痛其汗如水晝夜譫語余意此勞傷元氣誤汗所致其腹喜手按遂與十全大補加附子一錢服之熟睡不醒舉家驚惶及覺諸症頓退凡人飲食勞役起居失宜見一切火症悉屬内真寒而外假熱故肚腹喜煖口畏冷物此乃形氣病氣俱屬不足法當純補元氣爲善

一儒者日晡兩目緊澁不能瞻視此元氣下陷用補中益氣倍加參芪愈

一男子患症同前服黃柏知母之類目疾益甚更加便血此脾氣虛不能統血肝氣虛不能藏血用補中益氣六味地黃以補肝脾生腎水諸症漸愈

一儒者修左足傷其大指甲少許不見血不作痛形體如故後因飲食勞倦足重墜微腫痛或晝睡或夜寐其足如故誤服敗毒之劑寒熱腫痛蓋脾起於足大指此是脾氣虛弱下陷用十全大補湯而愈

脾胃虧損心腹作痛等症　三

唐儀部胸内作痛月餘腹亦痛左關弦長右關弦緊此脾虚肝邪所乘以補中益氣加半夏木香二劑而愈此面色黄中見青

儀部李北川常患腹痛每治以補中益氣加山梔即愈一日因怒肚腹作痛胸脇作脹嘔吐不食肝脉弦緊此脾氣虚弱肝火所乘仍用前湯吞左金丸一服而愈此面色黄中見青兼赤

太守朱陽山因怒腹痛作瀉或兩脇作脹或胸乳作痛或寒熱往來或小便不利飲食不入嘔吐痰涎神思不清此肝木乘脾土用小柴胡加山梔炮薑茯苓

陳皮茱連一劑愈

陽山之内素善怒胸膈不利吐痰甚多吞酸噯腐飲食少思手足發熱十餘年矣所服非芩蓮枳實必檳蘇厚朴左關弦洪右關弦數此屬肝火血燥木乘土位朝用六味地黃丸以滋養肝木夕用六君加當歸芍藥以調補脾土不月而愈乙巳夏因大怒吞酸噯腐胸腹脹滿或用二陳石膏吐涎如湧外熱如灼將用滚痰丸診之脉洪大按之如無余曰此乃脾胃虧損而發熱脾弱而涎泛出用六君加薑桂一鍾即睡覺而諸症如失

府庠徐道夫毋胃脘當心痛劇右寸關俱無左雖有微而似絶手足厥冷病勢危篤察其眼胞上下青黯此脾虚肝木所勝用參术茯苓陳皮甘草補其中氣用木香和胃行肝用吴茱萸散脾胃之寒止心腹之痛再進諸病悉愈

一婦人懷抱鬱結不時心腹作痛年餘不愈諸藥不應余用歸脾加炒山梔愈

脾腎虚寒陽氣脱陷等症四

譚侍御但頭痛即吐清水不拘冬夏喫薑便止已三年矣余作中氣虚寒用六君加當歸黄芪木香炮薑

而瘥

一儒者四時喜極熱飲食或吞酸噯腐或大便不實足指縫濕痒此脾氣虛寒下陷用六君加薑桂治之愈稍爲失宜諸疾仍作用前藥更加附子錢許數劑不再發

一男子形體倦怠飲食適可足指縫濕痒行坐久則重墜此脾氣虛而下陷用補中益氣加茯苓半夏愈

一男子食少胸滿手足逆冷飲食畏寒發熱吐痰時欲作嘔自用清氣化痰及二陳枳實之類胸腹膨脹嘔吐痰食小便淋漓又用四苓連柏知母車前小便

不利諸病益甚余曰此脾胃虛寒無火之症故食入不消而反出遂用八味丸補火以生土用補中益氣加薑桂培養中宮生發陽氣尋愈

一男子每勞肢體時痛或用清痰理氣之劑不勞常痛加以導濕臂痛漫腫形體倦怠內熱盜汗脉浮大按之微細此陽氣虛寒用補中益氣加附子一錢人參五錢腫痛悉愈又以十全大補百餘劑而康

沈大雅母年四十患脾虛中滿痰嗽發熱又因濕麪冷茶吞酸嘔吐服芩連青皮等藥益加寒熱口乾流涎不收聞食則嘔余曰脾主涎此脾虛不能約制故

涎自出也欲用人參安胃散衆以爲實火宿食治之
增劇頓發吐酸不止視之則神脫脉絶惟目睛尚動
藥不能下急用鹽艾附子炒熱熨臍腹又以口接氣
以參术附子末用參术膏爲丸如粟米大五七粒隨
津液嚥下即不嘔五日漸服煎劑一二匙後以溫補
脾胃五十劑愈

命門火衰不能生土等症　五

廷評張汝翰胸膈作痞飲食難化服枳术丸久而形
體消瘦發熱口乾脉浮大而微用補中益氣加薑桂
諸症悉退惟見脾胃虛寒遂用八味丸補命門火不

月而飲食進三月而形體充此症若不用前丸多變
腹脹喘急腿足浮腫小便淋瀝等症急用濟生加減
腎氣丸亦有得生者
一儒者雖盛暑喜燃火四肢常欲沸湯漬之面赤吐
痰一似實火吐甚宿食亦出惟食椒薑之物方快余
謂食入反出乃脾胃虛寒用八味丸及十全大補加
炮薑漸愈不月平復
一婦人飲食無過碗許非大便不實必吞酸噯腐或
用二陳黃連更加內熱作嘔余謂邪熱不殺穀此脾
胃虛弱未傳寒中以六君加炮薑木香數劑胃氣漸

復飲食漸進又以補中益氣加炮薑木香茯苓半夏
數劑全愈後怒飲食頓少元氣頓怯更加發熱誠似
實火脉洪大而虛兩尺如無用益氣湯八味丸兩月
愈
朱佐向因失足劃然有聲坐立久則左足麻木雖夏
月足寒如冰夏月醉臥飲水復睡遂覺右腹痞結手
摩腹間瀝漉有聲飲食稍多則痛瀉服枳术丸勿効
甲辰診之曰此非脾胃病乃命門火衰不能生土若
七脾胃則誤矣服八味丸愈
羅工部仲夏腹惡寒而外惡熱鼻吸氣則腹覺冷體

畏風寒脉大虚微每次進熱粥𩚑許必兼食生薑𩚑許若粥離火食腹内即冷余曰熱之不熱是無火也（引經証）用八味丸壯火之源以消陰翳

工部陳禪亭發熱有痰服二陳黄連枳殼之類病益甚甲辰季冬請治其脉左尺微細右關浮大重按微弱余曰此命門火衰不能生土而脾病當補火以生土或可愈也仍服前藥脾土愈弱至乙巳閏正月復邀治右寸脉平脱此土不能生金生氣絶於内矣不治

林二守不時昏憒譫語不絶脉洪大按之如無此陽

虛也用參附湯即靜睡覺而進食午後再劑神思如故

腎虛火不歸經發熱等証六

大尹沈用之不時發熱日飲冰水數碗寒藥二劑熱渴益甚形體日瘦尺脉洪大而數時或無力王太僕曰熱之不熱責其無火寒之不寒責其無水又云倏熱往來是無火也時作時止是無水也法當補腎用加減八味丸不月而愈

儀大有父年七十九仲冬出少妾入房致頭痛發熱眩暈喘急痰涎壅盛小便頻數口乾引飲遍舌生刺

縮歛如荔枝然下唇黑裂面目俱赤煩躁不寐或時
喉間如煙火上衝急飲涼茶少解已瀕於死脉洪大
無倫且有力捫其身烙手此腎經虛火遊行於外投
以十全大補加山茱澤瀉丹皮山藥麥門五味附子
一鍾熟寐良久脉症各減三四再與八味丸服之諸
症悉退後畏冷物而痊
下堡顧仁成年六十一痢後入房精滑自遺二日方
止又房勞感寒怒氣遂發寒熱右脇痛連心胸腹痞
自汗盜汗如雨四肢厥冷睡中驚悸或覺上升如浮
或覺下陷如墜遂致廢寢或用補藥二劑益甚脉浮

大洪數按之微細此屬無火虛熱急與十全大補加
山藥山茱丹皮附子一大劑諸症頓愈
一儒者日乾發熱小便頻濁大便秘結盜汗夢遺遂
致廢寢用當歸六黃湯二劑盜汗頓止用六味地黃
丸二便調和用十全大補及前丸兼服月餘愈
州同韓用之年四十六時仲夏色慾過度煩熱作渴
因
飲水不絕小便淋瀝大便秘結唾痰如涌面目俱赤
滿舌生刺兩唇燥裂遍身發熱或時如芒刺而無定
酌定
處兩足心如烙以冰折之作痛脉洪而無倫此腎陰
簡別
引經証成
虛陽無所附而發於外非火也蓋大熱而甚寒之不

寒是無水也當峻補其陰遂以加減八味丸料一斤（多多益善）内肉桂一兩以水頓煎六碗冰冷與飲（對症從治）半餉已用大半睡覺而食温粥一碗復睡至晚乃以前藥温飲一碗乃睡至曉食熱粥二碗諸症悉退翌日畏寒足冷（見本色）至膝諸症仍至或以爲傷寒余曰非也大寒而甚熱之不熱是無火也陽氣亦虛矣（十分見識十分膽氣）急以八味丸一劑服之稍緩四劑諸症復退大便至十三日不通以猪膽導之諸症復作急用十全大補湯數劑方愈

脾胃虧損吞酸噯腐等症七

大司馬王浚川嘔吐宿滯脾腹痛甚手足俱冷脉微

細用附子理中丸一服益甚脈浮大按之而細用參附湯一劑頓愈

趙吏部文卿患吐不止吐出皆酸味氣口脈大於人迎二三倍速予投劑予曰此（眞見）食鬱上宜吐不須用藥乃候其吐清水無酸味寸脈漸減尺脈漸復翌早吐止至午脈平勿藥自安

一儒者面色痿黃胸膈不利吞酸噯腐恪服理氣化痰藥太便不實食少體倦此脾胃虛寒用六君加炮薑木香漸愈兼用四神丸而元氣復（簡別）此症若中氣虛弱者用人參理中湯或補中益氣加木香乾薑不應

送左金丸或越鞠丸若中氣虛寒必加附子或附子
理中湯無有不愈
一上舍飲食失宜胸腹膨脹噯氣吞酸用二陳枳實
黃連蒼术黃柏之類前症益甚更加足指腫痛指縫
出水余用補中益氣加茯苓半夏治愈若（簡別）腿足浮腫
或欬腫寒熱嘔吐亦用前藥
儒者胡濟之場屋不利胸膈膨悶飲食無味服（簡誤）枳术
丸不時作嘔用二陳黃連枳實痰湧氣促加紫蘇枳
殼喘嗽腹脹加厚朴腹皮小便不利加檳榔蓬术泄
瀉腹痛悉屬虛寒用六君加薑桂二劑不應更加附

子一錢二劑稍退仍以八味丸全愈

陸佃母久患心腹疼痛每作必胸滿嘔吐厥逆面赤唇麻咽乾舌燥寒熱不時而脉洪大衆以痰火治之屢止屢作乙巳春發熱頻甚用藥反劇此寒涼損眞之故內眞寒而外假熱也脉弦洪有怪狀乃脾氣虧損肝木乘之而然當溫補其胃遂與補中益氣加半夏茯苓吳茱木香而效

一婦人年三十餘忽不進飲食日飲清茶三五碗并少用水果三年矣經行每次過期而少余以爲脾氣（推深）鬱結用歸脾加吳茱不數劑而飲食如常若脾腎虛

而不飲食當以四神丸治之

一婦人年踰二十不進飲食二年矣日飲清茶果品之類面部微黄浮腫形體如常仍能步履但體倦怠肝脾二脉弦浮按之微而結滯余用六君加木香吴茱下痰積甚多飲食頓進形體始瘦臥牀月餘仍服六君之類而安

脾腎虧損停食泄瀉等症　八

劉華甫停食腹痛瀉黄吐痰服二陳山梔黄連枳實之類其症益甚左關弦緊右關弦長乃肝木尅脾土用六君加木香治之愈若食已消而泄未已宜用異

功散以補脾胃如不應用補中益氣升發陽氣凡泄及詳利色黃脾土虧損眞氣下陷必用前湯加木香肉蔻溫補如不應當補其母宜八味丸再推

因三案善飲因同証異藥別可據而思之

柴黼菴善飲泄瀉腹脹吐痰作嘔口乾此脾胃氣虛先用六君加神麯痰嘔已止再用補中益氣加茯苓半夏瀉脹亦愈此症若濕熱壅滯當用葛花解酲湯簡別分消其濕濕去而瀉未已須用六君加神麯實脾土化酒積然雖爲酒而病實因脾土虛弱不可專主濕熱也

錢可久素善飲面赤痰盛大便不實此腸胃濕痰壅因色証

滯用二陳芩連山梔枳實乾葛澤瀉升麻一劑吐痰甚多大便始實此後日以黃連三錢泡湯飲之而安但如此厚禀者不多

一儒者善飲便滑溺濇食減胸滿腿足漸腫症屬脾腎虛寒用加減金匱腎氣丸食進腫消更用八味丸胃強脾健而愈

一男子侵晨或五更吐痰或有酸味此是脾氣虛弱
簡別
用六君送四神丸而愈若脾氣鬱滯用二陳加桔梗山梔送香連丸若鬱結傷脾用歸脾湯送香連丸若胸膈不舒歸脾加柴胡山梔送左金丸若胃氣虛津

液不能運化用補中益氣送左金丸

一羽士停食泄瀉自用四苓黃連枳實麯蘖益甚余曰此脾腎泄也當用六君加薑桂送四神丸不信又用沉香化氣丸一服臥牀不食咳則糞出幾至危殆終踐余言而愈蓋化氣之劑峻厲猛烈無經不傷無藏不損豈宜輕服

朱紹患面赤生風大腸燥結炎火衝上久之遂致臟毒下血腸鳴溏泄腹脹喘急驅至絕穀諸醫以枳實黃連之劑投之展轉增劇此脾腎兩虛內真寒而外虛熱法當溫補遂以參朮為君山藥黃芪肉果薑附

爲臣茱萸骨脂五味歸苓爲佐浹旬而血止疾已

脾胃虧損停食痢疾等症九

崔司空年踰六旬患痢赤白裏急後重此濕熱壅滯用芍藥湯內加大黃二錢一劑減半又劑全愈惟急推深重未止此脾氣下陷用補中益氣送香連丸而愈

羅給事小腹急痛大便欲去不去此脾腎氣虛而下陷用補中益氣送八味丸二劑而愈此等症推深候因痢藥致損元氣肢體腫脹死者不可枚舉

少宗伯顧東江停食患痢腹痛下墜或用疏導之劑兩足脹腫食少體倦煩熱作渴脉洪數按之微細余

以六君加薑桂各二錢吳茱五味各一錢煎熟冷服
郎睡再劑全退此假熱而治以假寒也
太常邊華泉嘔吐不食腹痛後重用大黃腹痛益甚
自汗發熱昏憒脉大余用參术各一兩炙甘草炮薑
各三錢升麻一錢一鍾而甦又用補中益氣加炮薑
二劑愈
廷評曲汝爲食後入房翌午腹痛去後似痢非痢次（簡别）
日下皆膿血煩熱作渴神思昏倦用四神丸一服頓
減又用八味丸料加五味吳茱骨脂肉蔻二劑愈
判官汪天錫年六十餘患痢腹痛後重熱渴引冷飲

食不進用芍藥湯内加大黄一兩四劑稍應仍用前藥大黄減半數劑而愈此等元氣百無一二

通府薛允頫下血服犀角地黄湯等藥其血愈多形體消瘦發熱少食裏急後重此脾氣下陷余用補中益氣加炮薑一劑愈

一上舍患痢後重用芍藥湯後重益甚飲食少思腹寒肢冷余以爲脾胃虧損用六君加木香炮薑二劑而愈

一老人素以酒乳同飲似痢非痢胸膈不寬用痰痢藥不効余思本草云酒不與乳同飲爲得酸則凝結

得苦則行散遂以茶茗爲丸時用清茶送三五十丸不數服而瘥

一老婦食後因怒患痢裏急後重屬脾氣下陷與大劑六君加附子肉蔻煨木香各一錢吳茱五分骨脂五味各一錢五分二劑諸症悉退惟小腹脹悶此肝氣滯於脾也與調中益氣加附子木香五分四劑而愈後口内覺鹹此腎虚水泛與六味地黄丸二劑頓愈

先母年八十仲夏患痢腹痛作嘔不食熱渴引湯手按腹痛稍止脉鼓指而有力眞氣虚而邪氣實也急

用人參五錢白术茯苓各三錢陳皮升麻附子炙甘草各一錢服之睡覺索食脉症頓退再劑而安此取症不取脉也凡暴病毋論其脉當從其症

横金陳梓園年六十面帶赤色吐痰口乾或時作瀉或以爲脾經濕熱痰火作瀉率用二陳黄連枳實神麯麥芽白术柴胡之類不應余脉之左關弦緊腎水不能生肝木也右關弦大肝木乘尅脾土也此乃脾腎虧損不能生尅制化當滋化源不信余謂當殞於痢至夏果痢而殁

脾胃虧損瘧疾寒熱等症十

冬官朱省庵停食感寒而患瘧自用清脾截瘧食後腹脹時或作痛服二陳黄連枳實之類小腹重墜腿足浮腫加白术山查吐食未化余曰食後脹痛乃脾虚不能尅化也小腹重墜乃脾虚不能升舉也腿足浮腫乃脾虚不能運行也吐食不消乃脾胃虚寒無火也治以補中益氣加吳茱炮薑木香肉桂一劑諸症頓退飲食頓加不數劑而痊大凡停食之症宜用六君枳實厚朴若食已消而不愈用六君子湯若内傷外感用藿香正氣散若内傷多而外感少用人參養胃湯若勞傷元氣兼外感用補中益氣加川芎若

勞傷元氣兼停食補中益氣加神麯陳皮若氣惱兼食用六君加香附山梔若噯酸或食後口酸當節飲食病作時大熱躁渴以薑湯乘熱飲之此截瘧之良法也每見發時飲啖生冷物者病或少愈多致脾虛簡誤胃損往往不治大抵内傷飲食者必惡食外感風寒檢別者不惡食審係勞傷元氣雖有百症但用補中益氣湯其病自愈其屬外感者主以補養佐以解散其邪自退若外邪既退即補中益氣以實其表若邪去而不實其表或過用發表虧損脾胃皆致綿延難治凡此不問陰陽日夜所發皆宜補中益氣此不截之截

也夫人以脾胃爲主未有脾胃實而患瘧痢者若專
主發表攻裏降火導痰是治其末而忘其本前所云
乃瘧之大略如不應當分六經表裏而治之說見各
方見金匱
大尹曹時用患瘧寒熱用止截之劑反發熱惡寒飲
食少思神思甚倦其脉或浮洪或微細此陽氣虛寒
余用補中益氣內參芪歸术各加三錢甘草一錢五
分加炮薑附子各一錢一劑而寒熱止數劑而元氣
復久病虛故
一儒者秋患寒熱至春未愈胸痞腹脹余用人參二

兩生薑二兩煨熟煎頓服寒熱即止更以調中益氣
加半夏茯苓炮薑數劑元氣頓復大凡久瘧乃屬元
氣虚寒蓋氣虚則寒血虚則熱胃虚則惡寒脾虚則
發熱陰火下流則寒熱交作或吐涎不食泄瀉腹痛
手足逆冷寒戰如慄若誤投以清脾截瘧多致不起
一婦人瘧久不愈發後口乾倦甚用七味白术散加
麥門五味作大劑煎與恣飲再發稍可乃用補中益
氣加茯苓半夏十餘劑而愈凡截瘧余常以參术各
一兩生薑四兩煨熟煎服即止或以大劑補中益氣
加煨薑尤効生薑一味亦効

試効

脾肺虧損咳嗽痰喘等症十一

大參李北泉時吐痰涎內熱作渴肢體倦怠勞而足熱用清氣化痰益甚（當轉頭）余曰此腎水泛而爲痰法當補腎不信另進滚痰丸一服吐瀉不止飲食不入頭暈眼閉始信（先醫藥）余用六君子湯數劑胃氣漸復（然後醫病）却用六味丸月餘諸症悉愈

鴻臚蘇龍溪咳嗽氣喘鼻塞流涕余用參蘇飲一劑以散寒邪更用補中益氣湯（纔是修補）以實腠理而愈後因勞怒仍作自用前飲益甚加黃連枳實腹脹不食小便短少服二陳四苓前症愈劇小便不通余曰腹脹不

食脾胃虚也小便短少肺腎虚也悉因攻伐所致投以六君加黄芪炮薑五味二劑諸症頓退再服補中益氣加炮薑五味數劑全愈

地官李北川每勞咳嗽余用補中益氣湯即愈一日復作自用參蘇飲益甚更用人參敗毒散項强口噤腰背反張余曰此誤汗亡津液而變痓矣仍以前湯加附子一錢四劑而痊感冒咳嗽（雖見）若誤行發汗過多喘促呼吸不利吐痰不止必患肺癰

侍御譚希曾咳嗽吐痰手足時冷余以爲脾胃虚寒用補中益氣（冷字上生出）加炮薑而愈

司廳陳國華素陰虛患咳嗽以自知醫用發表化痰之劑愈甚余曰此脾肺虛也不信用牛黃清心丸更加胸腹作脹飲食少思足三陰虛症悉見朝用六君桔梗升麻麥門五味補脾土以生肺金夕用八味丸補命門火以生脾土諸症漸愈經云不能治其虛安問其餘此脾土虛不能生肺金而金病復用前藥而反瀉其火吾不得而知矣

中書鮑希伏素陰虛患咳嗽服清氣化痰丸及二陳芩連之類痰益甚用四物黃柏知母玄參之類腹脹咽啞右關脉浮弦左尺脉洪大余曰脾土既不能生

肺金陰火又從而剋之當滋化源朝用補中益氣加山茱麥門五味夕用六味地黃加五味子三月餘喜其慎疾得愈

武選汪用之飲食起居失宜咳嗽吐痰用化痰發散之藥時仲夏脉洪數無力胸滿面赤吐痰腥臭汗出不止余曰水泛爲痰之症而用前劑是謂重亡津液得非肺癰乎不信仍服前藥翌日果吐膿脉數左三右寸爲甚始信用桔梗湯一劑膿數頓止再劑全止面色頓白仍於憂惶余曰此症面白脉濇不治自愈又用前藥一劑佐以六味丸治之而痊

眞見

錦衣李大用素不慎起居吐痰自汗咳嗽發熱服二陳苓連枳殼山梔之類前症不減飲食少思用四物二陳芩連黄柏知母玄參之類更加胸腹不利飲食益少内熱晡熱加桑皮紫蘇杏仁紫苑桔梗之類胸膈膨脹小便短少用猪苓澤瀉白术茯苓枳殼青皮半夏黄連蘇子胸膈痞滿脇肋膨脹小便不通加茵陳葶藶喘促不臥飲食不進余診之六脉洪數肺腎二部尤甚余曰脾土既不能生肺金而心火乘之此肺癰之作也當滋化源緩則不救（再不回頭）不信後吐膿痰復求治余曰胸膈痞滿脾土敗也喘促不臥肺金敗也

小便不通腎水敗也脇肋膨脹肝木敗也飲食不化心火敗也此化源既絶五臟已敗然藥豈能生耶

綵客姚荃者素鬱怒年近六十脾胃不健服香燥行氣飲食少思兩脇脹悶服行氣破血飲食不入右脇脹痛喜用手按彼疑爲膈氣痰飲内傷余曰乃肝木剋脾土而脾土不能生肺金也若内有瘀血雖单衣亦不敢着肉用用滋化源之藥四劑諸症頓退彼以爲愈余曰火令在邇當補脾土以保肺金不信復作左關右寸滑數此肺内潰吐穢膿而殁

（簡別）（真修補）

上舍史瞻之春月咳嗽用參蘇飲加芩連桑杏更加

脈瘠左尺洪數無力余曰此是腎經陰火刑剋肺金當滋化源遂以六味丸料加麥門五味炒梔及補中益氣湯而愈

儒者張克明咳嗽用二陳芩連枳殼胸滿氣喘侵晨吐痰加蘇子杏仁口出痰涎口乾作渴余曰侵晨吐痰脾虛不能消化飲食胸滿氣喘脾虛不能生肺金涎沫自出脾虛不能收攝口乾作渴脾虛不能生津液遂用六君加炮薑肉果溫補脾胃更用八味丸補（栽培根妙）土母而愈

一男子夏月吐痰或嗽用胃火藥不應余以爲火乘

肺金用麥門冬湯而愈後因勞復嗽用補中益氣加桔梗山梔片芩麥門五味而愈但口乾體倦小便赤澀日用生脉散而痊若咳而屬胃火有痰宜竹葉石膏湯胃氣虛宜補中益氣加貝母桔梗若陰火上衝宜生脉散送地黃丸以保肺氣生腎水此乃眞臟之患非滋化源決不能愈

簡別

精奇眞見

一婦人患咳嗽脇痛發熱日晡益甚用加味逍遙散熟地治之而愈年餘因怒氣勞役前症仍作又太陽痛或寒熱往來或咳嗽遺尿皆屬肝火血虛陰挺痿痺用前散及地黃丸月餘而瘥

表弟婦咳嗽發熱嘔吐痰涎日夜約五六碗喘咳不
寧胸痞躁渴飲食不進崩血如湧此命門火衰脾土
虛寒用八味丸及附子理中湯治愈
一婦人不得於姑患咳胸膈不利飲食無味此脾肺
俱傷痰鬱於中（先治因）先用歸脾湯加山梔撫芎貝母桔梗
後以六君加芎歸桔梗間服全愈
一婦人咳嗽早間吐痰甚多夜間喘急不寐余謂早
間多痰乃脾虛飲食所化夜間喘急乃肺虛陰火上
衝遂用補中益氣加麥門五味愈
陳道復長子虧損腎經久患咳嗽午後益甚余曰當

補脾土滋化源使金水自能相生孟春不信服黃柏知母之類至夏吐痰引飲小便頻數面目如緋余以白术當歸茯苓陳皮麥門五味丹皮澤瀉四劑乃以參芪熟地山茱爲丸服之諸症頓退

脾腎虧損頭眩痰氣等症十二

閣老梁厚齋氣短有痰小便赤澁足跟作痛尺脉浮大按之則濇此腎虛痰飲也用四物送六味丸不月而康仲景云氣虛有飲腎氣丸補而逐之

引証 法妙

都憲孟有涯氣短痰暈服辛香之劑痰盛遺尿兩尺浮大按之如無余以爲腎家不能納氣歸源香燥致

甚用八味丸料三劑愈
孫都憲形體豐厚勞神善怒面帶陽色口渴吐痰或
頭目眩暈或熱從腹起左三脉洪而有力右三脉洪
而無力余謂足三陰虧損用補中益氣加麥門五味
及加減八味丸而愈若人少有老態不耐寒暑不勝
勞役四時迭病皆因少時氣血方長而勞心虧損或
精血未滿而御女過傷故其見症難以悉狀此精氣
不足但滋化源其病自痊又若飲食勞役七情失宜
以致諸症亦當治以前法設或六淫所侵而致諸症
亦因真氣內虛而外邪乘襲尤當固胃氣爲主盖胃

爲五臟之根本黄柏知母不宜輕用恐傷胃氣大
凡雜症屬内因乃形氣病氣俱不足當補不當瀉傷
寒雖屬外因亦宜分其表裏虛實治當審之
大尹祝支山因怒頭暈拘内筋攣時或寒熱日晡熱
甚此肝火筋攣氣虛頭暈用八珍加柴胡山梔牡丹
皮二十餘劑愈
孟有涯陳東谷俱爲無嗣納寵已而得疾皆頭暈吐
痰此腎虛不能納氣而爲頭暈不能制水而爲痰涎
專於益火補氣而愈
一男子素厚味胸滿痰盛余曰膏粱之人内多積熱

與法製清氣化痰丸而愈彼爲有驗修合餽送用
虛者無不受害（本色）
先兄體貌豐偉唾痰甚多脉洪有力殊不耐勞遇風
頭暈欲仆口舌破裂或至赤爛誤食薑蒜少許口瘡（無根火象）
益甚服八味丸及補中益氣加附子錢許即愈停藥
月餘諸症仍作此命門虛火不歸源也
肝腎虧損血燥結核等症十三
儒者楊澤之性躁嗜色缺盆結一核此肝火血燥筋
攣法當滋腎水生肝血不信乃內服降火化痰外敷
南星商陸轉大如碗余用補中益氣及六味地黃間

以蘆薈丸年餘元氣漸復而消

一男子素善怒左項微腫漸大如升用清痰理氣而大熱作渴小便頻濁余謂腎水虧損用六味地黃補中益氣而愈亦有胸脇等處大如升斗或破而如菌如榴不問大小俱治以前法

脾腎虧損小便不利肚腹膨脹等症　十四

大尹劉天錫內有濕熱大便滑利小便濇滯服淡滲劑愈加滴瀝小便腿膝皆腫兩眼脹痛此腎虛熱在下焦淡滲導損陽氣陰無以化遂用地黃滋腎二丸小便如故更以補中益氣加麥門五味兼服而愈

州守王用之先因肚腹膨脹飲食少思服二陳枳實之類小便不利大便不實咳痰腹脹用淡滲破氣之劑手足俱冷此足三陰虛寒之症也用金匱腎氣丸不月而康

州同劉禹功不愼起居以致飲食不甘胸膈不利用消導順氣肚腹痞滿吐痰氣逆用化痰降火食少泄瀉小腹作脹用分利降火小便澀滯氣喘痰湧服清氣化痰小便愈滯大便愈瀉肚腹脹大肚臍突出不能寢臥六脉微細左寸虛甚右寸短促此命門火衰脾腎虛寒之危症也先用金匱加減腎氣丸料二劑

下瘀穢甚多又以補中益氣送二神丸二劑諸症悉退後因怒復悶服沉香化氣丸（眞不可不慎）大便下血諸症悉至余曰此陰絡傷也不治

一富商飲食起居失宜大便乾結常服潤腸等丸後胸腹不利飲食不甘口乾體倦發熱吐痰服二陳黄連之類益甚小便滴瀝大便泄瀉腹脹少食服五苓瞿麥之類小便不通體腫喘嗽用金匱腎氣丸補中益氣湯而愈

一男子患前症余爲壯火補土漸愈彼欲速攻積下血甚多余曰此陰絡傷故血内溢非所宜也不治

一男子胸腹痞悶專服破氣之藥余曰此血虛病也血生於脾若服前藥脾氣弱而血愈虛矣不信用内傷之藥反致吐血余曰此陽絡傷也不治

脾胃虧損暑濕所傷等症十五　附食生冷入房

應天王治中遍身發黃妄言如狂苦於胸痛手不可近此中焦畜血用桃仁承氣湯下瘀血而愈

一儒者每春夏口乾發熱勞則頭痛服清涼化痰藥瀉喘煩躁用香茹飲神思昏憒脉大而虛此因閉藏之際不遠幃幙爲患名曰注夏用補中益氣去柴胡升麻加五味麥門炮薑一劑脉益甚仍用前藥加肉　真見自然大膽

桂五分服之卽甦更用六味丸而痊

一儒者體肥善飲仲秋痰喘用二陳芩連益甚加桑皮杏仁盜汗氣促加貝母枳殼不時發熱余以爲脾肺虛寒用八味丸以補土母補中益氣以接中氣而愈

一男子夏月入房食冰果腹痛余用附子理中湯而愈 尋常也會得

一男子盛暑發熱胸背作痛飲湯自汗用發表之藥昏憒譫語大便不實吐痰甚多用十全大補一劑頓退又用補中益氣加炮薑二劑全愈 尋常人便不敢矣

肝脾腎虧損頭目耳鼻等症　十六

給事張禹功目赤不明服祛風散熱藥反畏明重聽脉大而虛此因勞心過度飲食失節以補中益氣加茯神棗仁山藥山茱五味頓愈又勞役復甚用十全大補兼前藥漸愈却用補中益氣加前藥而痊東垣

原義

云諸經脉絡皆走於面而行空竅其清氣散於目而爲精走於耳而爲聽若心煩事冗飲食失節脾胃虧損心火太甚百脉沸騰邪害孔竅而失明矣

新語

況脾爲諸陰之首目爲血脉之宗脾虛則五臟之精氣皆爲失所若不理脾胃不養神血乃治標而不治本也

少宰李蒲汀耳如蟬鳴服四物湯耳鳴益甚此元氣虧損之症五更服六味地黄丸食前服補中益氣湯頓愈此症（簡别）若血虛而有火用八珍加山梔柴胡氣虛而有火四君加山梔柴胡若因怒就聾或鳴實用小柴胡加芎歸山梔虛用補中益氣加山梔午前甚用四物加白术茯苓久須用補中益氣午後甚用地黄丸

少司馬黎仰之因怒耳鳴吐痰作嘔不食寒熱脇痛用小柴胡合四物加山梔茯神陳皮而痊

尚寶劉毅齋怒則太陽作痛用小柴胡加茯苓山梔

以清肝火，更用六味丸以生腎水。

一儒者目痛，兩目緊澁，不能瞻視，此元氣下陷，用補中益氣倍加參芪數劑全愈。

一男子亦患前症，服黄柏知母之類，更加便血，此脾虚不能統血，肝虚不能藏血也。用補中益氣、六味地黄而愈。

一儒者兩目作痛，服降火祛風之藥，兩目如緋，熱倦殊甚，余用十全大補湯數劑，諸症悉退，服補中益氣兼六味丸而愈。復因勞役，午後目澁，體倦，服十全大補而痊。

一男子房勞兼怒風府脹悶兩脇脹痛余作色慾損腎怒氣傷肝用六味地黄丸料加柴胡當歸一劑而安。如調綠顔色法

一儒者酒色過度頭腦兩脇作痛余以爲腎虚而肝病亦用前藥頓安

一男子面白鼻流清涕不聞馨穢三年矣用補中益氣加麥門山梔而愈

一男子年二十素嗜酒色兩目赤痛或作或止兩尺洪大按之微弱余謂少年得此目當失明豈早索途而行不辨天日衆皆驚異余與六味地黄丸料加麥驚得瞻人

門五味一劑頓明

脾肺腎虧損小便自遺淋瀝等症 十七

大司徒許函谷因勞發熱小便自遺或時不利余作肝火陰挺不能約制午前用補中益氣加山藥黃柏知母午後服地黃丸月餘諸症悉退此症若服燥劑而頻數或不利用四物麥門五味甘草若數而黃用四物加山茱黃柏知母五味麥門若肺虛而短少用補中益氣加山藥麥門若陰挺痿痹而頻數用地黃丸若熱結膀胱而不利用五淋散若脾肺燥不能化生用黃芩清肺飲若膀胱陰虛陽無以生而淋瀝用

滋腎丸若膀胱陽虛陰無以化而淋瀝用六味丸若轉筋小便不通或喘急欲死不問男女孕婦急用八味丸緩則不救若老人陰痿思色精不出而内敗小便道澁痛如淋用加減八味丸料加車前牛膝若老人精已竭而復耗之大小便道牽痛愈痛愈欲便愈便則愈痛亦治以前藥不應急加附子若喘嗽吐痰腿足冷腫腰骨大痛面目浮腫太陽作痛亦治以前藥若痛愈而小便仍濇宜用加減八味丸以緩治之

司徒邊華泉小便頻數濇滯短赤口乾吐痰此腎經陽虛熱燥陰無以化用六味滋腎二丸而愈

司馬李梧山莖中作痛小便如淋口乾唾痰此思色精降而內敗用補中益氣六味地黃而愈

考功楊朴菴口舌乾燥小便頻數此膀胱陽燥陰虛先用滋腎丸以補陰而小便愈再服補中益氣六味地黃以補肺腎而安若汗多而小便短少或體不禁寒乃脾肺氣虛也

司空何燕泉小便赤短體倦食少缺盆作痛此脾肺虛弱不能生腎水當滋化源用補中益氣六味丸加五味而安

商主客素膏粱小便赤數口乾作渴吐痰稠粘右寸

關數而有力此脾肺積熱遺於膀胱用黄芩清肺飲調理脾肺用滋腎六味二丸滋補腎水而愈

一儒者發熱無時飲水不絶每登厠小便濇痛大便牽痛此精竭復耗所致用六味丸加五味子及補中益氣喜其謹守得愈若肢體畏寒喜熱飲食用八味丸

儒者楊文魁痢後兩足浮腫胸腹脹滿小便短少用分利之劑遍身腫兼氣喘余曰兩足浮腫脾氣下陷也胸腹脹滿脾虚作痞也小便短少肺不能生腎也身腫氣喘脾不能生肺也用補中益氣湯加附子而

愈半載後因飲食勞倦兩目浮腫小便短少仍服前藥頓愈

大尹顧榮甫尾閭作痒小便赤濇左尺脉洪數屬腎經虛熱法當滋補彼不信乃服黄柏知母等藥年許高骨腫痛小便淋瀝肺腎二脉洪數無倫余曰子母俱敗無能爲矣不治

顧同厓左尺濇結右寸洪數余曰此肺金不能生腎水誠可慮至季冬莖道澁痛如淋愈痛則愈欲便愈便則愈痛而殁

脾肺腎虧損虛勞怯弱等症　十八

庶吉士黄伯鄰發熱吐痰口乾體倦自用補中益氣湯不應余謂此金水俱虚之症兼服地黄丸而愈後背患一㾬煩痛寒熱因嘗視郭主政背疽患同心恐余曰此小瘡也憎寒等症皆陰虚舊症果是瘡毒亦當補氣血以地黄丸料煎與服之即睡良久各症頓〇精金自然不变退自後常有頭面耳目口舌作痛或吐痰眩暈之類服前藥即愈真見自然可久

少司空何瀟川足熱口乾吐痰頭暈服四物黄連黄柏飲食即減痰熱益甚用十全大補加麥門五味山藥山茱而愈

一儒者或兩足發熱或脚跟作痛用六味丸及四物加麥門五味玄參治之而愈後因勞役發熱惡寒作渴煩躁用當歸補血湯而安

儒者劉允功形體魁偉冬日飲水自喜壯實余曰此陰虛也不信一日口舌生瘡或用寒涼之劑肢體倦怠發熱惡寒余用六味地黃補中益氣而愈

一男子腿內作痛用滲濕化痰藥痛連臂肉面赤吐痰脚跟發熱余曰乃腎虛陰火上炎當滋化源不信服黃柏知母之類而歿

余甥居宏年十四而娶至二十形體豐厚發熱作渴

面赤作脹或外爲砭血内用降火肢體倦怠痰涎愈
多脉洪數鼓指用六味丸及大補湯加麥門五味而
根于精未滿處
痊
余甥凌雲漢年十六庚子夏作渴發熱吐痰唇燥遍
身生疥兩腿尤多色黯作痒日晡愈熾仲冬腿患瘡
尺脉洪數余曰疥腎疳也瘡骨疽也皆腎經虚症鍼
神解
之膿出其氣氤氲余謂火旺之際必患瘵症遂用六
神斷
味地黄十全大補不二旬諸症愈而瘵症具仍用前
藥而愈抵冬娶妻至春其症復作父母憂之俾其外
寢雖其年少謹疾亦服地黄丸數斤煎藥三百餘劑

而愈

脾肺腎虧損遺精吐血便血等症　十九

少宰汪涵齋頭暈白濁余用補中益氣加茯苓半夏愈而復患腰痛用山藥山茱五味萆薢遠志頓愈又因勞心盜汗白濁以歸脾湯加五味而愈後不時眩暈用八味丸全愈

南銀臺許函谷因勞發熱作渴小便自遺或時閉澀余作肝火血虛陰挺不能約制午前用補中益氣加山藥山茱午後服地黃丸月餘諸症悉退

司廳陳石鏡久患白濁發熱體倦用補中益氣加炮

薑四劑白濁稍止再用六味地黄兼服諸症悉愈

司廳張檢齋陰囊腫痛時發寒熱若小腹作痛則莖出白津用小柴胡加山梔膽草茱萸芎歸而愈

朱工部勞則遺精齒牙即痛用補中益氣加半夏茯苓芍藥并六味地黄丸漸愈更以十全大補加麥門五味而痊

一男子莖中痛出白津小便秘時作痒用小柴胡加山梔澤瀉炒連木通膽草茯苓二劑頓愈又兼六味地黄丸而痊

一男子發熱便血精滑○一男子尿血發熱○一男

子發熱遺精或小便不禁俱屬腎經虧損用地黄丸
益氣湯以滋化源並愈
一男子鰥居數年素勤苦勞則吐血發熱煩躁服犀
角地黄湯氣高而喘前病益甚更遺精白濁形體倦
怠飲食少思脉洪大舉按有力服十全大補加麥門
五味山茱山藥而愈
儒者楊啟元素勤苦吐血發痓不知人事余以爲脾
胃虛損用十全大補湯及加減八味丸而痓愈再用
歸脾湯而血止
一儒者因飲食勞役及惱怒眉髮脱落余以爲勞傷

精血陰火上炎所致用補中益氣加麥門五味及六
味地黃丸加五味眉髮頓生如故
一男子年二十巔毛脫盡用六味地黃丸不數日髮
生寸許兩月復舊
一童子年十四發熱吐血余謂宜補中益氣以滋化
源不信用寒涼降火愈甚始謂余曰童子未室何腎
虛之有參芪補氣奚爲用之余述丹溪先生云腎主
閉藏肝主疏泄二臟俱有相火而其系上屬於心心
過來人
爲君火爲物所感則易於動心動則相火翕然而隨
雖不交會其精亦暗耗矣又精血篇云男子精未滿

而御女以通其精則五臟有不滿之處異日有難狀之疾遂用補中益氣及地黄丸而瘥

一男子咳嗽吐血熱渴痰盛盜汗遺精用地黄丸料加麥門五味治之而愈後因勞怒忽吐紫血塊先用花蕊石散又用獨參湯漸愈後勞則咳嗽吐血一二口脾肺腎三脉皆洪數用補中益氣六味地黄而全愈

星士張東谷時出中庭吐血一二口云久有此症遇勞即作余意此勞傷肺氣其血必散視之果然與補中益氣加麥門五味山藥熟地茯神遠志服之而愈

豈早見云每服四物黄連山梔之類血益多而倦益甚今得公一七吐血頓止神思如故何也余曰脾統血肺主氣此勞傷脾肺致血妄行故用前藥健脾肺之氣而噓血歸源耳

肝脾腎虧損下部瘡腫等症二十

通府黄廷用飲食起居失宜兩足發熱口乾吐痰自用二陳四物益甚兩尺數而無力余曰此腎虚之症也不信仍服前藥足跟熱痒以爲瘡毒又服導濕之劑赤腫大熱外用敷藥破而出水久而不愈及用追毒丹瘡突如桃始信余言滋其化源半載得痊

刊底方見手明

儒者章立之左股作痛用清熱滲濕之藥色赤腫脹
痛連腰脇腿足無力余以爲足三陰虛用補中益氣
六味地黄兩月餘元氣漸復諸症漸退喜其慎疾年
許而痊

府庠鍾之英兩腿生瘡色黯如錢似癬者三四痒痛
相循膿水淋漓晡熱内熱口乾面黧此腎虛之症用
加味六味丸數日而愈此等症候用祛風敗毒之劑
以致誤人多矣

脾肺腎虧損大便秘結等症二十一

一儒者大便素結服搜風順氣丸後胸膈不利飲食

善消而帶陽色左關尺脉洪而虛余曰此足三陰虛也彼恃知醫不信乃服潤腸丸大便不實肢體倦怠

簡別

余與補中益氣六味地黃月餘而驗年許而安若脾肺氣虛者用補中益氣湯若脾經鬱結者用加味歸脾湯若氣血虛者用八珍湯加肉蓯蓉若脾經津液涸者用六味丸若發熱作渴飲冷者用竹葉黃芪湯若燥在直腸用豬膽汁導之若肝膽邪侮脾者用小柴胡加山梔郁李枳殼若膏粱厚味積熱者用加味清胃散亦有熱燥風燥陽結陰結者當審其因而治之若復傷胃氣多成敗症

一老儒素有痰熱飲食如常大便十七日不通肚腹不脹兩尺脉洪大而虛此陰火内爍津液用六味丸二十餘劑至三十二日始欲去用猪膽潤而通利如常

一婦人年七十有三痰喘内熱大便不通兩月不寐脉洪大重按微細此屬肝肺腎虧損朝用六味丸夕用逍遥散各三十餘劑計所進飲食百餘碗腹始痞悶乃以猪膽汁導而通之用十全大補調理而安若間前藥飲食不進諸症復作

一男子年五十餘因怒少食大便不利服潤腸丸大

便秘結胸脇作痛欲兼脹脾約丸肝脾腎脉浮而濇余曰此足三陰精血虧損之症也東垣先生云若人胃强脾弱約束津液不得四布但輸膀胱小便數而大便難者用脾約丸若人陰血枯槁內火燔灼肺金受邪土受木傷脾肺失傳大便秘而小便數者用潤腸丸今滋其化源則大便自調矣如法果驗

一儒者懷抱鬱結復因場屋不遂發熱作渴胸膈不利飲食少思服清熱化痰行氣等劑前症益甚肢體倦怠心脾二脉濇滯此鬱結傷脾之變症也遂用加味歸脾湯治之飲食漸進諸症漸退但大便尚濇兩

顴赤色此肝腎虛火內傷陰血用八珍湯加茯苓麥
門五味至三十餘劑大便自潤

薛按內科摘要 全

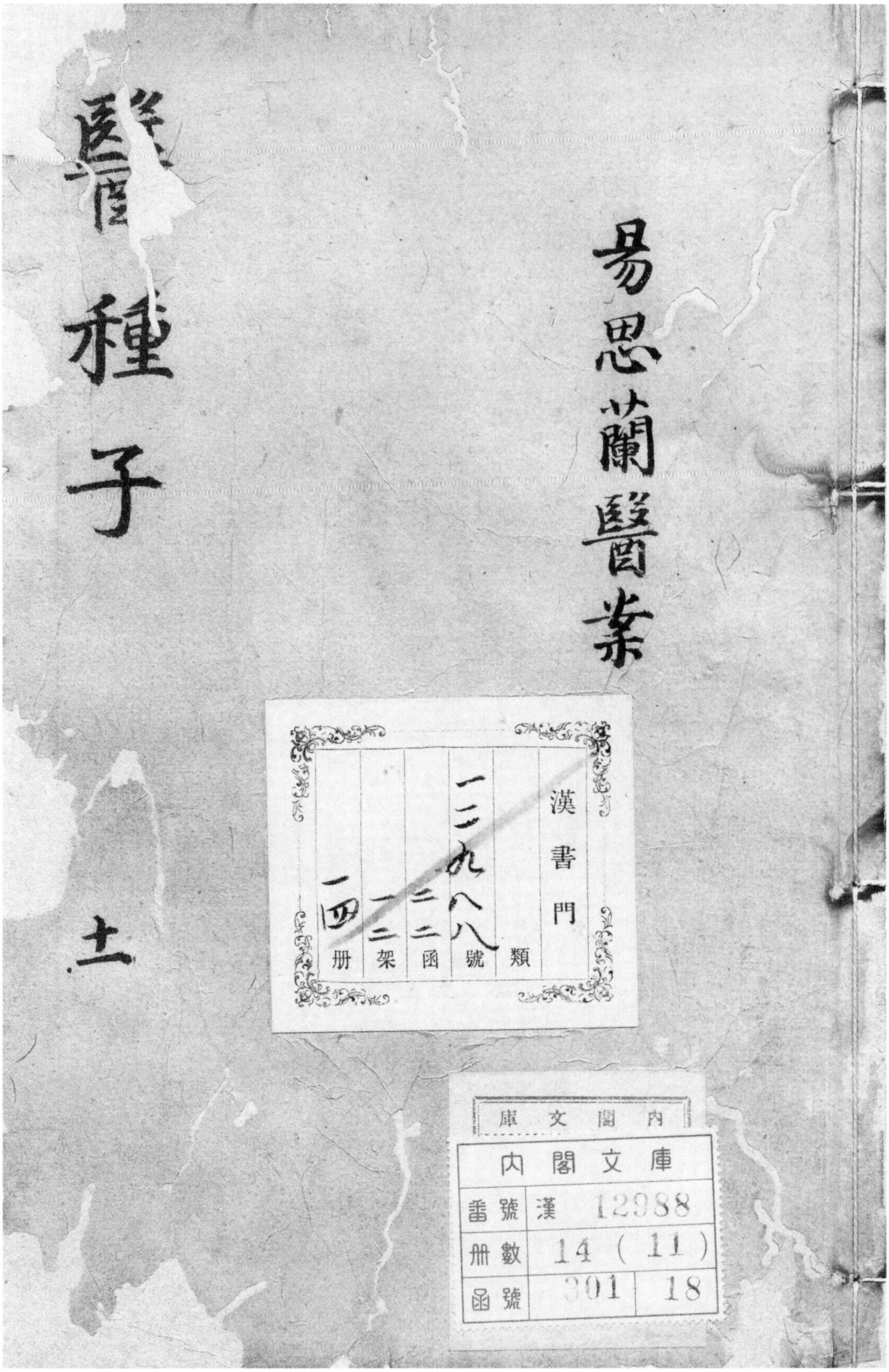

易思蘭醫案
醫種子
十
漢書門 類
一三九八八 號
二二 函
一二 架
一四 册
内閣文庫
内閣文庫
番號 漢 12988
册數 14 (11)
函號 301 18

易按序

易思蘭先生醫按十六則從莫逸漁得之藏笥中十餘年偶檢帙再讀耳目爲之一新念世流拘守規繩不識變通縱有饒出一奇不過久寒用熱久熱用寒久瀉用補久補用瀉四法而已雖然暫快一時爲害彌深寧似先生真際理諦精詳縝密據脉以求因不隨症轉循因而獨斷徹見理原真有綱維在手超乎世法者矣讀之可以開人心眼特授諸梓以公同好時丁巳長至後也連喪速貧賣李成畫卷刻

錢塘盧復稽首記

易思蘭先生醫按

錢塘不遠甫盧復同男子由甫之頎校閱

瑞州一婦産後半月餘胃中有清水作逆而吐以爲胃寒令煮雞倍用薑椒初覺相宜至三五日清水愈多以薑椒煎湯時時飲之近一月口氣漸冷四肢發厥晝夜作逆腹中冷氣難堪有時戰慄用四物湯人參一錢至二錢初服少安久則不應又加炮薑亦不效衆議用附子理中湯主人自度非寒證請予診六脈俱無以食指復按尺部中各二指按尺之後脈來實數有力左右皆同發言壯厲一氣可說三五句

唇焦頰赤大便五六日一次小便赤少此實熱症也
詢之其俗産後食胡椒炒雞爲補此婦日食三次半
月後遂得疾乎用三黄湯治之連進四盞六脉俱現
蒀椒湯不欲食矣又進四盞身不戰慄清水減半服
四日口中熱氣上升滿口舌尖俱發黄小粟瘡大便
八日不通以四苓合凉膈散空心一服至午不動又
以甘草煎湯調玄明粉五錢熱服一時許腹中微鳴
吐出酸水一二碗大便連去二次又服玄明粉五錢
所下皆黑彈糞十數枚後以四苓散三黄山梔枳殼
調理一月全愈

主人曰荆人之病皆以爲虚而用薑附生竊疑之欲
以爲熱而六脉俱無欲以爲寒而薑附不應先生一
診而遂用大劑三黄湯更加玄明粉寒凉之劑以通
之不以産爲掣肘公何見也予曰脉症明顯不詳察
耳脉法云極大極微最宜斟酌凡診脉遇有極大無
力者須防陽氣浮散於外若極微之脉久久尋而得
之於指稍稍加力按之至骨愈堅牢者不可認作虚
寒今脉左右三部初按愈無再以食指按其尺部中
名二指按其尺後脉來實數有力所謂伏匿脉是也
此乃陽匿於下亢之極矣又大便秘結小便赤少唇

焦頰赤氣壯言高自脉與症視之其爲實熱明矣若
果虚寒脉當浮大無力何以實數有力症當氣息微
弱何以言貌強壯謂其虚而用薑附者未當也又曰
既爲熱症然而口氣冷吐清水四肢厥時戰慄此數
者又有似於陰何也曰此正熱極似水亢則害承乃
制也猶之天地之冬陽遏於下地泉反熱陰浮於上
寒威凛冽故今之口氣冷四肢厥而吐清水者亦陽
遏陰浮之義也至于戰慄則熱入血室熱極則生風
然熱在肝腎不在心經故言語真誠而不妄也其致
病之由本於食椒雞過多葢産後之症肝腎虚寒椒

之性味辛熱能散寒逐敗雞屬巽而入肝性溫能活滯血而養新血雞可常食椒性大熱有毒不可過多多則熱毒積於腸胃之中而諸怪症作矣至於服薑椒而反現寒症者正古云服黃連多而反熱服薑附多而反寒之謂也予用三黃者黃連味苦入心苦能下泄如天氣下降引地氣上升陽氣升則寒邪退黃芩利大腸之熱毒黃柏生腎水以制火毒甘草稍解諸藥之毒玄明粉軟堅四苓合涼膈散清利大小便此藥一服故口舌生瘡其毒自口而出雖不補產後之虛內邪既去則正氣自昌而虛弱者充實矣是不

補之中而有大補者在也

一男子病寒熱衆以瘧治年餘不愈又以爲勞瘧虚瘧用鱉甲散補中益氣等湯俱不效就予診治左右三部俱浮大無力形瘦色黑飲食不美次日復診與前脉同予知爲陰虚發熱病也早進六味丸晚服補陰丸七日後飲食漸美寒熱减半又服一觔未一月而全愈

病者曰予因病久服藥罔效遂究心於醫瘧疾一門尤爲加意諸書未有以六味丸補陰丸治瘧者公獨用之效何也予曰治病貴先識病病有真是者有似

是而非者辟之傷寒有類傷寒中風有類中風瘧有
類瘧君之瘧似瘧非瘧乃陰虛發熱之症也盖瘧之
狀寒熱間作寒來時四肢厥逆熱退時得汗始解今
雖有寒熱往來或一日一次二次但寒而不厥身熱
如火熱退身凉又無汗兼之形瘦色黒怔忡不寐口
渴便燥飲食不美豈可以爲瘧乎且瘧脉當弦病來
時脉弦而大病退時脉静而弦小今則浮大無力非
弦也早晚相同非先大而後小也誠陰血不足陽火
有餘而火發於外則爲熱火鬱於中則爲寒形瘦者
火之消爍也色黒者火極似水也怔忡不寐者心血

虧損也飲食不美口渴便燥者火熾於上下也合脉
與症觀之其爲陰虚火盛明矣故予用地黄丸以生
腎水瀉心火補陰丸以養血滋陰陰血一充則火邪
自降寒熱退而諸病悉痊矣此予用二丸意也
一婦人患崩晝夜十數次每次去血升餘向用止血
藥血愈甚臥牀月餘羸瘦食少面青爪黑氣促痰喘
請予診治診得心脉平和肝脉弦大時一結肺脉沉
而大且有力脾胃脉沉濇兩尺沉而無力予曰此氣
鬱症也詢之果未病數日前進午餐因小婢忤意發
怒遂搆此疾隨以四神散與之服藥半盂未及一時

頓覺神爽諸病減半舉家欣躍予曰未也明日子時
分指甲變桃紅色方可救至期甲色果紅予復診之
左三部如前肺脉微起脾胃雖沉緩而不濇二尺照
舊予謂其家曰午時血當大崩毋得驚惶以駭病者
至期果然下紫黑血塊寸許大數枚自此遂止後用
壯眞五和丸調理月餘全愈次年六月生一子
或問曰崩血症也諸用血藥不效公用氣藥而諸症
頓除者何也予曰崩雖在血其源在氣有曰氣如橐
籥血如波瀾決之東流之東決之西流之西氣有一
息不運則血有一息不行欲治其血先調其氣曰血

病治氣理固明矣嘗見有調氣而血疾不愈者有不調氣而治血亦愈者又何也予曰所因有不同耳有因血而病氣者有因氣而病血者能以脉症辨之而治法之先後定矣且如人有稟來血弱者有偶傷力而失血者假使血虛氣必盛陰虛火必熾其症咳血咯血便血作渴日晡潮熱五心煩熱甚則咽喉腫痛變症百出此因血而氣病者也此皆以血爲主治以養陰退火滋陰降火之劑而以氣藥兼之斯不調氣而血亦愈矣此症右肺主氣時値正秋金氣當令脉宜浮短今反沉大失其令矣有云下手脉沉便知是

氣大者火也氣有餘即是火沉而兼大是氣鬱而不運也况肝木至秋脉當微弱茲反弦大而結肝木結者血積於内也此病原因怒氣傷肝肝火鬱結血不歸經而妄行耳茲非因氣而病血者乎惟其所因在氣此予以治氣爲先也曰指甲已黑矣君斷子時當變紅血已止矣君斷午時復來何也予曰此正陰陽生長之妙也蓋血活則紅血凝則黑爪甲黑者血凝而不散也今用藥以行其氣至子時一陽初動氣行則血行肝血一行其血即活故黑甲變而紅矣至午時一陰復生肝乃乙木乙木生於午肝氣得令其邪

不能容故積血於此時盡出積出則源潔源潔則流
清氣運血行循環經絡而病已矣又曰四神散不過
數味之常藥而已何功之奇如此也予曰藥不在多
貴用之得其宜耳此方香附能行氣以之爲君烏藥
助香附行氣以之爲臣蘇梗通十二經之關竅白芷
化腐血生新血用之爲佐當歸引氣入心而生新血
撫芎引氣入肝舒肝之欝而去舊納新神麴引氣入
脾暢脾結而統新血白术健脾胃而和中氣用之爲
使以行氣藥爲主活血藥輔之此治血先調氣之法
也

一婦人患渾身倦怠呵欠口乾飲冷一月不食強之
使數粒而已有以血虛治之者有以氣弱治之者有
知爲火而不知火之原者用藥雜亂愈治愈病自夏
至冬〻病覺微瘥逮次年夏諸病復作甚於先年肌消
骨露家人憂之請予診治診得三焦脉洪大侵上脾
肺二脉微沉餘部皆和平予曰此肺火病也以梔子
湯飲之進二服即知飢喜食旬日氣體充實如常後
因久病不孕衆皆以爲血虛而用參芪爲君大補之
補半月胸膈飽脹飲食頓減至三月餘而經始通下
黑穢不堪或行或止不得通利其苦萬狀予復以順

氣養榮湯十數劑一月内即有孕
其夫曰荆人賤恙自處子時至今二十載矣幸遇君
而獲愈但凡病不外乎血氣有治血者固不效治氣
者亦不效君獨以火治之而效者何也予曰尊壼之
脉左手三部和平無恙惟右寸微沉右尺洪大侵上
此三焦之火升上而侮金也有曰火與元氣不兩立
火盛則元氣弱元氣弱則諸病生渾身倦怠者火耗
其精神也呵欠者火鬱而不伸也口乾飲冷者火熾
于上也飲食不進者火格于中也肌消骨露者火氣
銷鑠也諸病皆緣於火若不先治其火血氣何由而

平故予用山梔炒黑以去三焦屈曲之火人參麥門
冬收肺中不足之金烏梅酸以收之火勢既降金體
自堅氣暢血和而愈矣不窮其源而拘拘于血氣何
益哉又問曰病源吾知之矣數年不孕又何也予曰
婦人之孕在乎經調經之不調由于氣之不順也衆
皆以爲血虚而補血若經水過期而色淡肝脉微弱
而無力謂之血虚可也今過期而多每來三五日方
止其色紅紫肝脉有力乃氣滯血實也何以謂之虚
氣滯血實而復用參芪補之則氣愈滯血愈實安得
月水如期而孕耶故予以調氣藥爲主以養血藥佐

之氣順則血行經事依期而妊娠有準矣向以降火爲先而愈疾今以調氣爲主而有胎治法不同病源則一何也氣者火也氣有餘卽是火其病歸于氣鬱而已鬱氣一舒火邪自退得其病本隨手取效也張子和云求得標只取本治千人無一損此之謂也

一人患齒病每有房勞齒卽俱長痛不可忍熱湯涼水俱不得入凡有惱怒病亦如之十年前尚輕十年後殊甚每發必三五日呻吟苦狀難述竟絶慾服補腎丸清胃飲俱不效一日因疾作七日不飲食請予視之診其脉上二部俱得本體惟二尺洪數有力愈

按愈堅䜣曰此腎經火邪太盛也以滋腎飲餌之藥入口且漱且嚥下二盞隨覺丹田熱氣升上自咽而出復進二盞其痛頓止齒卽可叩遂愈永不再作其人問曰吾病齒二十年所試藥不下百餘皆未效君用三味而奏功俄頃何也䜣曰齒屬腎諸痛屬火今診得脈洪數有力愈按愈堅盖沉濡而滑者腎脈也洪數有力者心脈也腎脈不沉濡而洪數是所不勝者傷其所勝乃妻入乘夫腎經中已有火邪矣如遇房勞則相火一動邪火上冲故齒長而痛也又腎者肝之母肝者腎之子肝主怒怒氣一發則子盗毋

氣木來生火而火愈熾矣齒豈不長而痛乎其用清胃飲者以牙齦屬陽明胃也此惟胃脉洪數者爲宜今胃脉平和是胃無恙用清胃飲何益也非惟無益且寒凉傷胃反飲食不進耳盖腎主骨齒乃骨餘腎經火盛致令齒長復用補陰丸治之中有乾薑等熱藥以火濟火其痛愈甚故用黄柏爲君以滋腎水泄腎火青塩爲之引升麻升出腎經火邪藥一入口便覺丹田火熱上升自咽而出腎臓一清齒自安矣何必清胃補腎哉

一人患膈滿其症胸膈胃脘飽悶臍下空虛如飢不

可恐腰腿痠疼坐立戰搖日夜臥榻大便燥結每日
雖進清粥一二鍾食下即嘔酸吐水嘈心衆作膈治
服藥二年許不效戊辰歲請予診治診得左右寸關
俱沉大有力兩尺自浮至沉三候俱緊按之無力搖
擺之狀予曰此氣膈病也須開導其上滋補其下兼
而行之可也遂以暢衛舒中湯投之每日空心服八
味地黃丸百粒服二日噯氣連聲後亦出濁氣五日
可以坐立喫米飯二碗服藥至二七動履如常
或問曰公用暢衛舒中湯甚爲得旨復用八味丸內
有桂附似與痞塞不宜乃兼用之何也予曰人病有

水有火治法有通有塞此乃火鬱水虧之病予用塞
因塞用之法也請以其脉言之兩寸居上其脉當浮
雖無沉數卻俱沉大左寸沉者神之鬱也右寸沉者
氣之鬱也按之大者火鬱在上也火者氣也氣有餘
卽是火經云清氣在上必生䐜脹故胸膈胃脘飽悶
脹痛也火之性炎上今鬱而不行是以湯水入咽逆
而不下停於胃口火氣燻蒸而嘔酸吐水之病作矣
左關當弦不弦右關當緩不緩二部俱沉大頁指此
正氣鬱而不伸也惟其氣鬱于上故飲食至咽而還
飢不可恐者倉廩空虛也大便燥澁者津液不生也

兩尺三候俱緊緊則爲寒此又寒邪從虛而入主腰腿痠疼坐立戰搖終年臥榻而不能起矣以此病觀之痞滿在上乃邪氣大實火有餘而不能降也衰弱在下乃正氣大虛水不足而不能升也實者而不散之則正氣益虧虛者而不補之則邪氣易熾故治上焦則用暢衛舒中湯有香附蘇梗開竅行氣蒼朮徤中貝母開鬱痰連翹散六經之火撫芎提發肝木之困神麯行脾之鬱南木香逐氣流行桔梗升提肺氣沙參助正氣而不助肺火此方升上焦之火邪乃火鬱發之之義也治下焦則用八味地黃丸此丸滋補

下元又塞因塞用之法也火鬱發之則邪氣不實虛
弱補之則正氣自充上下交治補瀉兼施則水自升
火自降膈舒食進而六脉俱復平矣使偏用湯藥舒
散上焦火邪而不兼補下之藥雖能解散鬱火于一
時其火無水制必然復生而痞滿之疾恐尤勝于前
也治病者不可援去病根哉

一士夫素耽詩文夜分忘寢勞神過極忽身熱煩渴
自汗惡寒四肢微冷飲食少進初以爲外感先發散
次和解不應又用補中益氣參加二錢踰月而諸症
仍前一日午後發熱忽耳聾不知人恍惚譫語時季

冬﹅請予診與一宿醫同視之者曰此少陽症也當以小柴胡和之予診得六脉皆洪大無力曰此非少陽症也乃勞神過度虛火症也視者持前議遂以小柴胡去半夏加花粉知母予謂其友曰服此藥必熱愈甚當有如狂症作服之少頃果胸如火灸刀刺發狂欲走飲冷水一盞始定復求予治予以人乳并人參湯與服之當日進四服濃㸃四五時病減其半次日又進四服六脉歸經沉細有力終夜安寢諸症悉除其士夫曰吾病數月諸用傷寒治法先生獨以虛火治者何也予曰傷寒之病自表達裏六日傳遍經絡

復傳至二十一日外雖有餘症亦當從雜病論今已二月矣豈可復以傷寒論乎况傷寒少陽之脉當弦長有力今六脉浮洪滿指無力此豈少陽脉耶盖因平日勞神過度心血久虧肝無血納脾無血統陽氣獨盛孤陽日久氣即火也經云壯火食氣火與元氣不兩立火盛則元氣耗所以有發熱煩渴自汗惡寒等症然猶不可以血虛氣盛論乃水涸火勝之症也與傷寒實症較之乃大不相同者小柴胡豈對症藥哉又曰先生何以知服小柴胡當發狂也予曰傷寒少陽症乃實症也以小柴胡等藥治之所以泄其實

也今公乃陰虛之病非實病也而以此藥泄之則元氣愈虧陰火愈熾焉有不狂之理又曰用小柴胡固非也用補中益氣而亦不效何也予曰公之病乃陰病也補中益氣補陽者也陰虛而補陽則陽愈甚陽愈甚則陰愈虛所以不效也又曰先生用人乳何義哉予曰人乳純陰嬰兒純陽純陰配養純陽何實更用他物充其飢渴公之症用人乳者是以眞血補其眞水又以人參導引散於諸經以濟其火與他藥不同故見效最速也

一春元下第歸得寒熱病每日申酉二時初以微寒

即作大熱而躁躁甚如狂過此二時平復無恙惟小
便赤黄而澁往時一有心事夜即夢遺每日空心用
盐飲燒酒數杯醫皆以病爲瘧用清脾飲柴苓湯并
截藥俱不效請予診治診得六脉惟左尺浮中沉取
之皆洪數有力餘部皆平予曰此潮熱病也以加減
補中益氣湯治之日進一服三日而病漸退復用六
味地黄丸兼前藥調理一月而安
其叔曰吾姪之病衆以爲瘧公獨不以瘧治者何也
予曰非瘧也乃潮熱也潮者如水之潮依期而至八
法流注云申酉二時屬膀胱與腎此病專屬二經二

經水衰火旺當申酉時火動於中故發熱而躁躁屬腎也又曰敢問非瘧之故予曰瘧疾之脈肝部必弦今肝部不見弦脈惟左尺浮中沉皆洪數有力蓋腎與膀胱屬水水性流下腎脈當沉濡而滑今三候俱有脈不沉也洪數有力不濡滑也此爲失水之體因平日斵喪太過腎水虧損陰火妄熾加之盐飲燒酒經入腎經故脈洪數有力小便赤黃而澁也若瘧脈豈有此哉曰此莫非陰虛動火乎曰陰虛之熱自午至亥發熱不間今惟申酉時熱過此便凉與陰虛不同也又曰吾兒以醫名者亦嘗用補中益氣湯而不

效何也予曰加減之法或未同耳予之去柴胡升麻加丹皮澤瀉黃柏者丹皮瀉膀胱火澤瀉瀉腎火黃柏爲君以生腎水水旺則火衰而寒熱退矣用六味丸者亦取有丹皮澤瀉耳如不加此而仍用柴胡升麻此乃肝脾之藥以之治腎所以未效

一儒官仲秋末患便閉症初因小便時閉服五苓散八正散益元散俱不效一醫診得二尺俱無脉作下元陰虛水涸用八味丸治之日一服服三日大便亦閉口渴咽乾煩滿不睡用脾約丸潤腸丸小便一日數十次惟點滴而已大便連閉十日腹滿難禁衆議

急用三一承氣湯下之服後微利隨閉又加小腹脹
臍滿痛復用舟車丸遇仙丹每空心一服日利三五
次裏急後重糞皆赤白如此半月日夜呻吟惟飲清
米飲茶盃許九月終請予診治診得兩寸沉伏有力
兩關洪緩無力兩尺不見予曰關尺無恙病在膈上
此思慮勞神氣秘病也以越鞠湯投之服一盃噯氣
連聲再一盃大小便若傾所下皆沉積之物渾身稠
汗郎進薑湯一盃就榻熟睡覺覔粥進二盏次早
復診六脉無恙調理氣血數日全愈
一士夫問曰吾友病脉兩寸俱沉兩關洪緩兩尺不

見衆皆以爲尺脉無根君獨以爲尺脉得體衆皆曰痢疾君獨曰氣秘何也且二便皆閉其病在下用下部藥者似爲近理君反以上部藥收功何説也予曰人身之病有上有下有表有裏雖有不同不過一氣以爲之流通耳氣之通塞又於脉息辨之今兩尺皆無衆泥經文謂如樹之無根矣不知今年巳卯燥金司天君火在泉巳上運於中正是南面以象君位君火不行令兩尺不相應今兩尺隱然不見者正爲得卯年之體若尺脉盛于寸則爲尺寸反矣經曰尺寸反者死豈八味丸所能治乎然而裏急後重赤白相

雖痛則欲解此疑於古之滯下也滯下之脉見於兩關今關脉不浮不緊不數其非滯下明矣既非滯下而用承氣舟車遇仙等藥此元氣爲之大傷而病愈增也其原在上焦氣秘而下竅不通耳心脉居上兩寸之脉當浮今不浮而沉下手脉沉便知是氣氣鬱不行則升降失職是以下竅秘結二便不順吸門不開幽門不通正此謂也辟如注水之器閉其上竅則下竅不通水安從出乃不治上部而專治下部攻之愈急則元氣愈陷二便何由而利耶故予用香附之辛以快滯氣蘇梗通表裏之竅連翹香辛升上以散

六經之鬱火蒼术神麯鍵脾導氣散中結於四肢炙甘草以和中少加桔梗引黄芩枳殼蕩滌大腸之積山梔去三焦屈曲之火而利小腸撫芎暢達肝木使上竅一通則下竅隨開裹氣一順則表氣自暢是以周身汗出二便俱利正所謂一通百通也噫氣秘者病之本便閉者病之標專惟治其本故見速也

省亭殿下巳卯七月病痢黎始以通利之劑次行和解又次滋補月餘而病甚每日行數次肚腹絞痛但泄氣而便不多起則腰痛屈曲難伸胸膈脹滿若有物礙噯氣連聲四肢厥逆喘息不定召予[illegible]診得

兩寸俱沉大右寸肺脉更有力右關沉緊左關弦長
而洪喜兩尺沉微來去一樣予曰此神勞氣滯之病
也以暢中湯進之服後兀兀欲吐冷氣上升噯氣數
十口即大便所去穢汚頗多胸次舒暢腹中覺飢自
午至酉止去一次四肢不厥肩背輕快六脉平復但
心怔忡頭目昏眩飲食無味用六君子湯加香附砂
仁二劑胃氣漸復眩運怔忡乍止乍作又以補中益
氣湯加蔓荆子茯神棗仁黄柏半月而諸症全愈
重九日殿下置酒謝予因問曰吾病痢二月始用通
法繼服調理脾胃之藥月餘而痢反劇先生用枳殻

黄芩寛利大腸而痢頻止者何也予曰殿下之脉兩寸俱沉左寸沉者心火鬱於下乃神勞也右寸沉而有力者盖肺主氣與大腸爲表裏七月金當令之時脉宜浮短是正今不浮而沉者因思則氣結不得循環失其升降之常惟走大腸順道氣滯而下陷故作裏急後重有似於痢實非痢也曰有謂四肢厥逆大腸欠滑當用附子温之者有謂内有宿積作痛當用硝黄下之者二說孰是予曰皆非也殿下肺脉不浮而沉是金不得令也金不得令則不能制木故肝脉不弦細而弦洪不當王而反王木來侮土脾氣轉結

於内不能運故四肢逆而厥冷正謂熱深厥亦深也熱厥者上不過肘下不過膝脉伏有力可驗也旣爲熱厥豈可復用附子大熱之劑是用附子温之者固非也然欲攻以硝黄者亦非經曰心藏神多念則神勞脾藏意多思則氣結氣結故腹痛下利若復加以寒凉之劑其結愈甚此硝黄所以亦不可用也乎惟以辛凉之劑散之有香附辛温以快肺氣蘇梗疏通諸竅神麯舒脾氣而化脾積蒼术燥濕引脾散於四肢撫芎暢達肝氣黄芩枳殻蕩滌大腸加甘草以和中使氣升而循環經絡積去而大腸通快又何腹痛

之不減而厥逆之不除哉
大司馬潭石吳公甲戌季春臥病兩月發熱咳嗽痰
喘氣急胸膈痞滿手足面目俱浮衆惟清金寧嗽又
以脾胃久虛發腫用利水兼補劑其病益甚予診其
脉左寸浮而無力左關弦長推之於外内見洪大而
芤侵過寸部一分左尺沉弱無力右寸沉而帶芤氣
口脉按之緊而且牢時或一駃右關中和無力右尺
隱隱不動予以爲心乃一身之主腎爲性命之源一
脉不病雖危不妨唯以右寸并氣口脉斷之寸口
而芤非痰乃血也又云弦駃而緊沉細而牢六部見

之皆爲積聚今氣口緊而駃此積血在脇胃之間壅
滯其氣氣滯則血凝此積血症也時值季春地氣上
升因用越法治之隨進以暢衛豁痰湯辰時服藥至
午未時氣急小便全無將暮吐紫黑血二三升臭不
可聞症頓減八九六脉豁然予曰半夜時當有汗可
預防之無令太過至期果然次日脉平氣和惟咳嗽
常有二三聲而已以枳桔二陳湯加香附歸尾茜根
茅根童便調治三日之間上部之疾全愈但脚腎之
脉無力飲食少味四肢倦怠再用六味地黃丸早晚
百丸午以補中益氣湯加麥冬酒炒黃連調其中半

月後氣體充實而諸病悉痊矣
潭石公曰余之病積血明矣但此方皆氣藥何以能
治血病予曰按血隨氣而行氣呴血而動氣順則血
行氣滯則血積治此病者須以調氣爲主前醫用氣
藥而不效者因其雜亂不知升降次第之宜不察臟
腑標本之異又不用引藥爲之導引故也故血在肝
經固當用血藥今血在肺胃之間徒用血藥何益哉
止宜用氣藥開提其氣以引經藥導之氣上則血隨
之而升自然越出而安矣至於辰時服藥而午時小
便全無者元氣隨藥氣上升而不降非津液竭也又

至半夜而汗出盖汗者心之液心屬火爲陽陽氣至子時發動陽動則汗出正所謂一通而百通也予製此方以蘇桔開提其氣香附連翹蒼朮貝母前胡解散其鬱赤芍活動其血此藥一進則鬱者舒積者散沉滯者升而上矣一越而百病除何必拘拘治血哉辟之捕賊然必須探知道路地勢民情土俗之人爲之向導庶戰則賊易就擒逐則賊遁有路否則我兵進且無路安知賊巢之所在欲與之遇且不得安望其畏服而遁走耶古人云用藥如用兵信哉嗣後于次年乙亥冬勅總漕河董築盂城湖堤丁丑冬閱新

堤步行數十里勞神過度汗透重裘衣濕身凉飲薑汁熱酒十餘杯當即頭眩目昏胸滿燥渴大吐鮮血四五日一老醫以刼藥止之三日後胸膈氣滿左脇悶痛飲食漸少午後燥熱咳嗽連聲半月後面目手足腫脹有以爲酒色過度陰虚火動而進滋陰降火之藥者有以爲勞神太過傷饑過飲而用補脾胃消痰化食之劑者服二藥左脇益痛難以轉側予診其脉曰此即甲戌春之病復作也但昔之積在肺胃之間今之積在左脇之下公曰亦用昔之吐法乎予曰昔病在春地氣上升當用吐法今乃寒冬天氣收藏

豈敢輕伐天和須先以疏導之劑通其經絡後以蕩滌之藥逐血下行徐徐調和榮衛可也面目浮腫非水腫也乃血病而氣無所附故氣浮於外耳必欲消腫只去其血積則氣自歸經而腫即消矣公不聽予言益勞於公務日服去水消腫之藥即泄去眞陰小便全無虛煩作燥氣喘而痰不能出不月而歿惜哉歿時口中壅出紫血數升衆皆驚愕於是始信予言爲不誣

椽史徐文淙妻臥病三年身體羸瘦畏寒戰慄後發熱得汗始解脊背拘疼腰膝軟弱飲食不進進則腸

鳴作瀉心虛驚悸胸肋氣脹畏風畏熱頭眩目昏月
信愆期莫知其病之原也予診其脈朝診之巳得其
槩暮診之與初無異有云早晚脈同病雖危而可療
其脈左寸左關右寸右尺失其升降之常惟脾腎二
脈平和知其病困久矣徐子曰寒熱往來戰慄出汗
既汗乃解得非瘧乎予曰久瘧之脈病來脈弦而大
病退脈靜而弦小茲脈早晚無異豈得爲瘧又問曰
病形羸瘦悶響心驚畏風畏熱自汗如雨飲食不進
月信不行莫非產後弱疾乎予曰雖有諸症應乎四
部之脈脈體不失五行之象且去來皆緩而無沉小

疾數之脉何爲弱也又曰經期巳過三月莫非孕乎
予曰陰搏陽别謂之有孕今陰脉沉滯陽脉不别焉
得有孕又曰飲食少進卽便瀉出非脾胃瀉乎予曰
脾泄者飲食不化今腹響一陣瀉一陣糞皆黃水熱
下此是火能化物與脾何干此正是氣鬱病也氣有
餘卽是火火與元氣不兩立元氣巳虧不可多藥今
將脉症闘具于左左心小腸屬火火本炎上脉當浮
大而散今診得心脉雖大而散尤欠浮不浮者何心
爲一身之主藏神而生血宜常靜而不宜多動人能
靜養則心血克滿而脉自浮大惟不能靜養事事攪

亂心無寧刻斯神不安而血不充血旣不充是以脉
無力而不浮怔忡驚悸之病由之以生也況診至七
八至或十二三至又往下關中一獺有類以灰種火
之狀此乃君火鬱于下而無離明之象也據脉論症
當有胸中煩悶蒸蒸然不安蒸出自汗則内稍靜而
腠理不密畏寒爲驗

左關肝膽屬木脉經云宜弦細而長兹診得左關弦
長而不細又雖長不可出關兹侵上寸部二分推之
於外内見洪大有力是肝氣有餘也葢因火子鬱於
中下不能承順正化之源木毋太王上助心火中侮

脾土又且肝藏血而主筋病當頭眩目昏脊背項強
卒難轉側背冷如水甚則一點痛不可忍下則腰膝
軟弱無力脾胃不和等症爲驗
左尺腎與膀胱屬水經云脉宜沉濡而滑惟此部得
其正往來不匀按不摶手是無孕也
右寸肺與大腸屬金脉宜短濇而浮茲沉滯而大按
三五至或十數至一結結乃積深脉沉是氣此正肺
受火邪氣鬱不行也病當胸膈不利或時悶痛右肋
脹滿飲食不便傳送大腸鳴泄等症爲驗
右關脾胃屬土其脉宜緩而大此部雖然無力猶不

失其本體右尺三焦命門屬相火君火不得令相火代君行令有云命門還與腎脉同由此觀之可見右尺雖是火體亦當沉靜不宜浮大此部浮取三焦脉浮而無力侵上脾胃此君火鬱於下而相火升於上侮其金也病主氣滿胸膈嘈雜飲食不利等症爲驗右六部脉症惟左尺得體腎爲壽元根本尚固右關脾土爲木所侮雖是少力然來去緩大而不弦此五臟之源生氣有存無足慮也予惟探其本源治之先投以秘中暢衛湯三劑而肺脉浮起胸次豁然諸症頓減繼以清中實表固其腠理月信大行久積盡去

表裏皆空用補陰固眞之劑并紫河車丸日進一服月餘而全愈焉

徐子曰敢問和中暢衛之旨何如予曰人之一身有氣有血氣血調和百病不生一有拂鬱諸病生焉令正之脉君火鬱于下相火代令侵于上而侮金金衰不能平木木王侮土土弱不能生金故肺脉沉大而結夫肺爲五臟華盖百脉之宗專司乎氣浮取三菽之重得之則肺得其體矣今沉滯而結失其綱領何以行氣氣有一息不運則血有一息不行氣血不匀百脉不能應刻循環凝滯經絡諸病所由生理必然也

病症多端要之不過氣鬱而已丹溪云氣有餘即是火火鬱則發之故用蘇梗桔梗開提其氣香附撫芎蒼术神麯解散鬱氣貝母化乎鬱痰砂仁快乎滯氣鬱氣散則金體堅木平水王何慮相火不降也若夫木當夏月成功者退雖王不必專治此用和中湯意也

瑞昌王孫鎮國將軍久患腹痛症每舉諸藥不效飲燒酒數杯頓止無能識此病者甲戌孟夏予診治之其脉左寸沉大有力左關弦大而堅時或一駃左尺沉弱無力予曰此乃積血症也彼不信到仲冬此疾

姤作面紅目碧眼胞浮腫神亂氣促腹痛飲燒酒亦
不止是夜診其脉與初無異惟人迎氣口二脉洪滑
侵上知其有欲吐之意予投鹽湯一盞遂大吐吐出
血餅大如杯者大如棗栗者各數十𦧜有白飯清水
不雜如筆管者二三條吐訖胸中寬快仍不服藥次
日黎明口鼻氣塞四肢厥冷昏不知人心胸間微熱
而已予後診寺而兩尺猶存根本尚在急以燈火暴
其曲池虎口中脘氣海病者略知其痛即令官人挾
坐勿令腄倒隨進獨參湯二服手足微温繼用人參
五錢附子二錢作理中湯日與飲之六脉微見過七

日方開眼識人小便始通卽以補中益氣湯六味地
黄丸兼服半月元氣壯實而諸病悉除矣
予用此湯諸縉紳聞而問曰經云無實實無虛虛失
血之症而用補氣之藥正乃實實虛虛何也予曰此
正無實實無虛虛之治先夜診得肝脉弦大而堅時
或一駃盖肝主血弦大而堅血有餘也時或一駃血
積而不行也肺脉浮大大者火也金受火邪氣弱不
能運血也脾脉微濇脾主思思則氣結土不能生金
也其吐出之物又皆白飯清水血成片塊如棗如條
氣爲不足旣吐之後以症觀之血猶有餘氣愈不足

若不以人參而助其氣白朮以健其脾附子而助陽乾薑而暖血甘草而和中則經絡何以開通血氣何以流行望其甦也難矣

瑞昌王旣白之妃患泄瀉症屢用脾胃門消耗等藥四五年不能止一醫用補中益氣湯人參三錢服一月不泄忽一日胸膈脹滿腹響如雷大瀉若傾昏不知人口氣手足俱冷渾身汗出如雨用人參五錢煎湯灌甦如是者三病者服久自覺口中寒噎醫者以爲出汗過多元氣虛弱於前湯內加人參三錢酸棗仁大附子薄桂各一錢昏厥尤甚肌膚如氷夏暑亦

不知熱二年計服過人參廿五斤桂附各二斤酸棗
七十斤至巳巳冬飲食入口即時瀉出腹中即飢飢
而食食即泄日十數次身不知寒日畏燈火予初診
之六脉全無久診六部來疾去緩有力如石聞其聲
尚雄壯脉亦有餘自予斷之乃大鬱火症也以黃連
入平胃散與之飲藥少頃熟睡二時不索食不泄瀉
飲五日方知藥味甘苦旣用通玄二八丹與湯藥間
服一月飲食調和永不泄瀉

予用前藥衆皆驚曰久瀉之病飲下即出六脉俱無
虛弱極矣先生言六脉有餘而用黃連寒苦之物止

瀉者實吾輩所不知也予曰此乃亢極之病火極似水若以爲虚弱而用補藥是爲抱薪救焚也衆曰既云是火則火能化物今食物不化何也予曰譬之銃炮先已有藥在内遇火即時充出有曰胃中有熱難停食正合此也果是虚弱之症前已飲過參附等藥數十斤而不愈故予以黄連四錢爲君以瀉火熱用平胃散爲脾胃之引又此病火勢甚烈不可偏用苦寒之黄連又以蒼朴四味之温以緩治之此予所以用平胃而效也

楊郡一少婦年十九禀賦怯弱庚辰春偶患痿疾臥

榻餘年首不能舉形瘦如柴結髪若毡起便皆賴人扶一粒不嘗者五月日惟啖甘蔗水而已服滋陰降火之藥百貼不效有用人參一二錢者輙喘脹不安莫能措手予診其脉六部但軟弱無力知其脾困久矣以補中益氣湯加減治之而人參更加倍焉服二劑遂進粥二盞雞蛋二枚後以強筋健體之藥調理數月飲食步履如常痿症悉除矣

或問曰諸皆滋陰降火公獨補中益氣何不同如此也予曰痿因内臟不足治在陽明陽明者胃脉也五臟六腑之海主潤宗筋宗筋主束骨而利機關也由

陽明虛而然陽明胃上不能生金則肺金熱不能榮養一身脾虛則四肢不能爲用茲以人參爲君黃芪白术等藥爲佐此皆健脾土之藥也土健則能生金金堅而痿自愈矣此東垣第一治法也又曰向用人參一二錢便作喘脹今用一二錢又加以諸補氣藥而不喘脹何也予曰五月不食六脉弱甚是邪氣太盛元氣太衰用些、須參猶一杯水救車薪之火不惟不勝而反爲其所制其喘脹也宜矣予倍加參者如以大軍摧大敵豈有不勦除者哉

瑞昌王孫毅齋年五十二素樂酒色癸酉九月初夜

起小解忽倒地昏不知人若中風狀目閉氣粗手足厥冷身體強硬牙關緊閉諸醫有以爲中風者有以爲中氣中痰者用烏藥順氣散等藥俱不效又有作陰治者用附子理中湯愈加痰響五日後召予診治六脉沉細緊滑愈按愈有力乃兄弘道問曰此何病予曰寒濕相搏痓症也痓屬膀胱當用羌活勝濕湯王之先用稀涎散一七吐痰一二碗昏憒即醒隨進勝濕湯六劑全愈以八味丸調理一月精氣復常弘道曰病無掉眩知非中風然與中氣中痰夾陰三者觀之似亦無異先生獨以痓病名之蓋痓之病緣

寒濕而成吾宗室之家過於厚暖者有之寒濕何由而得痓病何由而成予曰運氣所爲體虛者得之本年癸酉戊癸化火癸乃不及之火也經曰歲火不及寒水侮之至季夏土氣太旺土爲火子子爲毋復仇土來制水七月八月主氣是濕客氣是水又從寒水之氣水又得令不伏土制是以寒濕相搏太陽氣鬱而不行其症主脊背項強卒難回顧腰似折項似拔乃膀胱經痓病也弘道曰痓病緣寒濕而成烏藥順氣等藥行氣導痰去濕者也附子理中湯去寒者也諸人用二藥俱不效先生用勝濕湯而諸症頓除何

取效之速如也予曰識病之妙貴在認得脉體形症用藥之妙全在理會經絡運氣脉症相應藥有引經毋伐天和必先歲氣何慮不速效也此六部俱沉細緊滑沉病屬裹細爲濕緊爲寒中又有力而滑此寒濕有餘而相搏也若虚脉之症但緊細而不滑諸醫以爲中風風脉當浮今脉不浮而沉且無掉眩等症何爲中風也以爲中氣中痰痰氣之脉不緊今脉緊而體強直何言中氣中痰也此政痓病詩云強直反如弓神昏似中風痰流唇口動瘈瘲與癇同今體強直堅硬脉沉緊細而滑非痓而何前用烏藥附子理

中湯去寒不能去濕去濕不能去寒又不用引經藥何以取效前藥勝濕湯藁本羌活乃太陽之主藥通利一身百節防風蔓荆能勝上下之濕獨活散少陰腎經之寒寒濕既散何病不瘳

石城王福歎之妃癸酉六月受孕偶患泄瀉府中有知醫者用淡滲之藥止之自後每月泄三五日有作脾泄者用參苓白术散之類二三服又止之仍一月泄五七次至次年三月生產後連泄半月日夜八九次諸藥不效驚惶無措召予治之診得兩寸尺俱平和惟兩關洪大有力予曰此暑病也以黃連香茹飲

治之一劑減退半再劑全愈惟肝脉未退又用通玄
二八丹調理半月後平復
王曰吾妃患泄近一載諸醫未有言暑者公獨言暑
何見也予曰見之于脉兩關浮而洪大有力故知為
暑泄也王曰脉經云風脉浮暑脉虛今洪大有力非
虛也何以斷暑予曰暑傷氣初感即發其邪在肺皮
膚衛氣受病故脉虛自去年六月至今將十月矣其
邪自表入裏蘊畜日久而暑熱日深故其脉洪大而
有力王曰暑病因矣公斷非產後之病又何見也予
曰產脉見於尺寸尺寸既平於產何干況病患於未

產前非產病益明矣王曰諸醫用藥止能一時而不
能除根何也予曰諸醫有分利者有補養者各執己
見未得其源也其源在暑即用暑藥豈有不效哉
王孫章湖壯年戊寅七月間秋收忙迫饑食二雞子
酒數杯時因惱怒至暮風雨大作又當風沐浴夜半
身熱寒戰腰背脊強胸滿腹痛一醫用五積散發汗
身涼戰止惟頭額肚腹大熱又服柴苓湯半月不愈
大便雖去不去每出些須即時作痛又用大黄下三
五行病仍不減反加胃寒吐逆飲食入口即吐時時
頭汗如雨至頸而還四肢或厥冷或發熱大便一日

二三次小便如常飲食不進者四十餘日不知饑形瘦日甚父翁洪山殿下召予診治左手三部俱平和無恙惟大腸與脾胃脉俱沉緊按之則大時一結堅牢有力推之不動按之不移予曰此氣裹食積也下之則愈先以紫霜丸二十一粒温水送下二時不動又進七丸約人行三五里腹始鳴下如血餅者五六塊血水五七升隨腹饑索食以清米飲薑汁炒鹽少許一二杯與之神氣頓生次早復診右寸關脉豁然如左以平胃合二陳湯日服一劑後用補中益氣湯加麥冬、砂仁侵晨服六味地黄丸調理不月全愈洪山曰吾見外感內傷兼有前醫用汗藥已愈但胸腹痛甚及下後反增胃寒見食即吐粒米久不下惟啜清酒米飲是下非所宜先生復下之即愈何也予曰有見於脉耳左手三部和平是無外症右手寸關沉緊而結堅牢不動不移脉訣云下手脉沉便知是氣沉而有力者爲積沉緊爲寒爲痛自此斷之陽明經當有堅積也書又云食積發熱夜熱晝凉頭額肚腹最甚胃中積熱蒸蒸頭汗至頸而還自外症觀之陽明有積甚明矣洪山曰先生論積固當前醫用小承氣湯下之不惟不能去積而反加胸悶不食何也

予曰殿下先因氣褁飲食後復外感風寒當日用香蘇散一劑有紫蘇葉散去表寒有香附陳皮内行氣滯表解食消豈不兩全乃用五積散惟有麻黄散寒然當歸等藥又補住食積故胸腹愈痛至於大小承氣尤未當小承氣去胃中之邪熱大承氣去陽明之燥糞今殿下非邪熱燥糞盖邪熱燥糞乃寒邪自表入裏積熱之毒搏結陽明大腸中原有之糞成塊成燥必遇大黄之寒而邪熱始散得朴硝之鹹而堅積始鎔此大小承氣湯之主治也若殿下乃有形之物自外得之者且雞蛋性冷而滯況食着惱氣褁乎食

又加以洗浴受寒則氣與食在内寒邪在外包裹堅固其勢有不容易者若雖解散寒邪消化食積非溫熱之藥不可食得熱則行得冷則凝令不用溫熱而反寒凉治之則寒勢愈滋食積愈堅胸膈愈滿矣紫霜丸有巴霜巴霜大熱以化寒凝杏仁之辛熱以破痰氣代赭石赤脂石之重墜以鎮定臟腑真氣加之巴霜之性走而不守何慮堅不化積不除堅積去則飲食自進元氣復而病除痊矣

方十一首

四神散

香附一錢　烏藥一錢　蘇梗五分　甘草三分

撫芎三分　白芷五分

加當歸二分　白术三分　神麯三分　水煎服

壯氣養和丸

香附醋炒二兩　烏藥一兩　漢防巳五錢　歸身二兩

白芍酒炒二兩　熟地酒煑爛四兩　續斷四兩　粉草五錢

秦艽一兩　藿香一兩　白茯一兩　山藥二兩

砂仁五錢　蜜丸服

梔子湯

山梔仁薑汁浸一宿曬乾炒黑色

研極細末用人參二分麥冬一錢烏梅二個冲湯

調梔仁末二茶匙服

順氣養榮湯

當歸八分　南芎六分　生地一錢二分　白芍酒炒一錢

陳皮六分　甘草五分　香附醋炒一錢　烏藥五分

山梔薑汁炒黑五分　蘇梗五分　黄芩酒炒八分　枳殼五分

青皮五分

因大便燥結加黄芩枳殼白水煎服

滋腎飲

厚黄柏三錢　青鹽一錢　升麻一錢

水五碗煎湯頻頻漱之嚥下

暢衛舒中湯

香附醋炒八分　蘇梗五分　蒼术泔浸八分　貝母八分

連翹去心五分　撫芎六分　神麯炒一錢　沙參一錢

桔梗四分　南木香半分

大劑煎徐徐呷之

加減補中益氣湯

人參一錢　黄芪八分　歸身八分　陳皮六分

白术八分　甘草五分　澤瀉六分　黄柏五分

牡丹皮六分

越鞠湯

香附醋炒一錢　蘇梗六分　連翹六分　蒼术八分

神麯一錢　甘草二分　桔梗四分　黄芩八分

枳殼五分　山梔六分　撫芎六分　水煎服

暢中湯

香附八分　蒼术一錢　神麯三錢五分　撫芎七分

黄芩八分　枳殼三分　蘇梗五分　甘草三分

薑一片棗二枚水煎服

暢衛豁痰湯

蘇梗四分　桔梗四分　香附五分　連翹三分

前胡六分　撫芎六分　赤芍六分　貝母五分

蒼术四分　水煎服

和中暢衛湯

蘇梗二分　香附醋炒一錢　撫芎八分　桔梗六分

蒼术　神麯炒一錢　貝母八分　連翹去子尖六分

砂仁研碎三分

薑三片水煎服

易思蘭醫案終

芷園覆餘

芷園日記

醫種子

十二

芷園臆草小引

癸丑刻金錍釋文竟刻覆餘數則庚申刻醫種子竟刻日記并讀藥性題後數則皆胸臆中語何敢竊附古人顧欲呈似大方惟此覺就正之途稍廣耳因以三種合帙名芷園臆草贅之集末惟大方教之

庚申重陽錢塘盧復記

覆餘　日記　讀藥性題後

勘方　存案

别本有勘方存案二篇小引及目録如右今本蓋係盧氏初刻故缺收之今抄而另爲一卷以附于篋尾凡十四卷云

文化六年己巳秋九月廿五日　櫟窻老人簡識

覆餘題詞

昔人云論詩如論禪余亦云論醫如論禪夫禪有案醫獨無案乎禪之案疑可參參可悟醫獨不可疑而參參而悟乎但中下之流徒沿故紙漫無可疑悟於何有本以生人反以殺人其害有甚於學禪而無成者噫可畏也吾友不遠賦性特靈而加以篤學出之虛懷每遇病或一症不通讀書或一語不解則必冥然思之思之不得又重思之凝神之久時或豁然輿之所到偶一箋記昔人有云大悟十八遍小悟不記其數如吾不遠者大悟不可知若小悟則眞可謂不

記其數矣覆餘具在畧見不遠一班聊爲志之若其
人之孤清有品的是吾黨畏友直當以有道事之也
癸丑立秋日禪隱居士聞啓祥題

再題覆餘後

吾友王宇泰於文章外旁通炎黄之學晚年著方書五大部乃自叙曰昔之人秖死於病今之人兼死於醫予有感其言嘗思得一於斯道之有宿慧者共究醫方之要删其訛謬以傳後世而未覩其人也甲寅春王季和寄覆餘一冊乃武林盧不遠論醫說也予讀竟掩卷嘆曰有是哉何其言之邃也向之所想見其人而不可得者乃今一旦得之顧不大愉快哉遂署鄙意標識之丙辰秋不遠從予游過箬溪旅泊劇談信宿臧完初張鼎台在坐咸潛神于醫者聞予與

不遠論輙拊掌稱快因識一時慶幸之私於簡末時

萬曆丙辰秋九月念有七日東吳繆希雍再題

芷園覆餘

錢塘不遠甫盧復

覆餘原名病譽辛亥病中六月風雨之夕偶拈者皆平日見聞及一二自得語期就正有道而未逮也癸丑刻金錍釋文暇將檢授剞劂不意爲門人覆瓿矣僅從瓿上得數葉聊付刻以竟予就正之志因名覆餘癸丑仲夏自記

生平聞銅腥臭即時惡心入口鮮不吐者雖參湯與茶久在銅銚中者亦然常思銅青固發吐藥唯我何獨畏之甚久未晰此疑辛亥夏卧病芷園聞銅臭而

嘔恍自反爲木形人色常青畏金故於銅臭爲相忤
因思子和吐論中發吐之藥四十有六種嘗讀而未
能解也遂將以五形五色定人而施之如木形人畏
金腥而吐則火形人畏醎腐水類而吐矣然畏者必
惡之因其惡以激其怒則用力少而成功多餘三形
可以例見噫此義豈唯吐藥爲然而下而汗寧不可
乎
有人問痘瘡謂之胎毒者何又有問有妊不同房則
痘稀或不出者何兩問合始知痘爲胎毒也而胎豈
有毒耶以男女交媾兩精凝合而孕若再交會女人

慾熾而陰精不洩鬱之於胷胎受之矣再之不可況數數寧無毒耶明此足以見痘稀與不出意

齋頭百合開夜劇香日不覺也每見多啖百合殊不效於肺疾因思百合別名夜合須夜間服之順其性也用之果然

嘗讀桓公合諸侯衛人後至公朝而與管仲謀伐衛退朝而入衛姬望見君下堂再拜請衛君之罪公曰吾於衛無故子盍爲請曰妾望君之入也足高氣彊有伐國之志也見妾而有動色伐衛也明日君朝揖管仲而進之管仲曰君舍衛乎公曰仲父安識之仲

曰君之揖朝也恭而言也徐見臣有慙色臣是以知
之又公與管仲謀伐莒謀未發而聞於國桓公恠之
仲曰國必有聖人也公曰譆日之役者有執蹠痛而
上視者意者其是耶乃令復役少頃東郭牙至管子
曰子邪言伐莒者對曰然仲曰我不言伐莒子何故
言伐莒對曰臣聞君子善謀小人善意臣其意之也
仲曰子何以意之對曰臣聞君子有三色顯然善樂
者鐘鼓之色也愀然清靜者衰絰之色也艴然充盈
手足矜者兵革之色也日者臣望君之在臺上也艴
然充盈手足矜者此兵革之色也君呿而不唫所言

者莒也君舉臂而指所當者莒也臣竊以慮諸侯之不服者其惟莒乎此例於醫爲望法之第一義也何必五色精明象見哉此三人者專心事桓故見其動容貌而知其用舍若能專心事病人則一望所楚深達其自己欲言而未能者矣死生吉凶其未事乎若季札聞樂所言是又聞法之第一義也

四肢應四時人知之矣或難云四時有十二月二十四氣七十二候四肢能應之否乎予以手有掌臂臑足有趺脛髀二六十二應月矣手足指皆三節及掌臂臑趺脛髀則兩畔皆十二應氣矣五指三節凡十

五合掌臂臑爲十八四肢合數應七十二候矣
相家揣摩骨肉占望氣色子有一法外此知人何也
以人有不莊嚴而人敬之不凶暴而人畏之不詎浪
而人狎之不讒諂而人厭之不嫵媚而人淫之者一
見即知不待轉念則勢位富厚窮達壽夭可意之矣
若臨病人決死生以此法眞可出牝牡驪黃之外
厥陰司天爲風化在泉爲酸化少陰司天爲熱化在
泉爲苦化太陰司天爲濕化在泉爲甘化陽明司天
爲燥化在泉爲辛化少陽司天爲火化在泉爲苦化
太陽司天爲寒化在泉爲鹹化治病者必明六化分

治五味所生無失氣宜司歲備物則無遺主矣歲物者天地之專精也非司歲物則氣散質同而異等也據此則一藥當有六年之畜然後氣味專精而治病必驗其卽三年之艾之謂乎司藥者不可不知

雷公製龍骨煅淬爲末藏諸燕腹而後用進以語人人以爲玄是不知古人用意故也蓋龍骸骨去在地不知其年則與石無異加之煅淬豈非死灰乎而龍性嗜燕有炙燕熏龍髯能冉冉自動又聞食燕人不可渡海藏之燕腹以回其靈此可想見矣

初見萬公郡語世間名妓美男古玩好蠱善謳歌精

劇技有名於當時者須求經眼則稍次者不堪入目矣試之大有意味政登東山而小魯登泰山而小天下之意不見可欲之神方也

看脉無難唯在指法之巧昔人所言舉按極須體認明白如舉必先按之按則必先舉之以舉物必自下而上也按物必自上而下也則舉中有按按中有舉抑揚反覆脉無遁情故云在指法之巧

人云受風寒此涸話也不知風之與寒自有分別故曰占云中風傷寒了不相干好笑時人一例相看八方之風四時之氣二者識却不猜啞謎

曾比人參之功如大仁慈人大力量人大富厚人大安靜人可與天地並立而爲三者及觀左氏云武有七德禁暴戢兵保大定功安民和衆豐財者此七德人參兼有之則謚人參曰武一言盡之矣

陳藏器云立春雨水夫妻各飲一杯還房當獲時有子乃立春節十五日內所雨之水取其資始發育之義餘二十三氣中雨可類推之

每依醫書燥論治人多不如論中義一日見十二月卦象忽疑心釋然夫燥者天之秋氣也清肅揫斂而爲涼乃陰之稚寒之漸也蓋自夏至一陰生七月則

三陰漸長矣雖三陽浮載於上其氣消沮下從三陰根本之化故遂一變炎歊蒸溽而爲清潔淒涼故云從革大抵物理扶陽抑陰如陰固從陽而實變革陽之氣化則燥者乃陰乾也病機燥症云諸燥枯涸乾勁皴揭者燥甚則乾也故其狀堅紉勁急非假火以蒸潤之不能解大似火之鎔金不可引燥萬物者莫熯乎火爲喻且火熯之燥是烘乾也又當以水潤之兩義迥別寧爲可混

曰䀹喎斜有筋病有脉病且形骸之病有拘處必有緩處有緩處必有拘處要見病在緩處與拘處明白

不得溷也而筋病在拘處脉病在緩處筋病則左以左治右以右治脉病則左以右治右以左治失之則千里矣大都脉病人皆知之筋之喎斜識者鮮也

看脉指法有舉按尋三種舉按前已論之而尋者即在舉按中以尋其所以然也尋其罅隙之可指摘也尋其有異於尋常也非舉按外另有尋法舍舉按則無處可尋矣要知尋是意思舉按是指法則三法顯然明白矣

瞽者其神在目長若視也聾者其神在耳長若聽也若未聾瞽而專視專聽者必致於聾瞽何也以此處

精力不逮而神偏着之則氣亦凝聚反致不虛不虛
斯不靈也用此而推善怒者肝傷喜笑者心傷好色
者腎傷善思者脾傷不言而可喻矣若能早從事於
專俾無所繫着然後益其精力之不逮則庶乎可
露者陰之液夜氣着物而潤澤故日未出時方有能
滋養萬卉隨時氣之生殺及附物之美惡而易其性
者病有離明多汗久治不效者取此爲引隨其生殺
美惡性氣之當者用之
清明所插柳條煎之治白濁蓋勢爲肝苗柳爲卯木
同類也渾濁之色清明之氣相待也用藥却好有如

此

讀扁鵲倉公傳知兩人者不特生時榮名於天下死復得太史公附麗焉何幸也然不免於禍者一自亭長一令太倉縣富四萬畝不能無驕行游諸侯間不爲人用世有如兩人而當時後世泯泯無聞心足悲矣其或如兩人且并不及兩人而自多悻悻使旁觀者醜以自速於禍又豈非大惑之甚哉李懷伊先生曰醫不讀書縱成倉扁終爲技術之流非士君子也當三復斯語

孫四休名昉醫流也與黃山谷契厚嘗題云粗茶淡

飯飽即休補破遮寒煖即休三平四滿過即休不貪不妬老即休讀之覺泠然也少年業醫交游聞見極易變塞常守四休大省心力不墮惡道矣

運氣人知司天在泉主客之法而不知即病機也陳象先嘗云六十年當如一日用則淫勝鬱復之理宛然目前民病安有遁情哉斯言也誠千古之未發也看運氣書當用斯爲線索

足三陰經胸腹無脉銅人圖强經爲陰經者非也然人手之陰經自腋而出足之陰經自髀而入入者入於腹内故能屬臟絡腑上膈挾咽連舌入腦非在皮

膚肌肉之外者也註圖者惑於甲乙强經膺俞胸俞衝脉之穴以爲屬足三陰經脉氣所發十四經發揮尤爲謬甚眞千古之長夜矣徧攷陰陽離合氣府氣穴經脉經別等篇深知所列之穴的非陰經故表而出之

甲午肄業時有穀化數語檢之亦合經旨然百穀入胃雖酸苦甘辛醎淡者味必變酸而酸爲木味穀初入胃亦若春生故耳吾見食入頃而吐者必酸再頃之必苦矣苦是夏令而味巳二變矣又再之必甘是化成之天也於兹時清者爲氣爲津爲液爲髓爲血

濁者爲便爲溺巳判然於其間得秋味辛散則内外上下各得其所若不及秋辛者其溲如蜜是失四變矣若氣血各歸其道是得冬藏其味合鹹而汗而血而聄涕而溲皆鹹者是五變其味穀化成始成終者也經謂倉廩之官五味出焉者此之謂乎

蜀僧慧融入浙游會稽針佝僂人使之卧取斷交穴骨節漸伸尋愈此穴乃督之井也脊中骨節屬督脉所轄氣機一透骨自然伸似玄門轉河車法能開關交會可至長生況一伸骨節乎斯法書不從載慧融靜中悟出

或難論燥之從華前云三陽消沮下從三陰根本之化又云陰固從陽變華陽之氣化若自相矛盾然然此言似二而義實一若陽不從陰陰不從陽均謂之亢兩相亢何能神變而順四時之序且陰實有異以入之之義似二而一也

盛夏坐車中馳鶩于紅塵烈日之下聞道傷冷語云忭一日不過飽而已此時方覺有身之熱返思北窓竹色高梲石頭何相遠也雖以身殉人若檀波羅蜜所謂施頭目腦髓者自是菩薩行第恐因中原不真耳鼴鼠之腹本易果然今遂以閒嬾爲日課一切要

津從茲遠避前一冷語何翅清涼飲子哉

阿那律陀七晝夜不睡目遂病耆婆語陀曰眼以睡爲食然以眼緣色唯明晴二種明晴猶晝夜不可偏頗久視用明則以晴爲安逸況五藏精華上注于目睡則精華内歛明何由竭是欲其明則晴之也如耳聞之動靜身觸之勞逸意根之生滅可用擴充承講主嘗語復曰佛藏言醫最精學人能徧檢閱録其要妙流通于世不惟有益于病人且有益身心亦未曾有事也

人之形養之者血氣也而血氣屬精神以統御之精

神即性命也人云性命則重不知費精神一分即是費性命一分不可忽也種種文字語言技藝詼浪皆從性命中流出者與酣之際猛加檢點則長命之樂甚于一時之快心耳

丙午病後不能寐返觀意根之起滅甚覺奇幻如思馬則有馬相轉馬如雪白則有雪相轉雪如落花則有落花相隨我思惟遷變即境界前現及見衛玠問夢語始印夢是想成境由我立矣

周禮醫師掌醫之政令聚毒藥以共醫事凡邦之有疾病者疕瘍者造焉則使醫分而治之歲終則稽其

醫事以制其食醫醫士有三食醫疾醫瘍醫食醫醫掌和
王之六食六飲六膳百羞百醬八珍之齊凡食齊眡
春時羹齊眡夏時醬齊眡秋時飲齊眡冬時凡和春
多酸夏多苦秋多辛冬多鹹調以甘滑凡會膳食之
宜牛宜稌羊宜黍豕宜稷犬宜粱雁宜麥魚宜苽凡
君子恒放焉疾醫掌養萬民之疾病四時皆有癘疾
春時有痟首疾夏時有痒疥疾秋時有瘧寒疾冬時
有嗽上氣疾以五味五穀五藥養其病以五氣五聲
五色眡其死生兩之以九竅之變參之以九藏之動
凡民之有疾病者分而治之死終則各書其所以而

入于醫師瘍醫掌腫瘍潰瘍金瘍折瘍之祝藥劀殺之齊凡療瘍以五毒攻之以五氣養之以五藥療之以五味節之凡藥以酸養骨以辛養筋以鹹養脈以苦養氣以甘養肉以滑養竅凡有瘍者受其藥焉仰追先典以民爲國本疾爲民賊特命醫師以稽醫之可否而攷治之得失惠民藥局蓋本諸此今恐失其意矣可發一歎其中如食醫一端尤爲養身切務不可不精究者政所謂治未病爲居安思危之首事也

辛亥病肌肉如腊半年始復生肌偶讀楞嚴云無常變壞之身雖未曾滅現前念念遷謝新新不住如火

成厥其間流易寧唯一紀二紀實爲年變亦兼月化
又且日遷沉思諦觀刹那刹那當時視此身自幼小
至于長大健旺逮于病衰死如不動今日始知身隨
時變刻刻自新又遂心生竟無定質再勘爪甲之長
髮毛之墮肌肉之增減垢膩之剝落所謂交一臂已
謝豈待白首然後變乎之言又可信也自弔自慶聊
復記之

一日弄鐵如意握處煖遍如意皆煖嘗試常然乃以
烘手心則遍身熱踏層冰則遍身寒我能勝寒熱與
寒熱勝我原無定相方知吾身空洞若無物然雖風

亦可吹透火亦可烘透水亦可浸透畧不透處便是
死尸便不如如意矣
羅太無云今人用古方如拆舊屋作新屋不經匠人
手終不成屋如守古方而不能變非匠人也不能用
古方者亦非匠人也守方固太早矣騖高遠者别出
奇致未得古人心猶不及耳且方字有不可移易義
東西南北可移之耶第要認得東西南北清就是匠
人手矣
曾聞瑜珈師地論倣論作醫想醫者依也有身者所
依賴以生全者也想者由心識中想像前境施設種

種名種種言者也故將生全有身者當想定人身平常境界及不平常境界而爲治也又云醫者意也而意之所變爲想以意想平治其不平常則平常境界醫所當想者矣故作醫想

看病先要識常知常則知變矣變則異常斯爲病也故醫當想定人身境界之平常則不平常而病者在其中矣所謂平常者謂平人時常之形氣神也攷之陰陽五行之理其條目收攝不無遺焉如佛所謂四大及空大識大而一大之中隨拈一事以陰陽五行分之貫之始爲大備四大者地水火風是也地以堅

礙爲質如人之形骸肢體髮毛爪齒皮肉筋骨腦髓垢色臟府皆地大之屬也水以潤濕爲體如人之精血津液涕唾涎沫汗淚便溺皆水大之屬也火以燔焫爲用如人之暖氣衛氣皆火大之屬也風以旋轉爲常如人之執捉運奔呼吸起居屈伸俛仰三焦運化皆風大之屬也空空隙也則身之竅穴經絡四海骨空氣街腠理皆空大之屬也識知識也則神氣魂魄見聞覺知喜怒憂悲思恐驚慾皆識大之屬也地水以形攝之風火以氣攝之諸識以神攝之而空則總攝形氣神者也然形以氣爲用氣以形爲體神則

統形氣而在空處顯發則空爲人身神氣之所游行出入者也老子曰以無致有運用者空是矣而諸大和合爲身合則相雜和不相刑水火偏周不相妨礙所謂一合相也詰其根原各有自性循業而聚緣已而散是以有生必死也而人身之中諸大相須爲用故任拈一大中之一事必具堅固潤濕動搖暖熱四性有專性有兼攝性之不同不可不細察之諸大不可着有不可落空着有則諸大不和合落空則諸大不成安立矣一事之中又當分陰陽五行則可以識其平常與太過不及也是先舉其全而究其偏安有

遯情恥大過者爲病不及者亦病是謂内傷若風寒暑濕疫癘惡疹飲食藥毒蟲獸外損自外而侵四大者謂之外邪非内非外偏于情志而致四大病者不可同日語矣太過者損之不及者益之自外入者出之自内出者解之情志之偏以理化之以詭詐變之使諸大各得其平謂之治法治者平治之謂使之復于平常之法則也善平治者謂之醫醫者依也意也故醫非心悟人何可依故醫不可忽也

壬寅集本草約一夜拈澤瀉勘其治法前後之辭義相枘鑿遂發疑端不能就寢久之以行水二字貫其

全文如冰釋然轉勘宅品線索在手此後始解讀本草文字矣冬月烹茶次日中見熱氣升上皆細細點子手攬之生潤恍以爲此正澤也此正澤瀉也與本經云能行水上别錄云起陰氣二説相符可見讀書要隨物推格未堪以初見爲是

予十三不讀書以家貧禀弱耳無所事事廿歲業醫苦記性遲鈍五行書讀一二百徧數日即忘喜聞書名聞之必欲看安得子母買書讀耶稍會讀書及有書可讀已入世途無緊肆力矣近日細訪吾儕靡不皆無精神無財力無資質無書讀者蓋從舉業異路商

賈中揀剩之倫始向吾門倘不培植之縱成此業亦庸士耳曾發一願欲買千金屋千金田千金書以招四方業醫之人給其所需勉彼縱觀古今書兼可延集天下名士朝夕講究若此十數年豈無空拳出頴之男子乎復綿力無能倘有濟世長者大力量人生大慈愍于此願中收拾一二人在國則益國在身則益身在子孫則益子孫眞眼前莫大功德不滅買生接衆修後世也

癸卯上雙徑白雲山訪聞谷師聞叅禪法門乃枯古人未了公案一則默默究取不得放捨大約在欲有

疑端以悟爲則世言醫曰醫道醫既有道亦當從悟以入而欲悟者捨疑何由細勘東垣則從陽生陰長一句入門河間則從火鬱發之一句入門立齋則從一者因得之一句入門自茲升堂入室觸處皆圓莫不俱從疑起疑而始悟悟而不復疑矣吾儕中家傳試效且莫作究竟觀噫斯疑也不但入醫之室還涉多門妙未可測

本草云藍殺蟲每見城東種藍人日日掃蟲不掃郎僵之矣既云藍殺蟲何蟲反向此中生活久許未解

一日種建蘭聞種蘭老宿云此物喜燒人場上土壅

之易茂經云蘭除陳氣陳氣者尸氣也蘭何喜尸土培而反可除尸氣又可怪也偶思中庸以人治人語便霍然醒蓋吾身之氣本通乎天升降出入無時不然一入其機者何物不化如投大火聚也尸蟲伏吾身中雖有窠臼原從氣化適逢其所欲而動隨藍與蘭之氣味入胃投吾身升降出入之彀中新新化化無尸蟲安立處矣用藥之妙有如此義

千金方用藥動輒數斤習見吾儕不過兩許令人不敢動手看立齋案又進一步庚子孫孝廉吐血十日夜危坐不敢交睫不敢傾側否則血奔射出以六味

丸全料加安蒐藥煎服而愈此火象也以潤下齊平之病勢熾烈豈杯水可救倘有識見放膽用藥多多益善矣

昔人云學東垣用藥倣仲景處方眞最上乘法也醫中亦有捷徑如薛立齋案宛若剽竊時耗立齋得古人心由素問一者因得之之義入門不泥外候直究病因得因施藥靡不中節若勞倦傷脾思結傷脾命門火衰不能生土腠理不密易傷風寒腎虛火不歸經腎虛水泛爲痰肝經怒火心火尅金等題有脉有證有方有法試之大獲奇中第其書重複宰毋厭繁

嘗欲集立齋主意併類其方類其案删其重蕪便人觀覽未逮也

黑奴丸治陽毒溫毒發狂發斑大渴熱極之證水化服彈丸大即愈用小麥奴乃麥穗上有黑黴者及梁上塵釜底黑竈突墨等此取火化之類順其性而治之煤墨梁塵黑黴乃火之餘狗用治熱極症使之復於平常非否之泰乎此又用藥精義一種也

王紹隆未胖時嘗覺背心空洞又嘗灸人膏肓穴亦多發胖曾爲人所難無以應之一日讀靈樞根結篇太陽爲開一句覺有省辛亥病骨如腊果從背上生

肉次及於身豈所謂益於背施於四體者乎故讀書當以身處其地豈徒勞脣吻而已哉業醫人須病病害過始得之矣

太乙神精丹出千金方治尸疰惡風癲狂鬼病蠱毒妖魅温瘧癥結一切惡毒無所不治服如黍米大一丸垂死及已死氣絶心口微温夏一日冬二日者與此丹得入喉中便活孫眞人曰古之仙者以此救人特爲至秘每逢惡症直坐視其斃而已儻獲此丹寧不起之服膺二十載唯曾青求不可得嘗有雲游採訪之恩此藥出雲貴產銅之地乃銅之精所結形如

黄連及蚯蚓屎色青擊之作金聲碎之有紋理儻經其地尋訪得此方法具載煉以救人則莫大陰功豈彼地所生赤金琥珀可比哉

日記小序

余家近東門有隙地可植藥草因名芷園進數武有敝廬前列梅竹背陰蒲草十餘本臺蒲高七八寸大園及尺蓍挺可觀錢蒲亦高寸許短勁光碧香茁根盤結細比如綫葉只一二分長翠寄可愛乃榜之曰蒲室應接之暇坐臥其中意有所得輙拈一二語自娱不覺成帙已未一病絕而復甦胸中遂惟有一大事願急爲之了結此等唾餘悉屏置不知所在矣一日友人過余問疾從亂帙中搜得之覽一過不覺撫几曰使吾忤人閑情頓生雖不關出世因緣亦不可

謂非褻惱中一服清涼散不可廢也因從吏兒子之
願付剞劂余聽之刻成聊爲之引

庚申立夏日錢塘盧復自記

芷園日記

匡廬畢公福一著

丙辰臘八日蕭然山堂與璉侄夜坐舉日陽也其用如火近則爇遠則不爇常也冬之日近而寒夏之日遠而爇者反乎璉曰冬日氣藏故不覺爇夏日氣張爇特甚也喜而轉曰莫被日所縛夫氣之藏與張六合之内大同山河草木含生之物莫不藏故寒莫不張故爇不專在日之遠近也而璉有以啓之作日記始

次夜聞童子讀書覺聲出之不深知其心不在書也

因諭古人讀書法要眼到口到心到既而轉曰此猶未善是書讀我當要到眼到口到心此方我讀書許成之以蜜羅柑相遺出閩中與佛手爭勝佛手香氣撲鼻而蜜羅入口始香蜜羅入口脆而佛手綿韌不及也翁子長言湯谿有之適汪太涵送十枚其形相近入口鬆爽無味少頃喉舌發香經久不散與閩中者絕異可見地土之移易性情眞風馬牛不相及益覺一草一木之變幻眞無盡藏也曾夢讀殘書云窮天下之辯不能盡一物之微可味也

十六日小集白醉齋偶拈友人貂領著耳上氣蒸

蒸逼面隨得狐腋者温暖尤甚于貂貂狐皆喜人氣其皮著人而人氣自聚感召之機誠不可解温暖在貂狐外耶

讀乾坤彖大哉至哉似有合處如乾如何大坤即如何至不是讚其至大極大雖至微至眇處莫不如此方見坤之順也

念九入浴室念身不及水四月矣浴起子將送長蘅璽紙字四幅氣韻超逸冗蝟中對之不覺爽然此筆墨耳便能移人況目沐其雲霧中乎曾遺予與蜜柑二寸報以五色爆竹時未暇試讀東中詞氣閒淡意

味恬適知事外人安逸如此羨之

丁巳歲旦無事靜坐久客來小飲輙醺試忍公秋岕色香佳絕稱快久之

初八欲追八關齋法小試之不能不犯可畏也

十二與子將問忍公疾登小閣坐狐貉上覺温適始聞梅花香歸令長鬚大索巨瓶貯湯養之婢以水仙山茶少間人送蘭花十七朶坐明窓瑩潔中入香光定

十三欲出門山陰徐氏子以疾問藥胗得六脉弦細不直兩寸尤沉斷云君鬱而易怒怒之不能伸所以

致失血傷脉久咳不能已有專以欝治者疾已四轉
尚在肺乎然肺雖主欝易怒則傳肝是一轉不在肺
矣怒不伸激而走血又一轉矣血去則脉絡傷爲三
轉矣脉傷則咳四轉矣咳且四轉而况咳之久猶求
諸肺欝耶是雖百轉當知從肺中欝起又要向轉處
體認始得之

十六同王養和訪朱丹丘從東街看燈歸見隔岸人
家盛張燈火交光水中平臺月色朦朧長鬚試雙聲
爆竹殷雷相應掣電紛飛耳目雖喧而中心閑澹就
枕二鼓矣

十七日沈愚公招集清平山庄坐遠閣中梅花周匝
臨水一枝色更鮮美從角門至李園秋清教鶴旋舞
小鬟再上鞦韆飛颺許久歸途燈火如礮星城隍廟
笙歌鼎沸予女摩肩漏已三下
十八梁叔至二十年故人也與余同歲予亦與顧兒
同生家有六口歲得館穀四金三旬九食十年一冠
可慨也叔出象先門下知醫今年失館何以支朝夕
予因檢囊中試効藥與之糊口夫以余兩人同年同
業同生于而梁叔落魄如此余婚嫁畢天獨厚我時
時當自省察又謂顧兒使作梁叔子恐亦不得自恣

急須勉力學問以副天之愛我厚我
薄暮至鄒孟陽可園韓清泰在座蹤狂落拓動止似
嬰兒一座皆絕倒偕歸連床共宿因憶昔從雲棲見
清泰道服古貌嚴重不可對語不意乃今若此豈今
人非昔人耶
十九陳植之來不見七年矣植之素䟫詩余二十時
贈以詩有有意摛文藻無心檢藥苗之句今植之賣
藥市上問其詩藁出袖中真可稱好詩者因書近詩
二首請正題白兎壽黃貞父先生俊哉月中魄原從
白下來雙眸日色映萬竅雪花開未搗長生藥先添

上壽杯莫教仙史意引惹向天台漳水道中舟行空翠中人與清虛化泯泯渉漳溪日午不知夏植之二十年苦吟與余二十年不作者不識有以異否

念二晚冷命長鬟以蘽圍蘭次早見葉上一網覆之不覺絕倒奴子應是漁父所生不然何以知網可作被也

午後得蘭一千二百朶揀精者十之三種盆列庭戶几案間二分施眷屬五分置梅竹下竟成香積世界不煩爇旃檀作供矣

念四顧兒聽韓先生講隨聞隨辨晚諭顧兒云人之

耳根最利所以佛選耳根圓通要虛卻心靈以待其入則所聞纔深纔有力故不違如愚者得之若復隨辨則分一半在口入者不深所聞亦無力矣

念五日晡時上吳山靈應廟社友畢集晚出見萬家燈火如星宿海江口猶覺熠燿兼聞下方鐘磬聲不覺佛號自口中出遶遶至伍公廟尤爲大觀唯四人往陳無傚從之人言初晚看燈火一點一點起更妙惜今夕不及也

會至淳安沂江而上遠望石山其下必惟石硊砑有礙舟楫是山石剝落墮水中積久所致思得大力鬼

王及龍神驅此等石掃清溪湍之險亦大快也第無從安置去年雲棲大師疾革往問之見錢塘崩頹補足此處甚是穩當給子將云二事數年未妥今得其所矣問再四方及此兩人不覺撫掌

念七看本草序例云藥有陰陽配合子母兄弟韓保昇曰榆皮爲母厚朴爲子而宅書子母之言未之及也據韓一言亦可釋子母義榆先百木而青春鑽其火是肝是春是木之藥也厚朴色紫且得心之氣味是火是夏是心之藥也木生火肝生心則凡肝之藥皆可爲心藥之母心之藥皆可爲肝藥之子由是以

五行子母判諸藥石之相生則子母義昭如日星若所謂兄弟者如春取榆柳之火榆柳皆肝物可兄榆而弟柳亦可兄柳而弟榆視病之主而先長之則兄弟之義明甚夫妻之義可例推也

初二陳伯先讀前藥有陰陽配合子母兄弟之記忽轉念曰保界所云榆皮厚朴特異姓骨肉耳然自有正派如配合之夫妻則木有椿樗有梓楸有牡箘桂草有赤白首烏有蒼白术有天雄附子而白芷以子種雄者根硬短雌者根柔長而宿本開花結實石有雌黃雄黃石燕沒石子皆有雌雄之別若此則凡物

之内都有夫妻乃若子母者桃樹生子則桃樹是母桃子是子子中又具小桃樹又如藕蓮是母蓮實是子實中倒生捲荷二枝何等明白乃若兄弟如榆有大葉榆細葉榆莿有紫白青黃色菊有百種牡丹芍藥有百種梅桃蘭竹有數十種麥有小大大小又自有別禾稻亦自有數十種舉此則不雅兄弟且有氏族種類之殊不可窮詰乃發願作六通仙人作本草一部方快

初六讀漢劉成國釋名訓消渴是腎氣不周于胸也因語徐志先曰胸特百骸之一耳隨腎氣之不周者

可爲百骸之病如腎氣不周于面而色不華腎氣不周于耳而聲不聞之類若腎氣既可以不周于胸而爲渴則肝氣心氣不周于胸亦可以爲它病矣然則不周于胸一句以五藏推可作五病以不周于百骸推可作五百病此皆以氣言若推廣之如堅固潤澤動搖煖熱地水火風之性而重之當成二千病咸從不周二字生此看書活法讀一句可作千百句用耳曾語一友云讀書如喫飲食相似要運化分理使其精微爲吾身之血氣精髓又能推去糟粕不留宿物于胃中則其人方活若所食縱是猩唇豹胎仍前圂

圖病出饒宅不死亦有膏肓之疾
初四薄暮遇陳一新先生于途先生不米食者十年
唯啖果酒工夫以服氣始其法從子至午之前行之
午後以爲天之陰氣不可服須仰卧或正坐閉目合
口握拳固尾閭以鼻吸氣不得滲漏要輕輕則可多
重則氣烈不能多矣以百吸止然亦不在滿百隨其
多少唯俟腹中氣滿極方吐用春噓夏呵秋呬冬吹
四季呼之一字從口中出覺身中氣鬆隨硬嚥一氣
以意送至臍下少間氣定又吸隨便用功究如服人
參立時見効余嘗病每一二月不能動得先生法七

日即如常矣此法謂之積氣能絶慾常行臍下自熱開關轉河車特易易耳若三關八脉通則吸千吸不滿以其從尾閭運至周身耳能納千息則可長生何也天地一晝夜謂之一息人一日一夜一萬三千五百息所以不能齊天地能攢簇其息自然可壽所以不食者人之呼吸從胸中出生于水穀之化謂之宗氣呼出常三倍吸天地之氣入唯一倍故不再食而饑若能常吸則宗氣滿足不勞飲食無足怪者其所以用吹噓者以人呼吸中内含五藏運用難經所謂呼出心與肺吸入腎與肝脾受穀味在中今唯以吸

則五藏之氣不流而春夏秋冬各以其藏氣爲主故以主藏之音提頭則一身之氣有主腦矣又嚥之使從胃中透出猶有根蒂似人飲食運化從胃中出也

一婦去秋左半身寒久之汗出至冬亦左半身生毒冬至吐血肝腎之脉衰微不相屬立春復吐此從肝腎不足生及春月餘肝尚不能主春令以補肝藥引以初生榆葉以榆作薪炊之是遵古人改火之法

初六盆中水仙四莖花十七朶盛開香氣佳絶在盆已旬日拔起四五寸覺不相稱連根移鱓中婢以美人茶五七朶悦可人目齋中得量才轉用之法隨其

短長自有佳處

初七五更風雨送潮聲至枕上嘗聞潮候時取舌下廉泉津液易至試卷舌向廉泉攪十餘徧次抵上腭津液湧至隨得滿口分嚥送至丹田上半日覺有津液多話亦不思飲地氣之應人津血有如此

雨中梁叔持書一部求售新若手未觸者念買書不是在架上好看要讀方買不讀何益余自幼喜書入手即讀未有不終篇者所恨性鈍過目即忘存胸中惟書影子耳諺云家貧不是貧路貧愁殺人因改路字作肚字人之肚貧是真可愁記之以自省併示兒

顒
是日晚風雨甚急予將東稱憨山老人心如明鏡口
如懸河當次日冒雨偕行叅之次早忽晴同嚴印持
韓清泰至湖上見兩峰雪色午後雲棲謁憨山大師
將晚入室聞老子旨趣上堂聞十二類生義
十四至淨慈再謁大師茶話聞宗鏡義次早上堂聞
宗鏡合楞嚴義
十七大師至上橋蓮居遂皈依大師賜名福一字畢
公爲題觀泉羅漢賛以素愛木瘿鉢送脩六師兄
念一看本經序例藥有君臣佐使以相宣攝合和此

制方用藥之第一妙義也今人知有君臣佐使者寡矣又安知君臣佐使之所以在宣攝合和其至妙又在宣攝兩字中耶宣是君出政令而臣佐之一一如其政令方是能攝方成合和即一方三十味中有一味不順承君命便非合和矣人安得服馴以臻至効哉原宣攝之義本無它奇在識其性而用之耳余用藥二十年今日方知是義尚多歉于藥之性日請事之

三月未嘗拈弄筆墨念三至長明蓮社歸途瞥起蕭山八景題捉筆成草宛似胡笳十八拍一段公案靜

中習氣大可畏也

五月朔上藥王廟陳無假後至沈愚公念象先不在座因大慟語友誼終始誥戒無假語刺刺不休一更出山門思偏地明星之夕忽三易月矣夜深不得復見此景忽擡上燈逕從地湧出如光明幢覺尤勝羽士云一歲秖數日耳余益慨登山之日有限遂使此景長付之江風山月耳嗟嗟時日易流聚散無定眞足悲也

二日百合開晚來香氣滿庭與文饒談西方境勝久之雨移坐小雪洞宛如在白舫中其不動搖則勝于

舫名曰芥舟

七月望讀老子太上不知有之其次親之譽之其次畏之侮之一章初一句竊謂可作民可使由之不可使知之註脚孔子志行王道唯欲使民由而不使其知是王道不落親之譽之之階級其君恰似堯之蕩蕩民無能名其民恰似耕田鑿井帝力何有斯義乃覺穩實如以可字作能字解以民分凡愚以知行合一解者皆死在使由知三字上作道理會恐無是處耳

讀本草綱目水部原分天地二類以雨露霜雪爲天

之屬江海井泉爲地之屬至夏冰人力所藏久從地
窖而屬之于天地漿水生熟湯洗兒水洗盌水磨刀
水皆出人爲而攝于地寺意欲立人爲一條天水以
四時節氣定其性地水以出處流止隨地壤風化定
其性人爲是人用天地水染污着物隨其染污定其
性天時政令致五行四時二十四氣七十二候矣至
于地理欲查水之所自出併其分合會人會讀禹貢
水經不能盡思查一統志俟異日了之
自幼見菖蒲喜甚已酉小林郭幼習贈香苗一本其
根不容甲寅以破酒海鋸去上唇移種林省庵一本

根窨而不細乙卯得蕭山任叔達一本根結窨而細大約在盆中二三十年根方結窨十年者未善也初種頻剪則根跡不剪則根壯其根結窨者春分秋分用鑷子細細剔葉淨盡秋則宜于早遲則不長不齊矣又宜刷洗去苔及青綠涎膩此即苔種子不則要挑苔及爛根也雨過發出齊短如眉望之如翠羽可愛其根性長向外生初長向邊邊滿倒向裏長其中方結窨若根始向外而換盆則中央疎散不堪觀矣此物最宜久而不易其性不易其處不易其灌溉法始見精華發露當置不近人處不可時常搬動雨多

勿用水底長齊勿用水底天凉勿用水底皆能使其
易長及傷根生苔也朝夕宜浴人看過宜浴天旱宜
頻浴用水唯畜天雨佳若井水則色黯河水則肥猶
忌日色最喜朝露初霜暴冷色力更覺清勁第細審
種子不耐冰雪冬至須覆護埋土窨中二月取出色
澤更鮮美也臺蒲更須久長三十年大圍及尺高五
七寸根似芎藭蒼碧挺勁可觀如缺處以黄臟土壅
之自然長足錢蒲即其種類之初分者看法都似香
苗用雨水灌溉則瘦黄宜于河水不喜沙唯便山脚
黄土耳

甲寅發意學琴見孔子學琴于師襄即知文王及子期伯牙之高山流水意都相似數問琴師多不能解戊午花朝與王紹龍閒話及此因悟今人彈琴初以指法礙次以摩洗字音礙既以律調礙故不能達其至義若習之誠久能忘其音律指法并琴與手而忘之則操文王文王現并高山巍巍流水湯湯俱在前矣何也人心原具足如是相隨業應現只要心精專切内無纖毫作礙自然呈露意中事相也

或拈吾不試故藝一節心頗疑之偶讀湯之盤銘有省遂以新字對故字解作一句讀以孔子每試之藝

必新非試故有之藝此方見多能此方見不多此方見從心所欲此方見游於藝也倘其然乎

故人卧病山中覔小舠乘大風往問之體憊甚登舟即聽至湖心聞鼓吹而蘇引首見兩山形如水中波浪起伏似騰似躍楞嚴云土劣水勢結爲高山方可信也因憶畫山不似者不得此竅耳思畫水亦若山形之騰躍未有不妙者也

淨慈碧婆煑茶不拘老嫩皆可人口又不在茶具雖飯鑊中亦稱其吉與之游遂嗜茶每令長鬚瓚遠汲虎跑泉葛仙翁泉或索人惠泉以茶之妙在水發也梅

雨時以布接水或以荷葉或用磁器或以錫作板接試之皆有霧氣一日偶取甕中所積梅雨見蟣蝦滿碗擬傾卻未果月餘後無好水奴子取前水就烹色味俱佳香氣轉盛乃知天雨都可用初時未可就用須置甕久俟其蟲出飛去則色味始妙不似山泉但可留數日久則味變也此後更不遠役奴子亦不顧取梅雨唯俟久雨向急溜中先以缸承之月餘移甕中三月取烹則佳半年則尤佳四時皆可用此法春雨味更鮮厚雪色尤爲潔白居鹵斥之地闤闠之東日日天泉作供不但自受用亦不但供客併及其妻

拏眞無量快活也

得閩中香柑一枚擬供佳客初五聞谷師來剖之作供友人偶及脉法逐部定某藏似不可信晚間暴雨如注往蓮居謁師坐久言華藏世界種子舉一種子有二十層每層上下周匝有微塵數佛剎圍繞一層中層數已無量無邊況二十重耶皆佛口所宣普眼所見井井不紊然又在一毫端可含則逐部定某藏之說了然矣師雖不以佛法証世法聞之似有爲也

生平喜聞吳歌但恠其俚鄙一日見山谷集章子厚云離騷有所祖述而九歌本于國風九章本于二雅

恍聞吳歌一敷倣關雎作一首一枝薀藻隨水流好
一似我情郎心裏頭勿得見小阿奴時熱躁眠勿穩
千萬徧翻身那得休然亦可用絶句隨土音變調爲
之恐當時被于管絃亦即此法
端午昧旦作夢有以巨鼇爲饋甫入口而醒其肥鮮
尚在口也諦知世間之味實實是夢而夢時非無則
寤時寧有不過經舌聊辨精粗落喉便無涇渭三寸
不久留百計將安用也若從腹殺生違口作怒傷命
破慈自殘玅德豈不大哀也哉
十五大雨聞人說倪迂好潔曲盡其玅高皇帝惡其

僻置厕中不知倪迂目中無潔地一生觸處是厠末後一著特其究竟耳

燈下見蚊虻吮血頗費喙力至腹中紅如燈急如鼓而猶然不巳想其飽脹如此不知其還欲何爲也噫彼嗜名嗜利者亦若是巳矣

三月從靈芝之隨衆誦華嚴經至五十五卷往林平黄長孺家借廣嚴寺經誦完若非追隨此會一生幾不識佛面孔矣往時不過知佛三十二相八十種好及云丈六金身未免有疑孰知法界之妙乎然皆發露于經題大方廣三字中起信以體相用訓大字爲三

大乃若方之與廣恐當亦以三字訓則三方三廣而佛之華始爲大備然以何者爲佛華之莊嚴也首五卷爲世主玅嚴品世主四十七衆每衆有十首每首有微塵數眷屬其中所有道德所有奇特所有體相所有福慧而佛能獨盡其玅而兼攝之此世主之嚴佛華者如此而下則盡菩薩所有之玅而莊嚴佛華者也伏讀之時眼界寬展心胸寥廓一氣誦十一卷不能住口眞生平一大快也

在長安偶拈師摯一章有省以師摯作樂之入神者夫子聞樂之入神者被于樂者詩之全經夫子之精

神久注之唯師摯之作樂卽觸起夫子全經之用故
直盡關雎之亂皆洋洋盈耳于始奏之刹那間夫子
之深于詩習如此
每年好看促織鬭其物立秋雨後卽多白露節後力
足一見卽鬭其力在齒勝者鳴以翅負者永無鬭意
蓋天氣肅殺之徵蟲類之脩羅種子也雌者二尾雄
者三尾雌鬭而雄不能鬭時氣陰爲主也交過生子
在地不論何物食其子者遇秋自化雖蜈蚣牵牛地
狗形大者亦化恐卽雀入大水爲蛤之類必不無因
而然也比知世人食時也須仔細觀察倘落促織窠

臼中時至無繇逃避則飲食之道爲大可畏者矣

讀藥性題後

醫種子

十五

讀藥性題後自序

壬寅春受仁和劉侯旨集本草約言一夕解衣欲寢偶拈澤瀉讀之以其利水道也又能止寒精之自出以其明目也又能使人目盲以其催產難也又能種人子息遂發疑立久漏忽再下觸發行水二字貫其文似覺釋然越三歲以此法解本草似禹航沈生彼若以爲未盡然也遂動疑再讀得比類法如甘草色味性情有土之德能生萬物而爲萬物所歸也辛亥冬日中見茶氣上升有細細點子手扼攪生潤始解澤瀉命名之義迄今望壬寅已十七年矣尚未盡了

其大義則可見余之遲鈍孏惰寧不自生愧怍哉有人以新刻本草見遺讀之不無憾然遂溫習綱目後題數言以自記義由偶中若泣若歌余小子敢云著述乎後之哲人莫踵余之流弊內無眞見而外發狂言破裂當世之規矩準繩也倘有有志之人旁聞不甘遂深究本經徧攻諸性融化世間文句提其精徵而印正之示一草一木宛然若指諸掌不是空言實實見之行事以濟疲癃夭扎可開天下後世人眼目此眞吾師也敢不甘拜下風貺或未然還須珍重

萬曆巳未浴佛日錢塘盧復記于芷園懺室

讀藥性題後

錢塘不遠甫盧復著

男之頤校刻

決明葉晝開夜合兩兩相貼其葉夜不合者江芒也人之眼目夜合故治眼疾而因名決明味醎走血氣寒對治熱故治青盲膚膜淚出之因熱傷血分者倘係氣分及風寒而致目中諸症非其宜矣

地黄別名地髓又名芐名芑苗不能高生意在根故根蔓延易生色黄味甘質沉重多汁而氣寒以其從下從巳從地及色味形質當入脾胃爲脾之腎藥以

讀藥性題後　一

名髓多汁而異也若蘖之則色黑能入腎填髓反爲腎之脾藥以填爲土入之象土爲水之用神似土堤所以防水也形如人身血脉本經用逐血痺血者取中焦水穀之汁變化而赤以行經隧者如中如汁如經隧皆象其形痺者閉而不通隨其血之所不通而爲病如在目則赤在齒則疼在肉理則癰腫在心則昏煩在肺則咳血壅遏而爲身熱枯耗而爲燥澁痿軟泥濫而爲吐衄崩漏各以類推血痺頗廣逐者獨其流通之義觀其入土易生可思之矣鬚髮爲血脉之餘血痺則黄赤外見可使之黑者痺去而血華也

性唯潤下功力到時必大小便通利爲外徵其千金方黑膏用治熱積所發之斑肘後方拌雞蓤汁用治寒積所成之痂兩種皆血痺之所生也其血中有痺則骨髓不得滿肌肉不得長筋脉致斷絶均謂之傷中而填滿而生長而接續皆克成于血液之流通者也所云寒熱積聚唯從痺字中生第加一轉耳蓋彼不通所以積聚若作五積六聚之積聚用地黃以除之未有不反益其積聚者設如寒中虛人在所必患否則泥膈滑腸減食矣

牛膝根柔潤偏能一直生下有至三尺者象人身之

足莖紫節大者爲雄青細者爲雌雄者力勝其暴節
似膝名牛膝者凡馬常立馬病則臥牛常臥牛病則
立立之力在膝故名牛膝足太陰經病有强立一條
之對症藥也若膝之不能立與能屈而不可伸者恐
在所忌矣以其徑由下行能逐血中之氣原血榮脉
中氣衛脉外各有道路而不得相溷若血中有氣如
寒則能疼熱則能腫在子宫則能孕能瘕在膀胱則
淋在喉則痺在腸則痢在募原挾暑則瘧在腸胃外
則癥結在皮膚内則癮疹痦癗之類之當下行者用
之百倍其功

菀即古鬱字故治鬱結當有五色取色紫味苦者以治胸中之寒熱結氣胸中肺之部分也肺中有火內鬱而爲咳喘肺熱葉焦外發而爲痿躄所以致五藏不安用其色以行肺之用用其氣以散肺之結用其味以順火之性而助肺之降下謂肺專主諸氣膹鬱故也倘無結氣而用之未免亡走肺之津液矣色白味辛者蘇恭謂之女菀主腸中病肘後千金治面黑令白方服十日大便黑廿一日面全白醫錄載任女鬱久面漸黑服之竟白蓋面屬陽明經脉所榮腸中有陳鬱以致面黑菀結去則面轉白此亦治肺鬱之

驗以色以味其力專入肺之腑分也乃若驚癇寒熱恐當用青菀久寒在膀胱支滿恐當用黑菀飲酒夜食發病恐當用黃菀各以其色相從也其以女名菀恐亦有雌雄之別未必竟是白色者矣紫菀有治女人小便卒不得出細思此中有鬱義亦可作肺氣鬱不能降下解之若識女菀用之還精

萱草詩經作諼忘也花朝開而暮蔫其英華易過一名忘憂蓋憂豈易忘諼能使之易也此本經中藥養性之說能移易人性情之謂其小便赤濇而不易解亦能使之易出也

麥門冬葉堅靭多縱理色常青凌冬不凋根叢生如鬚䪨內勁外柔而香連綴如棗核貫根上再不肯死隨地即生以白色可入肺甘平可入脾多脉理可入心凌冬可入腎長生可入肝雖入五藏以心爲主乃心之腎藥顧氣象生成及命名之義其功能轉春爲夏能使腎通心第力量不濶大如有守有養貞靜寧謐和潤舒徐之君子也倉皇之際似乎憒憒顧躁進表露者自然不及其久而不變誠內勁外柔之氣象也其根如人脉絡本經以之治心腹結氣傷中傷飽胃絡脉絕其心腹及中央皆心之部分脉絡乃心之所

主者結氣則取其象形而氣結則絡脉絶及傷中之絶傷飽之絶羸瘦肉理之絶皆能使之復生別錄云治身重目黄心下支滿虚勞客熱口乾燥渴嘔吐煩熱皆結氣傷中傷飽之所生其强陰益精消穀保神安藏美色皆復脉通心潤經益血之力也心主血脉脉潰血溢脉傷則咳經水已枯乳汁不下脉氣欲絶皆克成効如水入于經而血乃成若水不能入經爲血而致浮腫者其潛滋之妙非宅所能及也如陰形緩性人及脾慢中寒有濕者不相宜也

款冬花不顧冰雪先春開敷得腎之體先肝之用也

肺之邪非肺之專藥也其所以治咳喘喉痺者蓋使肺病有出路從腎順流而去也大段咳必因寒寒爲冬氣而肺受爲逆欵花不唯使其逆氣而得順時之序猶能化寒冽且爲先春之榮矣此物也唯堪理氣化之逆如脉傷之咳大非其類倘驚癎從胎受寒熱在腎藏者亦頗相宜別錄下有喘息呼吸四字連用要人善形容其病狀耳讀者識之

葵葉傾日不使照其根有多種花有五色皆以秋下種子有冬茂者謂之冬葵猶芥之有冬芥春芥也但其花畧早開性都寒滑爲百菜主脾之菜腎之的藥

也以其從癸從冬皆屬于腎其子誠多生氣微炒燁炖散着濕地徧踏之朝種暮出還不過宿生如此易用治胎産自然入神能助精益水大爲水之出路非不返顧其根源者能利竅滑腸察其通關格之專藏而止消中之多溺可想見矣若病屬久藏而發者如淋如帶如痘疹如死胎如丹石毒如消渴如癰疽没頭如腸胃中癰如肉錐怪症皆有奇徵第有風疾宿飲天行病後曾被犬傷者忌之世人但知其能發宿病不知其不許人有久藏之患害而爲他日卒死之忠茈也

地膚子一幹數十枝攢簇直上其子繁多星之精也氣味苦寒得太陽寒水氣化太陽之氣上及九天下徹九泉外彌膚腠故地膚之功上治頭而聰耳明目下入膀胱而利水去疵外去皮膚熱氣而令潤澤服之病去必小水通長爲外徵也

瞿麥即剪秋羅洛陽花亦其種類花最可觀能入太陽血分通關格癃結出刺決癰去翳破胎如開通衢路者然服之亦能令人淸癯消瘦比知好色之當遠藥且若此而況人乎

王不留行即金盞銀臺花也命名之義亦奇如曰吾

身有王所以主吾身之氣血及主氣血之留行者氣血之留王不留則留者行矣氣血之行王不行則行者留矣顧治血出不止者不與難産無乳者反乎兩可用此其義自見

車前好生道路旁及馬牛足跡中古人以轍車作薪謂之勞薪道路之土得不謂之勞土乎以勞土所生之物喜通行而好動作者用治濕土之氣而傷水之運用以致氣癃而水道停止者勞土原不自安則濕無凝滯濕行而水自無恙斯癃淋通矣一云雷之精服之形化雷震木也前陰亦屬肝木踈泄二便須氣

化以出顧形化反不易之乎且車行而前跡不開讓則跡通之義明甚今之無子者子之路不跡通也其間必有隱曲車前開導病去而路通婦人樂有子薄言采之良有玆也

鱧腸又名旱蓮草莖最柔斷即有汁須臾如墨能止血可塗眉髮生速而繁點鼻中添腦定頭疼其色力能入腎而益陰精也嘗見促織鬭久恐其齒傷用此餵之則強因之以治人用力大嚼齒疼者頗捷

連翹有大翹小翹二種大者獨莖赤色高三四尺稍頭結實小堅外完劈中易解似兩翹合籠時也氣甚

芬芳其實纔乾振之即落如不着蒂者然其治鼠瘻癰腫瘡瘤從結氣所生取其象形易落而能自散也綱目以爲狀似人心故入心痛痒瘡瘍皆心火主之東垣以爲十二經瘡藥中不可無亦取心義取義屬心何必似人之心且心不兩辯顧獨莖赤色及結實在上自然屬心矣又云散血結氣聚以結治結但當用上聲之散不當用去聲之散散則自散而省力散則分散而屬有爲矣第可施于上中二部而下部實非其性也

藍有六種功力不遠于解毒殺虫清熱刈其葉浸水

攪之而爲澱攪澱之浮沫乾之而爲青黛治亦頗相
近也藍之實久服頭不白春氣在頭用其色以助春
氣之生自然盐頭併及髮也青則入肝而肝主色病
變于色者極爲兇當如痘如丹如班如血如五色痢
如目赤目黄如五藏之熱先見顏與頰者之類可奚
入乎肝克制乎脾爲平熱之輕劑也觀班蜘蛛應聲
蟲噎膈蟲三案之殺蟲亦奇矣每見種藍人日日掃
蟲不掃即盡蝕之生蟲之物反能殺蟲者何政奚以
入之之義蓋人飲食之隨氣機變化如大火聚然投
之自無噍類藍入胃是蟲之食也則蟲自翕聚藍隨

氣機變化而亟亦隨之一入氣機便無迴避愼哉順
境之好當着眼也
蔘性高揚故字從彡參有七種皆以子生唯香蔘宿根
再發禮記烹雞豚魚鱉皆實蓼于腹餠和羹膾後世
唯作酒麯用之久食令人寒熱損髓減氣少精本經
主治明目溫中下水能入腰脚治冬月足冷氣歸鼻
舌如喫芥辣時也然其性宜下隰所以入腎走骨至
足辛而氣揚肝之用藥也能從腎走肝由骨髓中透
出發冬藏之審爲甲膽之運用者再推胃冷不能飲
食耳目不聰明四肢有水氣欲須甲巳合化必不可

少也二月木旺食之助長反能傷胃蓋物得之而爽口疾得之而快心用不却好則害隨之覯少精減氣之由來即明目溫中之太過也顧彼能深入骨髓透徹到底不無益人宛如豪縱之流當機自然爽快而元氣不免乎暗消矣

刺蒺梨實成于秋而外刺堅強得金之堅固氣爲肝之用藥也然肝雖有藏血之體而血非可留之物留則不虛靈而血惡斯致疾矣蒺疾也梨利也其性宣行快便故治積聚乳難之症沙苑蒺梨莖有密刺結實成莢嚼之如新茶香不無分别取象補腎功力不

相近也

穀精草乃穀之餘氣春生穀田中九月莖頭開小白花點點如星味且辛得陽明燥金氣化體輕氣浮可平肝木之上如頭目之疾平和善良之輕劑也然生于穀大能益人

海金砂莖細如綫而堅强生於葉之縐紋中氣結成砂故能行氣結之成沙石有形者通利小腸亦氣化則出義也

商陸味辛取白色者用金之屬陰之稚也與鬼合德故名夜呼如人則月呼鬼夜呼也用爲引導殺鬼精

物仙家作脯所以治三尸性降利善治水踵水泛溢
必道路迷失水去則陸見即易夬之莧陸也
狼毒療腹心疾性頗狼戾服之亦能狼狽人毒可知
矣勇比北官黝睚眦殺人不斬眼者然狼之腸直糞
作烽火烟衝直上風大不斜腸胃有委折結病曲者
直之故借狼以名焉瞑眩劑也
大戟春生紅牙花似杏花根亦紫色味苦皆屬心故
夏病在五藏而令不能大者宜之大段心火之有疾
嘗受水寒之侮害此能發汗以通大其心利二便以
逐水寒之制力能戟人咽喉損人真氣如馭惡人平

治天下匪聖者其孰能之
川澤藏珠而色媚子女飾珠而姿妍皆宜于燈月之
下其所稱夜光者珠之德乎中秋有月則蚌孕珠是
至陰精華所成余意老婦不成孕者合服之于秋宜
常乘月色必成孕育古方有以治産難蓋取其從胎
生而流利因以及胎毒之痘瘡有以治盲昧蓋取其
光明而象形因以及眼中之翳障李懷伊先生有不
夜膏方治目疾内用珠子謂之海不夜古鏡取月華
謂之天不夜哂人乳粉淘夜明砂謂之人亟不夜四
味合成可服可點眞妙義神異方也

草木皆向陽而栢獨西指故字從白西方色也性不
徧物于木能順受金氣以之爲巳用者歲寒不凋貞
德也俯就制伏順德也故能成其堅而可久性雖專
於堅固常是生機天地肅殺所不能移實葉與枝用
有精粗之別實則氣全内含章美故專入五藏葉如
人身脉絡則凡脉不堅固而潰營血不攝溢而爲崩
衂合堅其脉者宜之枝則氣倍于葉而入肢節幹則
氣烈于枝而治全身矣聖惠以實治驚癇症大便青
白色者蓋肝木受制怒而乘其所勝故青白之色見
于便驚從藏發故當用實有以葉治憂恚嘔血者憂

而恚政金之情勝木之情所致嘔傷血脉則葉爲却好矣

黄檗木高數丈其葉經冬不凋皮之味極苦而性寒根結實如茯苓狀凡木之幹必以根爲命本黄檗之根結可深思矣據氣味與象乃太陽寒水氣化所生太陽之氣最高而檗根堅結木氣專走皮苦味專走骨故黄檗能自頂至踵淪膚徹髓因熱之結聚而發生種種病者象形對待而治之如熱結于骨而爲骨蒸結于肝而目病結于脾而口瘡結于膀胱而小水不通結于陽明之上而衄結于陽明之下而痿結于

血脉而瘡生于外結于胃而疽結于藏而消結于腸而痔而痢結于胞而漏而崩而陰餌莫不以結莫不以熱爲根本也此皆前人已發之肯若外此而想見其結之之義真不可思議也

厚朴苦温色紫得心之氣化從胃走皮毛者所謂上焦開發宣五穀味薰膚充身澤毛者之謂歟故治風寒一日在皮二日在膚三日在肌半不表裏証及氣血痹而肌肉死風火欝而三虫生此物鼓吾身生氣假赤烈從外之氣以出則外入者莫不外出欝痹者當自内逼矣厚如地指胃氣也朴在外謂走皮也是

脾胃之心藥也明矣則凡爲脹滿爲嘔惡爲痰涎爲煩爲痛爲酸水爲腸鳴虚吼爲膨膨喘咳屬此路不通者宜之倘另有所因還須別選陳藏器云浮爛羅勒生康國皮似厚朴主一切風氣開胃補心此眞厚朴也厚朴胃補心之語實本經未可以異物視之以胃氣開處政是心氣補其不逮乃從胃始故云

杜仲從土從中其色褐爲土克水象當爲腎之用藥腰本腎之府濕土之爲害必侵腎水而腰先受之據名據色可以治之若象形能使筋骨相着又一義也

椿類有樗椿香而樗臭椿端直而上木心赤色樗質

散而莊生所云不才壽者也二物同種皆重在臭性能上能散肝心藥也有春雩之義更新而陳去故治傳尸鬼注蟲蠱内有陳積痰而爲痢濁帶遺下脫者人知其能止而不知其所以止其在用臭之能上能散如火之氣象也多食其芽則熏藏昏神如醉可例以見

梓楸同種刹利姓也得金之堅故從辛從秋有用之良材也如作琴桐天梓地則音皆朝底聲發有根倘欲木氣有歸蒐神不弛血有所藏施此必詰其竅郎凡庸木爲灾肝邪作横真主一見恐必潛消歸向此

屋有梓餘材不震義也〇辛爲五味之一秋爲四氣之一味屬陰而氣陽也白屬陰而赤陽也藏腑屬陰而形骸陽也梓理白而楸赤當牝梓而牡楸内治用梓而外治當楸明矣

桐葉知時望夏生夏去落當爲心藥靈樞云時閒時甚者病在心心主時于義頗相合生彼朝陽爰伐琴瑟聲音自木而出若人角徵之音不條達者合以之

蛟龍畏楝物性之相制真不可知其治蚘虫消渴虫腹中長虫諸瘡之虫及蜈蚣與蛇之傷并辟蚤虱蓋蛟龍虫之長也蛟龍且畏而況于虫乎

槐葉有名守宮晝合夜開是得氣于陰槐字從鬼鬼爲陰之靈冬鑽其火冬亦時之陰故入五内入血分入隱僻之地有取北面不見日枝及三更仰卧咀嚼藥者眞得其竅也若凡氣得出而不得入陰能闔而不能開者舍此無繇矣

秦皮水浸卽青碧當取色用青能入肝風邪爲病則先見于色當爲肝之風藥治目乃其一端也

皂筴喜鐵得鐵卽有所生鐵器遇之而壞有吸鐵精華之能然皂爲北方色鐵爲五金水味辛且醎子母相生默相感召如此如肺有寒邪黑痰膠固不可拔

而爲喘咳膺胸咽喉之疾者宜之凡嚏則肺氣通于
鼻皂莢一嗅嚏即隨之若磁石之吸鐵然其亦肺邪
之出路耶
訶棃勒宜用極大者有力六路者方眞佛書摩訶此
云大高仙芝得三寸者佩即去疾可証當用大者矣
化魚涎成水治津液成痰之驗也痰與宿病去必然
下利流水長者所云奚疑
楊柳與陽俱生望春即華凝烟舞風青藹條暢絮飛
到處靡不化機一片春生之意豈尋常比施此于肝
木不及春令委和丰采莫揚神情於邑者必有奇致

第其發露太早柔脆易彫内槁外榮斯爲品下魏直
讚水楊湯云黄鍾一動而蟄虫啓户東風一吹而堅
冰腹解似得之矣
大椿以八千歲爲春八千歲爲秋而冥靈以五百歲
爲春五百歲爲秋而𧉮以三十日爲春三十日爲秋
此大年小年之别也𧉮一歲三開花一日三眠起自
成一家不與四時之生長收藏相流行超五行而純
一氣無殺機而唯生機者也且兩以陰陽氣和而作
先知之應從可知矣第氣䰟尠小未可以大道載惜
哉𧉮名不能盡其量也靈樞陰陽二十五人之外有

陰陽五人此當四休陰陽和平之人又當啓陰陽自
和之汗也
周官司爟氏四時變國火以救時疾榆柳先百木青
故春取之其火青是榆柳咸得春氣之先者也不知
柳唯治外榆專治内柳重氣分陽分榆重血分陰分
令人多睡是榆入藏入陰之驗也
蕪荑山榆榆枌仁也其臭羶榆仁羶皆春生類服之滿
腔春鼎新之盛有不華其故者耶
樛柖如人脉絡身之脉絡爲營氣流行之地潰則作
吐血崩漏腸風矣脉潰失血營須識此世皆燒灰用

之徒以黑爲止血未知不燒之止也悲夫

巴豆得老陽氣化大剛過急猛峻無前如乾之上九亢龍有悔者也本經稱其蕩練五藏六腑蕩如洗蕩則齷齪不存練如練白則瑕疵盡淨用此忍心苟非却好未免流毒不辜過傷質素全在發縱指示何如耳此物入腹如火斯須暴下斬關奪門無往不利世徒知其能下之急不知毒熱之性但可對待陰寒太過已成堅凝閉塞之象而陽火消沮竟如死灰不燃者下順水性熱助火氣一用兩得之矣若木土金水不及縱有可下之證用之則不愈抑而脹土愈陷而

癈金愈燥而炎水愈涸而結矣或難巴毒凶厲若此
解之以畏即平何惡人向化之速也然物極必反陽
老則變理也得其性而解之則用力易雖然禍患頓
除而瘡痍未可遽起毋特解而忽諸
桑爲蠶食則桑是蠶之天也蠶質作絲則絲是桑之
精也絲絲縷縷如人身外之髮毛身内之經絡髮毛
廣之鬚眉經絡廣之肉腠分理又深之以廣之之自
如經絡是營血流行之地或經脉損而營血崩潰或
營血去而脉絡乾涸從脉生病咸可以桑似六書之
象形不獨用其所以而用其所以然也客有難曰桑

取象形而治脉似矣如太平聖惠之治流涎子母秘錄之治重舌蘇頌之治尸瘵白漫唇癧其亦象形乎荅曰此政象形也客未知鑽燧耶如所舉者皆是解火所發與季夏取桑柘之火同一樞紐而尤逼其所以然之故也

大黃稱將軍將軍者所以行君之命而代君以戡定禍亂而開拓其土地者也故名大黃黃土之色大其功也心于時為夏夏大也則大為心君之令矣大黃味大苦氣大寒雖炎上作苦而得太陽寒水之化其性潤而又下似與炎上者反乎參同以為五行相尅

更爲父母素問以爲承迺制制則化生故于常以五行之體以尅爲用則是潤下者其炎上之用乎故凡心之用不行而變病舍同類之苦寒以入之不能彰其用矣而心主夏主熱火主神主血脉主病在五藏其部分在心腹則凡腸胃之間心腹之分夏氣熱火之鬱神情血脉之結有所瘀閉有所宿留而爲癥瘕積聚之形而生寒熱脹滿之證皆心之用不行焉大黃悉主蕩滌之是謂推陳推陳則心君之令行而土地闢人民安生物阜是謂致新所云通利水穀調中化食安和五藏者之謂乎或難大黃之色土色也又

云脾關其土地與蕩滌腸胃通利水穀其功似在脾胃爾何以爲火之用行也然火有用而靈政當生土火無用而實政當瀉土本經又名黃良是土得其天也吳普又名火參是心得其所也請勘古人命名之義理諸書已得之筌蹄當自見之

附子附烏頭生烏汁曬成射罔見血封喉感至毒之氣以爲毋而形過于毋其爲物不常或種美而苗不秀或苗秀而根不充或已釀而腐或已曝而攣釀時如拳忽不成握土人目爲藥妖收藏亦不易久則生稍而消乃氣化之物而復能化氣無一點陰翳可知

矣雖可對待有形陰寒故治氷骨冷氣寒酸木僵人
有陽氣能動者可借服乎眞有另闢乾坤貞下起元
意一段眞陽辛溫至毒功齊火大力堪再造者斯耶
月令五月半夏生蓋當夏之半也夏大也夏時氣在
心當入心凡心之部分氣化屬半不出入者及半阯
不阯不能張大者用此辛毒散以大之如半是其所
生之因而大是其能生之果也若少陽病用之謂入
半表半裏孕婦忌之恐其致半産雖治痰亦屬半何
也水穀化津液不能致精血半途凝之成痰非半乎
本經所指傷寒寒傷心之氣化也心胸頭汗皆心主

之宫城位次，津液不得其所而致病諸方所云不得
暵不出聲卒死不瘖運絶心下暖金刃不出毒未成
朦似喘不喘似嘔不嘔似噦不噦皆以半字解之類
甚絶倒

桂樹翹出衆木辛温如火字從圭圭者將天子命以
通諸矦執之故桂爲諸藥之先聘通使及宣導百藥
無所畏如汗從八萬四千毛孔中流出則一身無不
到之處而液入心爲汗則汗爲心物桂能使之出其
種之法可想矣

歡葉細繁兩兩對生夜來則合枝甚柔互相交結

每一風來輙自分解植之庭除能使人不忿題曰陽動而開陰靜而合此至和此至安也動而能靜開而必合此方至和此方至安也若動不能開靜不能合與動不能靜開不能合斯不和不安矣合歡晝則陽舒夜則陰合靜時交結動不相牽開合動靜咸得所欲是得陰陽之正旣安且和人心如此何忿不觸若攣縮之肖其枝眼睛之類其葉此形似耳何足以云

○合歡葉夜相合與百合花夜則香而名夜合者不同也與守宮槐葉之晝合夜開者大不同也然則一人合一以香一以開俱爲陰用顧用者何如耳

雲間門人繩甫任詞武閱

讀藥性題後竟

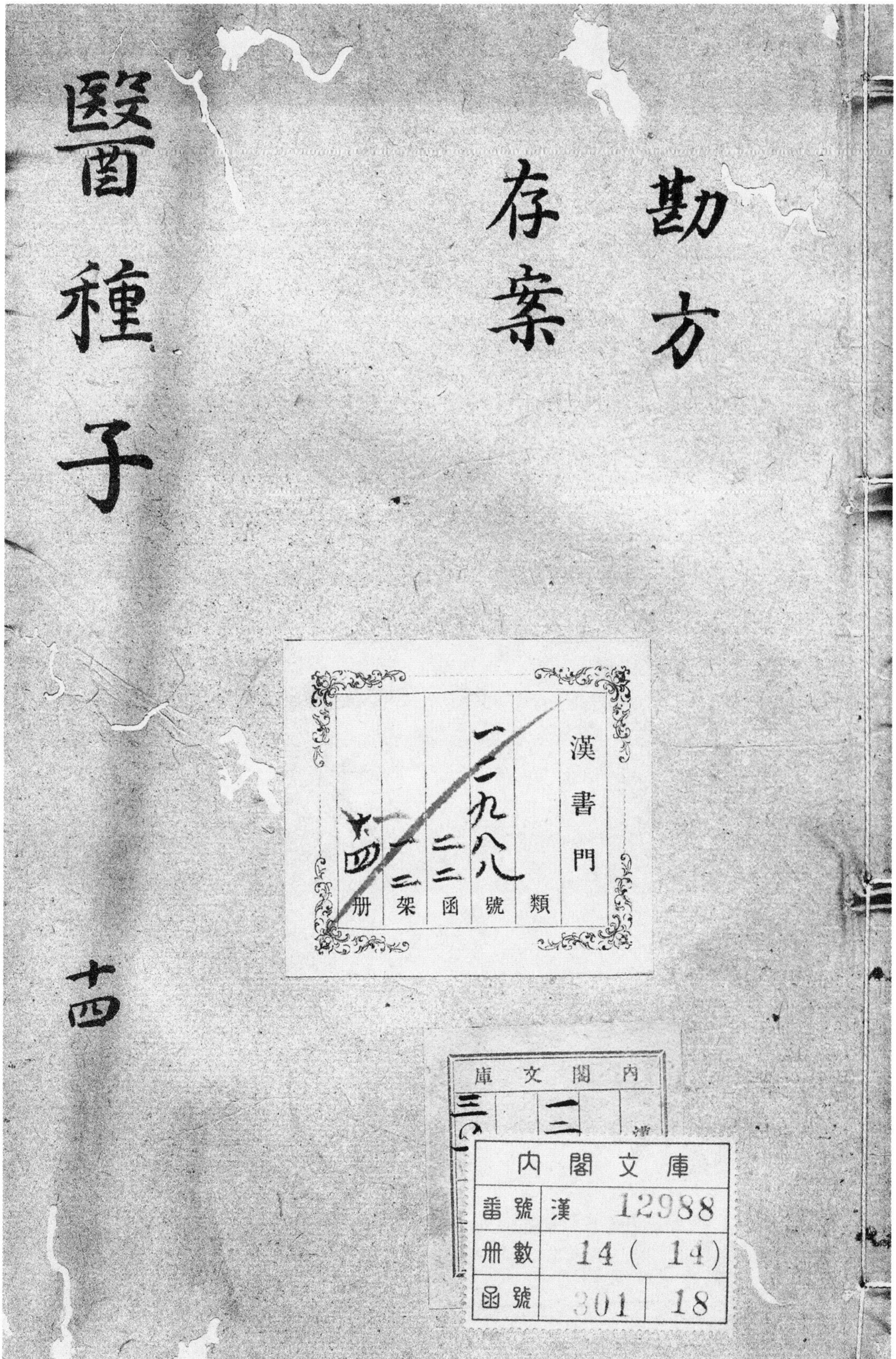
勘方
存案
醫種子
十四
漢書門 類
一二九八 號
二二 函
一二 架
十四 册
内閣文庫
内閣文庫
番號 漢 12988
册數 14 (14)
函號 301 18

芷園臆草勘方

錢塘不遠盧復著

甲午學医讀諸方栝頭昏心塞求解不能及見医方攷如兒時嘗丼草喜不自勝久之轉增憒悶聞素社論仲景方有省信手拈弄一二則輿盡且止雖披瀝肺肝多慙折襪呈似博識少佐解頤壬戌長至日自記

凡治六淫之病先立本气次當定標以本乃流行之气而標為一定之位也桂枝湯之治中風則以风為本气太陽経為標位而仲景立法之旨以在天之风

與在地之本合德傷人必湊脾胃而動濕土之化其為治鼓在不治風木但使脾土氣化流行風雖尅我乘我反為我用病氣不治自平矣故藥皆兼甲己合化之味如白芍藥冬芽氣酸而屬甲甘草色黃味甘而屬己生姜辛透而屬甲棗大甘平而屬己桂枝翹出衆木之上木得桂死與太陽氣化之高廣相類故專入太陽能伐風木然亦木也屬甲藥後啜粥假水穀之力衝開胃之陽氣外達然亦土之屬己三者皆甲己之物服之則一身皆濕土之令風木雖自強不得不與之俱化是以陰陽自和正汗周徧升降無碍

而疾自霍然矣
問桂枝治風用甲己合化之法亦可以推廣同只之
寒湿暑熱否
荅夫麻黄湯之治寒傷太陽原與桂枝之風此類発
明互相評辯寒原属水凌犯心氣発揚君火麻黄之
正義自當以戊癸合化言也然亦小変其法其旨実
同因土性堅礙脾主肌肉故桂枝之用力須兼併乃
若心火則不然其性迅捷但発其機便能炎上苟或
太過恐致燎延耳故用麻黄為君其體中空直透味
苦性温生處不聚霜雪其助火大通心氣可知矣兼

之桂枝宣通如用圭壁杏爲心果仁透端倪三物體
用微妙心火決遂開通則可假木所剋我之寒與大
陽標氣之寒爲之癸配以甘草之甘及桂枝辛中之
甘而爲戊二氣交互用賊攻賊化液成汗陰陽暢美
則火氣大得徧周於百體而寒之有無又安問哉
白芍甘草甲己化土之説易老曾啓于前今子闡明
如左竊見四逆散亦用芍藥甘草第治少陰四逆恐
干甲乙合化之旨矛盾乎
然亦同旨第義有別其少陰爲病但欲寐此爲陽去
入陰之象浸假而致于四肢逆冷則獘已深入於裏

矣為治之法入者出之大凡氣之欲出者須從太陰
始以太陰主開也足太陰屬土甲己合化所旨故同
既得開出之機兼以直達之柴胡横濶之枳實翻身
外轉氣都向陽則陰邪之賊無地可容不速帰化胡
可得也
病在少陰與太陰無涉其説何以通之
蓋太陰為開厥陰為闔少陰為枢總謂之一陰身中
陰分氣所出入之機也猶一門扇開闔在枢入則倶
入出與倶出同一樞紐不能偏廢而一身之氣升降
出入通乎天苟毫髪之不順兼天令便成疾疾司莱

者秖貴能順其升降出入之機耳既得其機通身都
轉未有轉少陰而獨遺太陰者猶欲出而廃閉也且
四逆之法可使少陰無定跡轉而之太陰之地則向
自外入者開之從内而出雖預太陰何咎焉

上來以風寒之邪轉禍為祥得無認賊作子乎

经云天食人以五氣五氣者風寒暑濕燥也五氣入
鼻藏于心肺上使五色脩明音声能影則六合之内
五氣徧周而人生日用無從逃避不幸犯之生病而
犯之者誰耶假使跳梁之桀維君之命尚得為禦侮
為腹心況天之五氣從人吸入自有此呼使吸此氣

者轉危為安豈假人持其柄耶設有以吸入養人者為天地和平之氣而非風寒暑濕邪厲之比則氣交中有廻避自私之地則可不然則有何時可呼吸何時不可呼吸之别倘邪厲之氣終日偲隠忍呼吸太煞喫力也

有客莞爾曰君言殊為絶暢第無其理豈有風寒之邪竟能隨我元氣變化反為吾身之用乎且受風寒未有不以汗解日數雖多必得正汗始蘇汗即風寒之出路何過誕也

答曰君以汗為風寒之出路世上人何能作此語第

識出汗之自実會弔言夫汗心之液也須周身陰陽自和方始出之猶天地氣交而雨風寒不為我用而曰天地氣交而曰陰陽自和可乎且風寒之於人秪是使身中陰陽不和不交而為之疾既和且交風寒焉往但知出入之機寧見去来之象菜消病去惟汗以徵其和之共交出入之微會諸言外

桂枝甲已化土惟苟菜甘草為切它方可擴充否如四君子湯治脾胃虛弱用白朮之甲配甘草之已茯苓之甲配人参之已四物相須體用兼備脾土生化彬彬成美君子之稱有以也

白术茯苓向為脾菜當判為已何得強以為甲苓為松之餘氣零落入土所成木字去點便是一木兩物能運脾土之用而非脾體物也若脾有體無用便是頑土頹然不靈寧成生化顧人琢磨成美方稱君子豈無用塊然者之謂

六君子之用陳皮半夏為助脾用柳為痰設此二品為脾之心菜也冒居等身之半宜揚五穀之味薰膚充身澤毛以行生長而合春夏其氣至清則化津液精血矣稍澀便阻礙而為痰陳皮半夏却好相合助長開心宜大夏令于穀味之半此助脾用四

分之一故云脾之心茱至體用則四君子兼備矣四君子湯甲己合化以六君子例之判作脾之肝茱矣四君子加陳皮名異功散乃助脾之肝茱以通於心功亦以此異其兩者乎六君子去参术名二陳湯統惟治痰不益脾體竟行其用使水穀氣化不致留碍為痰三法不煩再勘如脾土具肝心茱豈遺肺腎何方可合焉

補中益氣湯中具此義故東垣以內傷症為心肺之氣已絕於外當升浮胃氣以益心肺以是知為脾之肺茱蓋勞役過度飲食失節胃中水穀之氣不盛則

心肺之陽不行是以東垣用甘草人參當歸之已合升麻柴胡白朮之甲化土敦阜氣血生長而陳皮黃耆則能内助清陽充溢毛腠而心肺之陽由中以達外矣故予以為脾之肺藥乃若脾之腎藥東垣所云血中伏火心乱而煩乃清陽不升所致宜辛甘微溫之劑生陽氣陽王則生陰血宜加黃蘗救腎煩未止加生地補水氣浮心亂硃砂安神丸鎮固之者是也精氣津液血脉從水穀一氣所生東垣識之真矣四君子湯知為補脾胃之不足者向有補氣說何以合之

人食水穀胃則司受脾則主化既受且化則上焦開
発宣五穀味薰膚充身沢毛若霧露之溉是謂氣則
所云補脾胃者葢指胃之能生氣也補氣虚者即指
氣為脾胃之所生也寧有二哉
知四君子補氣自脾矣世以四物補血又所欲聞
四物乃補肝之的菜葢為菜含仁孕華甲拆從容於
蛩茁芎藭自踵徹巔繇中伸乙於當時當帰辛温得
丁氣也熟苄黑潤有壬象也丁壬合化木德生成體
用兼備形性倶暢故予以為補肝之的菜而肝體玲
瓏空竅透遍徹人臥血来帰宿則寬安眼明筋柔色美

是得能藏之益而所藏之物非其出也经云中焦取汁變化而赤是謂血須胃中若露之陽气變化方生尋流窮源東垣曽為諦審矣

若然則四物止可養血而血須脾胃所化水穀精微生則四君子之補脾生气氣轉為血葢得補血之地矣然血流潤如水惟四君子恐未盡善合四物用乃為八珍似乎甲已大會气血咸致生旺矣東垣補血湯止當歸黄耆二物義通八珍以症似白虎不無有疑

予嘗此黄耆之功如人身衛气葢衛气從目開以出

横鋪趣下自外向中此水穀之悍氣衛護榮血者卒人饑困勞役陽氣開張無轉旋生陰之機則水穀悍氣壅遏肌理向之衛護者轉而為燥為熱其目赤面紅可驗衛氣出路阻塞常度有所不行也故黄耆為君當歸為佐先固與之而後奪之有轉氣為血轉陽成陰之功而耆益氣可屬庚歸益血可屬乙乙庚合化變其作秋變炎歊為清肅故東垣此方列清暑益氣之後而非補中益氣之比均之内傷一自衛氣阻碍一自無氣以動雖似八珎難同白虎病機微密生死毫釐真可味真可畏也

知補血湯所以然矣未詳白虎之義請先申明而後合辨之

白虎之症大汗大煩口舌乾燥渴能消水脉洪大滑不惟無表証而亦無裏証者方堪用之此風寒之邪轉屬陽明未入於腑而居陽明之上者也陽明燥金其化清肅邪熱湊之互和燥熱之象石膏白色辛味大寒慓悍世以白虎稱之白虎蓐收之神使之臨蒞本位不期風而自生不待涼而自肅恐其重以趣下緩以甘草之甘恐其燥甚劫息濡以知母之苦恐其大寒瀉上載以粳米之平又恐其鬼喪氣消補以人

參之和金風西來溽暑自解豈令轉爲胃實之燥結
乎補血湯証雖然燥熱寧致大煩雖或口渴安能消
水脉雖洪大重按全無況症前無風寒之首禍白虎
之似自然逕庭
白虎行秋令真所謂水到渠成矣乃若暑之蒸溽太
過易老有加蒼术者名蒼术白虎湯大似此時合宜
蒼术應判爲乙則乙庚化金之説想不煩註脚至熱
傷元氣汗多氣短脉脱有生脉散内用五味其味酸
屬乙氣收屬庚得毋亦可云乙庚化金耶第証此三
者頗有别請爲條悉之

其義果別如補血証屬陽氣不能轉旋生陰白虎症屬燥熱互顯陽明之上蒼朮白虎証屬暑溽太過燔焫之用皆屬之有所若生脉散証乃身中氣血皆從氣化外散神無所倚內無所繼如国用匱乏勢將崩解豈三者之比故先從內攝其精神而氣血安奠猶君立而民聚也是以用人參補五藏五神既安百體斯理為心主神也用麥冬以續斷絕之脉為心主脉也用五味以收起亟之陰為心主營血也是劑益心所不足者寧取金化乎蓋參麥之甘平為成五味之紫色重味為癸大有化火之機宜名生脉也往々医

流脉绝便用不審何因可勝哀愍

生脉之用秪謂熱傷元氣証在多汗脉脫與香薷飲証亦頗相近總之暑傷於氣脉虛多汗也且千金以夏月常服生脉步加黄蘗令人氣力湧出恐亦預防中暑之一法乎與今人三伏日冷飲香薷者不期而合第只味逕庭等為分析

暑者時之正令也與風寒同只傷人必湊於肺以火能尅金治例如桂枝麻黄應使金氣疎通法曰金鬱泄之謂解表利小水也而暑本熱火之氣人身水大不及者偏受之其必侵犯肺金者侮所勝也经云飲

入於胃游溢精气上歸於肺通調水道下輸膀胱此人身水入之常為肺气統攝之令是以暑邪干犯之人水道自然先阻而煩渴不期自生矣香薷辛溫气芳而質輕軟選入乎暑而揚溢其所蘙佐厚朴之色以闢肺用而外達皮毛取乙木也佐扁荍之清下輸金化而疎調水道取庚色也金气合化而暑散水大流通而火熄矣其气隨令散者以中空無主而令傷金伏者雖气餒而神全千金之常服本為人虛三伏之作飲悶彼勞役倘安逸气充者之宜不宜可弗思乎

寒暑同品治應相類香薷大義例如麻黃桂枝則可
何得牽引金鬱泄之之說比之麻黃雖有火鬱発意
而桂枝之土鬱奪之大兴濕土气化反則泄之之義
不堪作一串穿矣
中風為政其權在木用桂枝湯俾甲己合而化土則
風木無權寧非奪之之法
前括麻黃桂枝未聞風木為邪必須燥金不及寒水
為邪必須湿土不及何香薷中有水大不及言解表
利水法耳而岐益必有說矣
大凡邪之乘人都具此義是以靈杞舉薄皮弱肉人

之五色各以其時受病故同時受邪而有病不病之異上来枯事雖未及此而暑氣蒸濘症偏多汗則水之不及尤易見也表指皮毛乃肺所司下輸膀胱為肺專摄表氣既清水道自利方見肺金全體之用寧有二哉

五苓散症兴暑頗同總之利水或堪解暑服散後多進熱飲催汗其即金欝泄之意兴

五苓本為太陽而設不治在天之寒而治在地為水之劑要須從太陽之寒発端浸假以至水道不利煩渴引飲有似于暑當從汗之有無辨也大約水道不

流停止浸心便成湿象故湿家水欝亦可以假借此法第有水道不行而成濕與有湿而致水道不行之異也四苓皆行水用惟桂獨散通心水去火然太陽气自化矣且豬苓外黑气降自當入腎之府沢浮味醎气散大能行水之用苓术走前陰取白為辛肉桂宜气化用赤作丙丙辛合化水欝乃通折之以畏湿無留碍難同金欝與暑迳庭有於夏月治水未有不因於寒與湿而能獲益者也

经中五欝治法末云甚者折之以其畏也大似總結那得竟同水欝折之之折且五苓五物亦無所云畏

者也

夫水所以病是湿土為之邪也土惟畏木大須助肝二苓本木之餘气零落而成前陸乃肝之苗芽外顕所結前陸従令而水道通苓木得明而湿土畏且沢泻使水上行而能如露如露桂皮宣揚四布而可為暖為晴縦欲使之周折曲折以虞水之衝決澎湃亦盡其所以隄防闓導之法矣

肾气丸肾之補莱内用茯苓沢泻亦折之法否・六味為補左肾之的莱以無所欝之水而非折之法矣故凡欲補藏之不足者須諦審定位之體與流行

之用二者孰虧乃若腎氣允則體用兼備者也如熟地黃色黑質潤入填骨髓以之為君佐以薯蕷之強陰色白為辛茱萸之定精色赤為丙合化水之全體者此也澤瀉色褐味鹹能起陰行水為之臣佐以茯苓之降氣色白為辛牡丹之行血色赤為丙合化水之大用者此也體用兼備氣血暢美故予以為補腎陰之的茱二合取色乃欲奉肝為肝主色也其推深立方之精義歟

六味補腎之陰則有加肉桂附子者當補腎之陽矣腎本寒水而用辛熱為補者何說

陰陽互為其根故腎為至陰而一陽生於中其冬至
之子乎是以體用備之腎水莱中入桂者蓋欲使心
火来通於腎佐以纯陽之黑附子輔成負下起元象
也則陽根於陰火木於水根深木遠形氣久長顧名
命門之右腎所當司其事也
八味腎氣丸薛立齊減附子加五味子名加減八味
丸用治火不歸經証然火何不歸心而反歸腎則有
似乎陽来生腎而非腎中生陽也
经字當作根字則義便顯然然腎非不能生陽茅生
之而少堅固周密之地大性便泛溢溢出而為火不

知原從根本元気所発便用對待苦寒之薬降之清之不惟火轉轉熾火熄便元気索然矣故於八味中去附子以其能生陽也加五味子以其能生而無所成也五即成数脾專主味酸能堅固以補地大之性陽気有根便是真陰之本泛濫者若爲樸滅則旻至無以生陰雖欲生生得乎

千金方勝胡公腎気丸即八味中加玄参芍薬較前二方有別義歟

人身気機相生如環無端藏虛用補気機須前往也如腎虛補腎應使可生肝木即腎気丸助以酸味薬

萸義也冬時萬物皆藏身中有病悉隨天氣以入凡病從冬藏致者須使有出路以去如八味雖固其本矣豈無所以為病者乎欲病之去須冬氣奉春腎水生肝木也玄参補腎氣腎主精不曰補精而曰補氣者玄参有生陽発陳之機也助以芍茱必然向往而動生肝生本之機氣機惟主藏病都去如茲加法多々益美

濟生腎氣丸亦八味丸料加車前子牛膝於水腫喘脹極宜不亦補命門之火乃陽長陰消義欤顧彼所加不無有惑

隨拈身中一物必具堅濕動暖四德無過不及則安有偏頗處便病此劑為腎所轄之精缺火大暖熱性設也蓋精者身之本也具四大種性其和平不可見如動勝則不堅固而為遺為滑堅勝則無動搖而為不泄為不生暖勝則無濕潤而火熱於陰濕勝則無暖熱而水生於下如精分水生足便寒腫漸積漸滿至腹則脹至胸則喘水道不通溲便前阻足脛強直不得隱曲此皆精分無火故用八味溫腎加車前以通水路而徹淤倲用牛膝以柔經脉而就眠寢補精分之火大而消潤濕之陰翳則因於水所生病無不

獲益矣
薛立齋按中常用登服補中益氣湯晚進六味腎氣丸二菜訣治久持難治之病平易之中獲效殊多未聆厥旨也
人身之氣本通乎天升降出入無時不然故歲有四時之序日有旦暮之常苟毫髮之不順兼天氣便為吾身疾疢蓋身形藏府之定位以升降出入為流行旋轉無已方始生生顧久持難治之疾則邪為常主或藥不對科是以病未已也立齋知氣機旦暮之妙故以益氣為春為夏為出為升以腎氣為秋為冬為

降為入用行一日之四時而轉百骸之柩細氣機已
得其常疾痛潛消厥勢是轉天機以袪人疾者慭非
積旬月之力不能獲瘳也此乃李東垣一代精神薛
立齋半生訣竅須明眼諦審莫胡乱輕投妄動氣機
大非細故開藏之李猶所驚心平補賊人莫兹為甚
以氣機愈微而力量轉大問萊者可勿慎欤

芷園臆草勘方

芷園臆草存案

錢塘不遠盧復著

辛酉病間，出寄紫芝禪室憶自疾作案它曰反覆展視似覺有啓于中因思廿年作醫其昭著人耳目真实得意處頗有限量因隨記數則其望古人一著不虛豈不愧殺普請博識大方洞察一生敗闕

癸亥孟夏自記

萬曆乙巳三月梁八秀才作大受寒服發散藥十餘帖熱盛汗多蒸蒸如雲霧高一二尺濕透衣被日易十數番十四日昏不識人舌短眼瞀脉浮大無倫予

胗之先以温粉撲周身使汗孔收斂次用人参五錢生附三錢煎服便能識人惟言語譫妄七日始蘇有客問曰脉浮病當在表應從発散汗出理宜熱退何便神昏表脉盛熱舌短眼瞀邪盛之極何用大熱補劑盛熱之表何得撲滿孔竅請分疏之予曰大凡治病先求其本不可泥其形症如寒水為邪必然心火受病此病原從思慮受寒政為心火不及而受水侮是謂之本況多行発散重虚其心心液既已散漫精神便無主宰苟非黑附順從水色而横助火大人参轉回陽气而保定精神則無根之火易滅無主之藏

已乱者乎若不先固其外則内無旋理唯内立真主
庶賊始宵遁矣且黑為癸色丹為戊味戊癸合德化
火真機造化之妙有如此者何得尚執脉浮表散之
言耶苟脉不大𤏲不盛則元氣盡去安望其有生理
也蓋定民之乱者唯在復其固有大𤏲盛脉本其故
吾俾之奠安而天下太平是有主以撰持之尔客曰
語譫妄者猶民雖安而孱尚未寧也七日自復陽生
有主斯定何復妄七日耶予曰能識人則主斯立言
之定理客又奚疑

、嚴忍公正君病発𤏲無汗呃吐不止脉反沉弱人皆以為少陰症恐公范然無措召予脈之沉弱中獨右關表弦而中滑予以為風邪挾胃中水飲停積所致用乾葛半夏吳萸黃連急煎緩服呃吐遂止而熱轉盛恐公亟召予復診視脈勢欲浮命其進粥聞者皆、駭以熱其無汗為辭而不敢予再三強之呷濃米飲半杯遂有汗而熱平再進薄粥汗多而熱退恐公乃問予曰風寒之邪世俗大禁飲食喫粥退熱真為聞所未聞予曰風之與寒原自在別世蓋溷之耳仲景桂枝湯之治風服已啜粥古人之精義也然啜粥之法其義云何蓋風者木也木尅土脾胃受之仲景治法妙在不治風木直欲湿土氣行而風木之邪自散今以正君之弱　水飲雖行而呕止風邪欲散而轉甚故脈勢欲浮也非穀氣揚溢則胃力孱弱汗從何來足借桂枝之義以除風邪之不能汗者予遵所聞如此似廣君之未聞

戊甲秋山水汎洪道途險悪從相廬之五管嚴氏轉至分水王玄極家方坐堂上有人從外來望其色黄、而内深青問玄極乃族凡也問何病云唯便血予謂春來病必甚春分法當死至己酉二月果急召予未至江濱而訃至有僧嘗主玄極知甚悉乃問予曰君攻方脉未嘗診候何望其未遽斷云死在半年之先也予曰肌者形之機色者氣之兆予讀倉公舍人奴案故心識其為脾傷之色至春土不勝木法當死然舍人奴以四月死者尚肥而主之體已瘦耳又曰君嘗往往起危病于旬日間半年之前豈無方使以使之生乎何幸其言之中也曰噫予何人斯能過扁鵲耶鵲之言曰越人非能生死人也當生者越人能使之起耳且疾之所在有四曰絡曰經曰府曰藏內經以府病尚屬半死而藏病則絕不可活其人既傷脾藏色已外顯故可預期予特舉古人之所已驗者耳

又何幸爲

丙辰永嘉孝廉王龍友南還從者病召往胗之望其色黯紫舌本深紅知其次日當病果発熱越三日其叔培竹欲帰將発胗其脉沉而散予遂極力挽留謂龍友雖病而脉有神理培竹身雖未病而邪実深入病中路將奈何至次晩大吐胍隨脱莱以人参三錢胍復有以棗仁等劑投之者其熱轉盛十四日胍八至舌短神昏予以非今晩用下必然冒爛幸其甥張李昭為之擔當因用芩連大黄一劑次日遂愈隨行十五人皆疫一老僕殿後法亦常下以無人擔當稍

過期舌遂縮入不能咽水漿七日斃主人問兩孝廉
及隨行替疫疫一症也何其先後重輕不等而治之
下一法也其當下失下生死霄壤然又可以前知是
主何術不知天行疫疠乃一方氣化人受之從口鼻
入因人色力盛衰為病勢輕重審色与脈可先知之
夫疫者溫熱病之沿漫也其病之因從寒鬱火其色
當紫紫為水尅火之色也火病之發應心之苗故舌
色深紅杜清碧謂之將瘟舌而脈體須浮浮脈象火
病義必順若沉則邪入甚深勢必暴焚者逆也承嘉
兩君一得其色一得其脈其輕重亦為易曉然火勝

急烈而中空虚故河間得旨邪入裏深者莫不用下下之中空而火性自平矣中實則火無從散其潰爛可必當下之時真不可緩失時之空無繇著力顧培竹主僕每為暢然

陳孟桴尊公戊午六月自山東邸中受寒起尚淹淹未王也至次年二月忽小腹與腰急痛即令人緊挽外腎稍鬆便欲死予用羌活黄蘗茯苓肉桂等劑令其刮委中痛止足軟至五月天熱身發紫斑有汗至足而始健孟桴一日謂予曰老父痛症甚奇諸名公百方不合而尾以一藥隨愈至足軟意易與耳何待

百日而始瘳難易之故云何予曰諸君治痛故未可
效予臆認症故愈隨之曰何謂証曰証者外顯之症
候也曰諸公豈不以腰痛小腹痛眩運欲死為外候
耶予笑應曰正惑于此耳症無指歸病從何愈不知
此是小腸府病也經曰小腸病者腰脊控睪而痛予
以羌活入大陽小腸故痛隨愈然身猶未健者未盡
本病之因必欲待時而暢耳尊公原自六月傷寒大
陽有所未盡故入府而痛作久病氣衰雖補未達其
因原以寒邪鬱火故需夏時則火力全而血脉之邪
始去所以斑出足汗百骸暢美者寒得淨盡而火遂

融通也所謂因勢利導當如是耳孟桴喟然以為王道

秋間孟桴正君因怒発呃三日夜侵晨急東召予以事奪至未末往胗孟桴愁容怨語泣涕嗟若子胗之曰未極遅效極速藥進而寢次日喜見曰昨心欲裂方治後事以兄恢諧寛我耳寧期一葯而果效真不解其故予曰予聞肝欝也内君特怒之未暢気将入胃而不能故発呃予不治呃用柴胡等條達木欝々解則止暴病気全故易愈耳

浦江張二如上舍病脊膂痛艱于起拜形佂僂楚長

就予胗之以為精虛須龜鹿四僊膏一大劑服三月方可愈也彼不信越三年再來就治用四僊膏一料佐以透氷丹二十粒全愈其族人問其故予曰此房後風入髓中骨氣不精故屈伸艱利用透氷以祛賢風用四仙以填骨髓病去精滿百體從令矣顧二如三年之中未嘗不服補精血祛風邪之茱何不見效必湊子言不知茱不可儱侗而用須精專若能深知底奥自然中彀似二如症使之填髓入骨中透風自骨出是得其本寧愁其末若徒事末豈止三年而後效也

白下繕部戴養吾夫人恙召診寸関不透體常倦怠眩運不食胸鬲痞滿予以為肝脾之氣不伸用八珍加升麻柴胡愈而體实每病取用前方即安後之瑞安之滇南十五年皆倚恃焉若稍為加減便不獲效養吾公解組林下每過湘水必得良晤嘗以夫人為信心此方也夫人性靜體厚起居安適是以氣血不振而消沮故午補氣血藥中加閒提之劑益得其性情如布帛菽粟若將終身焉者所云信心二字真為良莱世之任醫厭常喜新安得恒守一方至十五年耶

織造劉公病痿一年欲求速效人亦咸以旦暮效莱
應之二月胗之六胍細弱血气大虛其性則忌言虛
以已為内家也然多半嫖近侍之美者所以愈欲諱
之予直抗言曰尊體極虛非服人参百剤不復能愈
若所云旦暮効者是欺也予不敢為附和遂用十全
太補湯四剤又惑人言不肯用参乃与掌家亢公合
約陽為不用而陰乃用参至四月参且及觔莱將百
帖而能起矣次年七月疾作予欲再用前法加参不
信因断其至冬仍痿立春必死乃主逢迎者為中人
参之毒當拔之使出真為聞所未聞冬至不能起春

前二日死嗟嗟茱之已疾者与病對也豈可曲順人情諂誑取容哉有問何以先知其瘥予曰冬病在四肢以元氣虛而復病冬則陽氣内藏外無所用手足便病况舊有厥疾者乎大加培護尚虞或失可妄施已意耶可付一嘆

來熙菴廉憲急東召胗乃婭方大身體豊碩傷寒已二十八日人叓不省不能言語手足揚擲腹脹如鼓而熱烙手目赤气粗齒槁舌黑參附石膏硝黄芩連無不服諸名公已言施矣胗之脉濁鼓手用大黄一兩佐以血茱一劑下黑臭血一二斗少甦四劑始清

熙菴公問予侄昏三日所存唯一息耳君何用劑日
大且多幸遂生全何說何見予曰治病用藥譬之飲
酒滄海之量与之涓滴則喉唇轉燥矣顧若大䑛𥁒
病邪甚深不十倍其藥何效可克且此恙寒邪入胃
畜血在中其昏沉揚擲是喜忘如狂之深者也不知
為病而望之為死不棄之乎蓋大黄未嘗不用而投
非其時只劑輕小不応則惑矣寧望放膽哉
湖墅史大正君恙呃吐之声遠及百武脉之左関鼓
指不連干寸而尺滑摶干左猲加水飲不入唇七日
矣因為透肝之劑斷必孕男藥進而呃定月足果産

男因問予曰内子寒熱大作嘔吐不食人皆以傷寒治之君獨以為孕其柴胡白芍吳萸黄連雖未專用何一劑其嘔遂平予曰醫名方脉者須察脉以定方也人唯伺其症而不循其因是以失之今脉具在不為証瞞因病発莱故其言驗也尺中脉搏固知為姙其関不連寸者蓋肝志專而欝善怒而不善発也欝之既久而自発振拉摧拔之象見焉順其性而伸之調之肝舒气平悪自無阻而呃自定耳

聞子将尊堂丙午冬月心忽然如散而沉下便不得睡幾三月矣召胗独左関弱不能応指予以為肝虚

須補其母當立春始安用熟地為君茯苓棗仁當歸人參防風遠志佐之服二十帖至期愈予將問心散不寐似屬心經何及以瞀肝荣茂而立春日應請為分疏予曰此得之脉也經曰肝不足則恐恐則氣下雖惰志無恐懼而氣象似之據脉按証肝虛無疑矣因肝不足先其令而疾作補母生肝待時而元氣復也豈得以心散便屬心經然而非心散也是心見身中氣散之象耳則散者為病見散非病設心藏病則病矣又何能自其散哉

湯某長病腹痛則繞臍有形甚則欲死皆謂生氣濁

絶于内似有不起之慮予胗之関脉近尺有滑附之長痛气羸頗乏精彩因月枸杞為君白芍茯苓肉桂呉萸佐之六剤痛止服瑞竹堂方四製枸杞丸一料竟愈黎茂先举問何疾予曰脐疝疝當引陰原無斯証蓋疝者有形之痛而有所止之處故字從山不必定引陰也疝本厥陰肝疾其状若疝亦厥陰証故用温補肝薬生气自復不致内絶此案貪天之功予為作起死一則看也

李　某　口舌生瘡幾三年矣脉浮細急数按之空虚而尺尤甚用立齋腎虚火不帰経法以加減八味丸料

二劑卽愈此案初試立齊先生法紀其捷效如此為近世高明之家獨出奇見欲超出規矩繩墨之表不知視立齊為何如

德清沈君魚文學敎子甚懇自提抱便以碁子寫易簡字嬉戲中教之識取學語則引和詩章讀書則限数起背對課先從一門如天文日月星辰類使之盡明次教地理等然後天文地理等串合虛实錯綜焉極易通曉由之作破承文字法頗精簡而當講書必使其從胸中知處透明以俚俗語易經傳義其長公十歲便能屬文三四藝無难色兒之肄成而身病然

無他恙止是怕死龜卜筮数無不叩名医之门無不
造一日就胗為之立方用藥導諭千万言畧覺釈然
明日侵晨又来求胗以小當十日死予遂留宿冇頭
大壮其胆指詣書山叩聞谷师授叅究法叅百日念
頭始定而全安矣戊午過東瀛呉對亭大参山房晤
言及先時恐懼狀蓋君魚善慮々出于肝非思之比
思則志気凝定而慮則運動展轉久之傷肝肝血不
足則善恐矣情志何物非世间草木能変易其性唯
叅禪一着内忘思慮外息境缘研究性命之原寧為
生死所惑是君魚無對証之大丹也君魚病良已能了

知此菜物否不覺默然
永嘉何分甫文學性沉靜病脾数年飲食少啖精神萎悴辛酉七月就胗兩關軟弱不透寸用参苓歸芍陳皮防風甘草数十劑九月歸遂善啖肥濃数年之疾脱然壬戌春再過錢塘携美人蕉佛桑花贈遺時盛問曰予疾有年補脾補腎法非不詳而未之效君何從平易得之予曰君疾在肝非脾腎也凡胗病者當窮其源無為証惑如飲食少雖關脾胃其所以致脾病者何故此自當審者今君兩關脉弱不透于寸右固脾虛明矣而左則何謂此蓋脾體不足而脾用

不行也何謂脾之用肝也医家取尅我者為用神脾
體無肝木為之用則氣血便不條暢運化遲鈍而脾
轉轉困矣且秋末金肅肝更不伸予為補助肝木之
氣使之揚溢則脾土伸舒精神油然外発雖不治脾
实所以治也安用奇特之法哉苐政恐不能平易耳
平易之言學之所未能者今請事斯語
吳叔顕上舍庚申三月生瘡服茱瘡已合而喘急甚
十日不能就枕予往脉之先用開肺発瘡次用降氣
補腎断其二日當瘡発五日當足腫六日當出水十
日可喘定就𦝫嗣後足生二毒三月完復秋之白下

就国學讀書次年七月偶以傷風微熱左三部脉唯
隱隱見以大劑人参帰芐甘草十帖脉方起二十帖
如常十月再感左脉更不如秋但微熱然起居如故
也三日就枕七日頭疼如破因告其兄極道秋病之
危今若昏沉決無生理彼尚疑余言九日杲微昏錯
語十二日不識人再七日死其族昆問曰叔顕昨歳
垂危君言変証歴歴如響幸全生焉今冬亦微恙果
應君言而歿其症其因為一為両答曰叔顕骨気天
弱腎精不全其瘡亦従腎発也不知而用発散藥元
気轉耗瘡毒内逆干肺而喘予用四逆散使太陰気

開瘀遂外出用六味料使少陰納氣息遂內勻清升濁降足腫生癰病都外去是以生也今秋左脉不起是元氣內索不堪左旋矣比起而再戕賊之病発于骨髓所以腦痛因之遂昏是內閉之証氣獨內絶是以死也皆從根本都生于腎是一非兩不在証之輕重為異同也

蜀富順孝廉阮太 和諱士肅病寓吳山下召予胗披衣強坐對語甚莊神氣則內索也身熱進退舌胎黃而厚蓋自吳門受寒以肉羹為補而時啖之遂纏綿及月余用疎散輕劑熱退又復強啖再熱不能起坐

予時之富春廿日帰胗之譫妄呼笑不識人已三日形骨立汗雨下而内熱特甚胸脈之熱捫之烙手幸脉尚有神乃用人参八錢加四逆散中一劑而譫妄定三劑而熱邪清矣自言其神蒐窮天之上極地之下飛揚奇變得太乙神符召之返生愈彌旬方啜粥病中自為之記别時問藥狀余謂此寒傷心氣荏苒厥深而湊于胸也以不幸南旋病淹中道骨肉之音雖近實違藥石之給既鈌且竭則心已傷矣又反覆再四汗液多亡内無主宰熱遂入胸胸為心主之宫城精神因而渙散是以游蒐為變也用四逆使熱外

出加人參俾神內凝氣復邪散足以生耳
諸暨瞿婦妻富陽周婦馬皆少年水腫肢體洪盛臚
腹膨脹水道不通飲食絕口有以為疸者為鼓者為
氣者予往診之以藥不克濟乃針足上出水皆石餘
次日脹小減三日大減足尚腫又針之服以八味丸
溫腎期年皆孕妻調護善子母兩全馬失調護子母
俱斃此蓋腎中陽氣不足陰氣有餘遂聚水而病作
飲食湯藥用水而不能導之轉轉助長乃致于此非
針去水則菀陳之淤何從而泄水去腎衰非溫補之
則濁凝之陰必致復聚腎中之火大復然周身之陽

氣有蒂天癸自行生育可必如流離之後所宜愛養
得之則生聚否斯待斃耳
庚申臘月二十七夜予患腹痛惡寒泄瀉平旦且止
至暮復作明日又止至改元五日肛左微疼起因房
室意為腎泄服四神丸一大劑泄痛竟止早間肛左
稍有核其疼漸近尾閭暮痛不可反側次衰以水化
熊胆塗之立覺涼氣直上肺左疼亦漸緩略堪展轉
中夜吐痰痰内見血一二點辰時痔出白厚膿竟可
起坐十一日蚤與人多話方櫛髮血從咳至作意恐
之氣定且止奠六味丸料服亦以為腎虚也暮就枕

夜半睡覺血即上湧如潮喘声如鋸進童便及六味煎薬気稍定纔聞薑湯気觸鼻血即隨湧平且始緩夜再発如前凡假寐片晌背心蒸熱醒即血来咽喉如截断一湧盈椀心急躁乱欲多語言声一響而血洊至矣十三登議下莫敢応至晩勢急似無生理乃用瀉心配血薬下之不応夜方大雪點水咸凍用水調大黄末服轉欲去衣被啖芩連苦菜如甘旨至五更強進清米飲薬力忽轉解黒糞痰泥臭穢不可近凡三次血来之勢少平十五寅時交立春以建寧老蓮煎濃湯呷之甚美少間足心汗出次手心出次背

心蒸蒸欲出一日安和至暮以旁語言吐鮮血数口頤兒引仲景義以赤小豆連翹合瀉心方法服之竟上身氣即開晡以下不動而湎汗出似前者三日血亦漸減二十外大便自解如青泥次解如鉄彈者二三枚血方淨盡嗟々未解之前幾至不免汗出之後始有生機追思病発之由十月曾暴怒頭足時呼氣喘如食頃臘月十七圍爐露坐大半夜指凡朝未畫折方旬遂病蓋自十月便不能構思看書亦不深入近覺神思昏瞀者浹旬病乃大重余作医二十年唯治吐血症衆性々起其危疑及自罹此便無主腦如

因房室起病泄瀉在夜服四神病已益信為腎虛矣不知服四神六味反為助長以致病甚若非偶中仲景方法死不免矣原余之疾蓋寒傷陰分而寒水之氣當乘心火陰分之邪宜急迫血用補腎血劑偏助寒氣愈凝血液火故暴焚血留轉瘀矣立春陰分汗出勢自然解瘀織下盡血方始清初以微寒竟成大禍用藥之難慣見且誤如臟毒之疼痛吐血之喘急能認其原從寒生縱有能指出端倪余未解時恐自亦不信也而況不知医者乎故審疾處方不可執定規矩今人知是吐血便用止血行血順氣降氣種々

方法豈非玅理若不深中旹㯃及成毒害慎之慎之
病愈四十日方能策杖盤躃室中出寄紫芝禪室靜
言思之殊自可醍醐出成按用供博採按成容讀之
难曰吐血之因起自干寒客或有之血湧之狀以為
非火実难可信且水之与火不可同語盂何說以通
之余曰人生気交中平時惟一大極內含陰陽五行
之玅不可得見其端倪病則偏而動陰陽五行自相
摩盪如止水之風自有波瀾也設若受寒卽見寒之
気象便是波瀾內撼其機変現傾移往復之相所謂
一而二矣故凡人傷于寒則為病熱熱則火反病也

受一分寒倒見一分火寒有十分則火有十分者勢
也理也吐血固為火象其所以然実寒氣抑之鼓之
而火始有力則病之本源不在于火而在于寒明矣
豈得竟以象火而歸重于火耶治病必求于本必審
于因毋以形似害其義也又曰傷寒當分六經君之
吐血屬于何經葢寒者冬時之令也人病因此先動
氣化余病在氣化中論之不入經也入經使有定位
便可標的指示自是傷寒一家宜應別論而余祈冬
怒甚使當動血雖不嘔出血奚其清而寒復傷榮菜
偏補腎其滔天驚人者勢自然也曰設以為寒何不

發散而用苦寒下之實有似乎治火矣又用赤小豆連翹者何義啜蓮肉湯而得汗者又何故也蓋寒之害人當分陰陽表裏余受寒于夜舊濁其血故邪湊其陰而陰屬有形之榮所處深密非表病之當發散者也寒凝火鬱理必炎上非苦寒之味從火之性而使之降其熱未可服也火熱鬱勃勢雖燎炎原從制柳所生須作不足論之仲景云心氣不足吐血衄血者瀉心湯主之瀉心者瀉血分有餘之邪使之相平乎不足之氣也心有不足血無所主兼併舊畜之瘀鬱過盛甚而致暴焚載血上得倉星游安非下有形

安克效哉顧苦寒下法似乎降火不知火之成患政在不得上炎有形能去火空斯発心氣無虞不足矣故知心氣不足之從來實在堅凝閉密之寒火得疏通安問堅凝閉密者乎則奚為治火実散寒也其用連翹之易散假赤豆之色同皆欲心氣之開自無堅凝之害至若蓮得复氣之英華子中復含甲用透心之端倪者心氣偏鬱于陰透之還從陰出又汗為心液而從手足陰分外発則蓮子之用若神助焉曰聞服四神一劑而泄痛止六味数進而喘急平已見成効何得以之為助長也葢余疾之来始于盛怒成于

受寒発于房室三因較之十分有餘一分不足今以四神之坚固六味之填塞則腎平矣而寒水合德嚴凝甚深抑火燔炳非無所自且藥石之力量氣血之轉移秪在毫芒之間可輕試耶助長之言識法自懼耳間聽覔血湧源從何出此從胃溢出雖有咳喘非關肺也若自喉来為真藏証断無生理矣曰胃经雖多氣少血吐時盛其中有幾何能若是耶蓋此從胃出非胃中來第自暴怒傷肝血藏之機不無沸擾況並冬時閉藏不密浸至于寒荣遂大沮周身之血不凝而濁矣人卧血帰平和肝乃納之今其濁矣遂會

流于胃海醒時生氣上升乘之汎溢滿出耳曰聞萎
便吐亦生氣之升乎蓋血流在胃緩因菜力薑氣辛
烈觸彼將來之勢遂復湧起無定恠者曰未吐血時
先見神昏者何故蓋此畜血之徵也血在上則喜忘
在下則如狂昏正喜忘之别稱躁妄如狂之氣象也
心主血又主神血無主則妄動神無主而狂与忘殖
之矣又曰心氣不足與脈合否蓋從病以來脈氣強
弱猬左寸不透正心氣不足之徵而弦則肝之変動
為寒外束之象也曰吐血之因于寒義有三隅之反
則風暑燥湿四氣亦可例之否蓋天地之間六合之

内氣一而已因時之化則有六者之別實五氣耳謂之同只可以因寒自然四氣亦可例之無然亦可以推深而論如吐血病之一証也則凡可以證稱者皆當用五氣貫之此則萬病之旨繁也曰病若亟時脉已散乱則主何者用藥蓋此當據症不必脉也方此之際生死在指顧中如兩軍相敵非此則彼全在主將有力以持之耳念昔曾治一通家子暮方吐血心煩月眩眷屬環繞驚惶擾乱余乃遣其眷屬一手扶掖一手與藥久之自煩而運乃按膽隐忍堅持不失倏自安定再与調護遂得轉危為安可見主之者須

要大有力量棌身向往病者方有依怙若不按膽不耐性顧己身不顧人命呼吸之間便分生死安可忽諸